SPSS17.0 Yu Weishengtongjixue Yingyongzhinan

SPSS 17.0 与卫生统计学应用指南

◉主编 姚友平 ◉副主编 陶新 姚汝铖

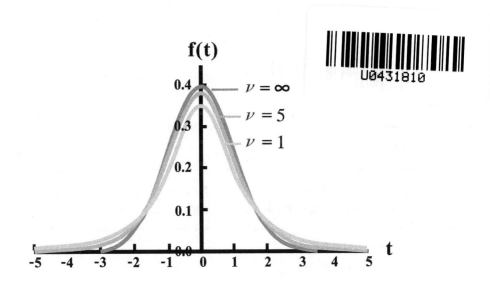

华中科技大学出版社
http://www.hustp.com
中国·武汉

图书在版编目(CIP)数据

SPSS 17.0 与卫生统计学应用指南/姚友平主编. —武汉:华中科技大学出版社,2010年3月
(2023.8 重印)
ISBN 978-7-5609-6094-4

Ⅰ.S… Ⅱ.姚… Ⅲ.卫生统计-统计分析-软件包,SPSS 17.0-指南 Ⅳ.R195.1-39

中国版本图书馆 CIP 数据核字(2010)第 051670 号

SPSS 17.0 与卫生统计学应用指南

姚友平 主编

策划编辑:朱 茵
责任编辑:于 涛　　　　　　　　　　　　　　　　　封面设计:范翠璇
责任校对:周 娟　　　　　　　　　　　　　　　　　责任监印:徐 露

出版发行:华中科技大学出版社(中国·武汉)　　电话:(027)81321913
　　　　　武汉市东湖新技术开发区华工科技园　　邮编:430223

录　排:武汉市洪山区佳年华文印部
印　刷:广东虎彩云印刷有限公司

开本:787mm×1092mm　1/16　　印张:15.25　　字数:357 000
版次:2010 年 3 月第 1 版　　印次:2023 年 8 月第 9 次印刷　　定价:36.00 元
ISBN 978-7-5609-6094-4/R·161

(本书若有印装质量问题,请向出版社发行部调换)

内 容 提 要

本书以最新版中文 SPSS 17.0 统计软件的运用为基础,介绍了软件本身的操作和运用、卫生统计学的基本理论和方法,使介绍统计分析软件与讲述统计学理论融为一体。

在统计方法上,本书注重医学科学数据的收集(实验设计、调查设计)、整理(数据的特征、数据录入及异常值的发现与处理)SPSS 统计方法和统计推断结论的正确运用。由于在统计分析中运用了 SPSS 软件,免去了绝大部分统计运算公式的记忆和复杂的统计学运算步骤。SPSS 17.0 是一个多国语言版本,本书采用中文操作界面和中文统计量的结果输出,更有利于非统计学专业的医学界人士学习和使用。

在内容上,本书不仅保持了传统卫生统计学编排风格、包含了全部内容,而且还增加了传统卫生统计学未编入的多元方差分析、多元线性回归、判别分析、聚类分析等内容。全面掌握这些基础统计分析方法,是正确运用统计分析方法处理医学科研数据、正确进行统计推断的先决条件。

本书适用于医学专业学生和医学工作者的学习和参考。

本书配套的例题数据文件、SPSS 17.0 **试用版可在以下网址下载:**
http://yaoyouping570508.blog.163.com

序

统计学是以数学为背景，以概率论和数理统计为基础的一门科学，是基于社会对信息日益增长的需求而产生的。它与有关专业相结合就产生了具有该专业特点的专业统计学，卫生统计学就是专业统计学之一，是统计学与医学相结合的产物。进入20世纪60年代以来，随着计算机和统计软件的日益发展，统计学得到了空前的普及与提高。

进入信息化时代的今天，如何把蕴涵在生产实践、科学研究所获得的海量数据中的宝贵信息提炼出来，就是统计学的任务。科技工作者在从实际数据中提炼所需信息时会遇到两方面的难题。其一是关于统计方法方面的问题，对任何实际数据的处理都要遵循一定的统计学方法，但在浩如烟海的统计方法中，自然会产生选用何种统计方法比较合适的问题。其二，在选定了统计方法后，又常遇到采用何种统计软件来完成计算以得到所需结果的问题。当前，市面上有不少商业统计软件，选择比较实用的统计软件并进行正确的操作，也是摆在人们面前亟待解决的实际问题。本书作者长期在第一线从事疾病防治和科学研究工作，掌握了较深的统计学理论，积累了丰富的统计分析工作经验。本书就是他们长期工作实践的经验总结，旨在帮助广大医疗卫生工作者解决以上两个难题。

本书在统计学方法上以我国高等医学院校采用的卫生统计学权威教科书为蓝本，在计算工具上则采用最新版本的SPSS 17.0统计软件包，将两者有机结合，在卫生统计学理论的指导下，将复杂的计算过程交由SPSS软件完成，做到了理论指导与实际运算相结合，避免了统计学理论与实际运算相脱节的困扰。

SPSS(Statistical Package for the Social Sciences)是当前国际认可的标准统计软件包之一，享有广泛声誉。SPSS的操作简便，界面清楚，特别适用于非统计专业人员对统计计算的要求。本书还使用了最新的SPSS 17.0版本中文界面，更有利于在我国推广使用。

本书把统计学的基本知识与SPSS统计软件融合在一起，在学习统计学方法的同时，也学会了SPSS软件的操作，用"照葫芦画瓢"的方式完成手头资料的统计分析任务。SPSS 17.0版本的功能强大，书中所涉及的内容只是其中的一小部分。在学习了本书的卫生统计学基本理论和熟悉了SPSS统计软件的基本操作方法之后，可进一步运用这一统计软件包完成更加复杂的科研资料的统计分析任务。

本书在写作方法上，按照实际工作者的作业逻辑顺序，由浅入深，循序渐进。对每一章节，首先介绍统计学基本原理和反映资料基本特征的统计量，然后用SPSS软件的人机对话界面，引导读者一步步地完成资料的统计计算任务，并对输出结果加以解释。

本书系作者为满足广大非统计专业人员掌握卫生统计学知识和实现统计计算的需要而编写的。希望它能帮助读者顺利地完成对实际数据的信息提取工作，为我国医疗卫生事业作出一定贡献。

华中科技大学同济医学院公共卫生学院教授
中华预防医学会卫生统计学专业委员会副主任委员
余松林
2009年11月于武汉

前　　言

如果要求使用电视机的人必须懂得音频和视频信号的转换与传输原理,必须知道每一个电子元件的功能及其参数,那么就不会有如此多的人收看电视节目了。

在计算机没有普及的年代,统计学必须通过计算公式一步一步地计算出 t 值、F 值、χ^2 等统计量。复杂的计算公式、烦琐的计算步骤、深奥的数学理论使统计学成为一门难于掌握的工具学科。

在计算机已经普及的今天,SPSS、SAS 等高度专业化的统计软件已得到广泛应用。尤以 SAS 的声望最高,在世界上最著名的杂志上发表论文、在美国 FDA 审批药物均要求使用它作为统计分析工具,但由于它在运用中要求使用者编写处理程序,在掌握上有相当大的难度。而 SPSS 则不同,它有类似于 Windows 操作系统的界面,对于绝大多数统计处理均无需编写程序语句,通过对话框的操作就可实现。目前市面上有关 SPSS 软件的书籍一方面是由于受英语语句的影响,另一方面又受计算机专业术语表述的影响,其语句大多深奥难懂。传统的卫生统计学重在计算公式及其推导过程,必须十分关注手工计算统计量,公式的记忆和统计量计算的准确性要求,使学习者无暇顾及数据属性、分布类型、适用的统计分析方法等重要问题。

《现代统计学与 SAS 应用》的作者胡良平教授指出:"医学期刊中,误用统计学的现象十分严重。"有人认为我国 80% 医学杂志的论著中有统计学错误。多数错误的出现是由于作者不了解所研究数据的属性、分布类型,盲目套用统计分析方法,只要检测出"有显著性差异"就感到欣慰。

SPSS 就像一台电视机,它把统计量的计算公式、计算步骤"封装"成为程序模块。用好这台"电视机",在医学科研中就会如虎添翼。

本书以最新版本的 SPSS 17.0 统计软件为工具,介绍卫生统计学的原理与方法。在 SPSS 的易用性基础上使用中文界面,更方便于理解和使用。在传统卫生统计学严谨理论和科学合理编排顺序的基础上,将复杂的数据计算过程交由 SPSS 软件完成,在理解统计学原理和高深的数理之间找到平衡点,避免了医学专业学生和医学工作者在高深数理方面所面临的困境,使其易用而不滥用。本书充分吸取和利用传统卫生统计学中经典、通俗的语言,避免晦涩难懂的语句,删除医学科研中派不上用场的软件功能介绍,极大地减少了阅读量和阅读难度。这些努力,但愿能解决学了卫生统计学而不会处理医学科研数据、学了 SPSS 软件而滥用统计分析方法的局面,以此提高医学科研论文的质量与可信度,推动我国医学科研工作的深入与普及。同时,也希望能借此推动卫生统计学教学模式的改革。

本书借助 SPSS 不仅解决了传统卫生统计学中的众多问题,而且还编入了传统模式无法讲解的、当今非常流行的、实用的多元统计分析方法。这对于全面提升医学专业学生和医学工作者对科研数据的处理能力非常重要。

学习卫生统计学的目的是使医学工作者在实际科研工作中运用统计学方法处理科研数据,而不是培养医学统计学方法的研究者或发明家。这一指导思想对于卫生统计学的编排方案起着重要作用,是提升医学科研数据处理水平和能力的必由之路。

本书得到华中科技大学同济医学院公共卫生学院余松林教授的阅评与作序,得到浠水县疾病预防控制中心领导和职工多方面的支持和帮助。在此,谨向他们致以衷心感谢!

由于编者的水平有限，本书难免存在错误之处，在统计学理论、统计学公式等的取舍上可能还存在一定的争议，诚挚地欢迎各位专家、学者的批评指教。

姚友平

2009 年 11 月

目 录

第一章　绪论 …………………………………………………………………………… (1)
　　第一节　卫生统计学与 SPSS ……………………………………………………… (1)
　　第二节　统计学中的几个基本概念 ………………………………………………… (2)
第二章　SPSS 统计软件的应用基础 …………………………………………………… (4)
　　第一节　SPSS 数据编辑器 ………………………………………………………… (4)
　　第二节　SPSS 查看器及其他窗口 ………………………………………………… (5)
　　第三节　常用的统计分析对话框及其使用 ………………………………………… (5)
　　第四节　变量的分类、属性及其设置 ……………………………………………… (6)
第三章　刻度测量资料的描述性统计分析 ……………………………………………… (10)
　　第一节　描述集中趋势和离散程度的统计指标 …………………………………… (10)
　　第二节　刻度测量资料的频数表 …………………………………………………… (12)
第四章　正态分布及其应用 ……………………………………………………………… (17)
　　第一节　正态分布的概念和特征 …………………………………………………… (17)
　　第二节　正态分布的应用 …………………………………………………………… (18)
第五章　总体均数的估计和假设检验 …………………………………………………… (21)
　　第一节　抽样研究与抽样误差 ……………………………………………………… (21)
　　第二节　t 分布 …………………………………………………………………… (23)
　　第三节　总体均数的估计 …………………………………………………………… (23)
　　第四节　假设检验的基本步骤 ……………………………………………………… (26)
　　第五节　单样本均数的假设检验 …………………………………………………… (28)
　　第六节　两样本均数的假设检验 …………………………………………………… (29)
　　第七节　配对 T 检验 ………………………………………………………………… (31)
　　第八节　第一类错误和第二类错误 ………………………………………………… (33)
　　第九节　假设检验应注意的问题 …………………………………………………… (33)
第六章　方差分析 ………………………………………………………………………… (35)
　　第一节　方差分析的基本思想 ……………………………………………………… (35)
　　第二节　单因素方差分析 …………………………………………………………… (37)
　　第三节　两因素方差分析 …………………………………………………………… (41)
　　第四节　多因素方差分析及其实验设计介绍 ……………………………………… (48)
　　第五节　协方差分析 ………………………………………………………………… (59)
　　第六节　多元方差分析 ……………………………………………………………… (62)
　　第七节　重复测量数据的方差分析 ………………………………………………… (66)
　　第八节　变量变换 …………………………………………………………………… (71)
第七章　分类资料的统计描述 …………………………………………………………… (73)
　　第一节　常用相对数 ………………………………………………………………… (73)

第二节　应用相对数应注意的问题 …………………………………………………… (74)
　　第三节　率的标准化法 …………………………………………………………………… (75)
　　第四节　动态数列及其分析指标 ………………………………………………………… (78)
第八章　二项分布、Poisson 分布及其应用 ……………………………………………………… (80)
　　第一节　二项分布的概念与特征 ………………………………………………………… (80)
　　第二节　率的可信区间 …………………………………………………………………… (83)
　　第三节　Poisson 分布的概念与特征 ……………………………………………………… (83)
　　第四节　Poisson 分布的应用 ……………………………………………………………… (85)
第九章　卡方（χ^2）分布与交叉表卡方检验 …………………………………………………… (88)
　　第一节　χ^2 分布的特征 ………………………………………………………………… (88)
　　第二节　交叉表卡方检验 ………………………………………………………………… (88)
　　第三节　配对资料的 χ^2 检验 …………………………………………………………… (94)
　　第四节　分层卡方检验 …………………………………………………………………… (96)
第十章　非参数检验 ………………………………………………………………………………… (98)
　　第一节　非参数卡方检验 ………………………………………………………………… (98)
　　第二节　二项式检验 ……………………………………………………………………… (100)
　　第三节　游程检验 ………………………………………………………………………… (101)
　　第四节　单样本 K-S 检验 ………………………………………………………………… (102)
　　第五节　两个独立样本与多个独立样本检验 …………………………………………… (103)
　　第六节　两个相关样本与多个相关样本检验 …………………………………………… (105)
　　第七节　非参数检验中需要注意的问题 ………………………………………………… (107)
　　第八节　秩变换分析方法 ………………………………………………………………… (107)
第十一章　直线回归与相关 ……………………………………………………………………… (110)
　　第一节　直线回归 ………………………………………………………………………… (110)
　　第二节　直线相关分析 …………………………………………………………………… (121)
　　第三节　曲线拟合 ………………………………………………………………………… (125)
　　第四节　多元直线回归分析 ……………………………………………………………… (128)
第十二章　Logistic 回归分析 …………………………………………………………………… (131)
　　第一节　二项 Logistic 回归模型 ………………………………………………………… (131)
　　第二节　"有序"Logistic 回归模型 ……………………………………………………… (143)
　　第三节　Probit 分析 ……………………………………………………………………… (147)
第十三章　生存分析 ……………………………………………………………………………… (151)
　　第一节　生存分析的基本概念 …………………………………………………………… (151)
　　第二节　寿命表 …………………………………………………………………………… (152)
　　第三节　Kaplan-Meier 生存分析 ………………………………………………………… (155)
　　第四节　Cox 回归分析 …………………………………………………………………… (160)
第十四章　判别分析 ……………………………………………………………………………… (166)
　　第一节　判别分析的模型及用途 ………………………………………………………… (166)
　　第二节　常用判别分析方法 ……………………………………………………………… (166)

第三节　实例分析……………………………………………………………（168）
　　第四节　判别分析对话框介绍…………………………………………………（173）
第十五章　聚类分析……………………………………………………………（177）
　　第一节　K均值聚类分析………………………………………………………（177）
　　第二节　系统聚类分析…………………………………………………………（180）
第十六章　统计表和统计图……………………………………………………（187）
　　第一节　常用统计表……………………………………………………………（187）
　　第二节　用"OLAP立方"生成计量资料汇总表………………………………（188）
　　第三节　用"个案汇总"生成计量资料的汇总表………………………………（191）
　　第四节　常用统计图……………………………………………………………（193）
第十七章　实验设计……………………………………………………………（199）
　　第一节　实验设计的特点及分类………………………………………………（199）
　　第二节　实验设计的基本要素…………………………………………………（199）
　　第三节　实验设计的基本原则…………………………………………………（202）
　　第四节　常用的实验设计方法…………………………………………………（204）
　　第五节　实验结果的误差与偏倚………………………………………………（210）
　　第六节　样本含量的计算………………………………………………………（214）
第十八章　调查设计……………………………………………………………（224）
　　第一节　调查研究的特点………………………………………………………（224）
　　第二节　调查设计的基本原则与内容…………………………………………（224）
　　第三节　常用的抽样方法………………………………………………………（227）
　　第四节　调查的质量控制………………………………………………………（228）
参考文献…………………………………………………………………………（230）

第一章 绪 论

第一节 卫生统计学与 SPSS

1. 卫生统计学的定义

统计学是一门处理数据中变异性的科学,内容包括收集、分析、解释和表达数据,目的是获得最大可能性的结果。应该强调的是,收集、归类、分析和解释大量数据的各个环节都非常重要,如果在实际工作中,忽略了设计、收集和归类(整理)中的任何一个环节,所得到的数据是不能用于统计学分析的。卫生统计学是应用统计学的原理与方法,研究人体健康状况及卫生服务领域中数据的收集、整理和分析的一门科学。

2. 关于 SPSS

数据的统计学处理是一项十分复杂的数据演算过程,尤其是近年来兴起的多元统计方法,不是手工所能计算的。在计算机科学技术快速发展的今天,我们没有理由不去使用计算机和高度专业化的统计软件来代替手工计算。卫生统计学作为统计学的一门应用型学科,也没有理由去纠缠于统计学公式及其计算过程。本书将统计软件 SPSS 作为一种工具,使医学工作者从复杂的数理推导、计算中解脱出来,重点研究医学数据的收集(医学科研设计)和整理、统计方法的运用,以及统计推断的方法、结论和意义。

SPSS 软件是公认的最优秀的统计分析软件之一,它作为统计分析工具,理论严谨、内容丰富,具有数据管理、统计分析、趋势研究、生成统计表与统计图、文字处理等功能。

SPSS 具有类似于 Windows 的视窗操作界面,把难以学习和掌握的程序语句隐藏于一见便知的视窗之后,极大地降低了使用的难度,故以易于掌握和使用为其鲜明的特色。SPSS 自开发以来推出了多个版本,本书使用的是最新版本 SPSS 17.0 for Windows(以下简称 SPSS),也是 SPSS 第一个带中文的版本。

把这样一个为人们所能很快上手的统计软件与卫生统计学有机地结合,人们再也不需要去学习和掌握统计公式的推导和记忆及复杂的数学计算过程,也不需要用计算出来的统计量(如 F 值、卡方值、T 值等)去查找相应的概率。这对于需要记忆大量医学知识的医学专业学生和医学工作者来说,是一种极大的减负。

3. SPSS 17.0 与卫生统计学应用指南的内容

(1) SPSS 界面介绍、数据属性及其设置。

(2) 卫生统计学的基本原理和方法:统计描述,如定量资料和分类资料的描述性指标及常用统计图表;常见的理论分布及其应用,如正态分布、二项分布与 Poisson 分布;总体参数的估计,如总体均数、总体率和总体平均数;假设检验,如 u 检验、t 检验、方差分析、χ^2 检验、非参数检验等;回归与相关;多元统计,如多元线性回归、Logistic 回归、聚类分析、判别分析。

第二节　统计学中的几个基本概念

1. 同质与变异

同质是指被研究指标的影响因素完全相同。但在医学研究中，有些影响因素（如遗传、营养等）往往是难以控制的，甚至是未知的。所以，统计学中常把同质理解为对研究指标影响较大的、可以控制的主要因素尽可能要求相同，而对不易控制的影响因素忽略。

同质基础上的个体差异称为变异。客观世界充满了变异，生物医学领域更是如此。有了变异，就需要有统计学处理。

2. 总体与样本

任何统计研究都必须首先确定观察对象，也称个体或观察单位。观察对象是统计研究中最基本的单位，可以是一个人、一个家庭、一个地区、一个样品、一个采样点等。

总体是根据研究目的确定的同质观察对象的全体，或者说，是所有同质观察对象某种观察值（变量值）的集合。总体分为有限总体和无限总体。有限总体是指在某特定的时间与空间范围内，同质研究对象的所有观察单位的某变量值的个数为有限个。无限总体是抽象的，无时间和空间的限制，观察单位的数量是无限的。

样本是按照随机化原则，从总体中抽取的有代表性的部分观察对象的变量值的集合。抽样研究的目的是用样本信息推断总体特征。样本含量也称观察对象数，或样本大小，是指样本中所包含的观察对象或试验对象的数量。

统计学是用样本的信息去认识总体信息的工具，能帮助人们设计与实施如何从总体中科学地抽取样本，使样本中的观察对象数恰当，信息丰富，代表性好；能帮助人们挖掘样本中的信息，推断总体的规律性。

3. 资料与变量

总体确定之后，研究者要对每个观察对象的某项特征进行测量或观察，这些要测量或观察的特征称为变量，也称为变数、随机变量等。如身高、体重、性别、血型、疗效等均是变量。变量的测定值或观察值称为变量值或观察值；变量测定值的集合称为资料。

4. 随机事件与概率

医学研究的现象大多数是随机现象，对随机现象进行实验或观察称为随机试验。随机试验的各种可能结果的集合称为随机事件，也称偶然事件，简称事件。对于随机事件来说，在一次随机试验中，某个随机事件可能发生也可能不发生，但在一定数量的重复试验后，该随机事件的发生情况是有规律的。概率是描述随机事件发生的可能性大小的数值，常用 P 表示。

例如，投掷一枚均匀的硬币，随机事件 A 表示"正面向上"，用 n 表示投掷次数，k 表示随机事件 A 发生的次数，P 表示随机事件 A 发生的概率，显然 $P=k/n, 0 \leqslant k \leqslant n, 0 \leqslant P \leqslant 1$。当投掷次数 n 足够大时，$P=k/n \to 0.5$，即得到硬币正、反两面的结果各为 50%，称 $P(A)=0.5$，或简写为 $P=0.5$。当 n 足够大时，可以用 k 估计总体的 P。

随机事件概率的大小在 0~1 之间，即 $0<P<1$，常用小数或百分数表示。P 越接近 1，表示某事件发生的可能性越大；P 越接近 0，表示某事件发生的可能性越小。$P=1$ 表示事件必然发生，$P=0$ 表示事件不可能发生，它们是确定性的，不是随机事件，但可以把它们看成随机事件的特例。

若随机事件 A 的概率 $P(A) \leqslant \alpha$，习惯上当 $\alpha=0.05$ 时，就称 A 为小概率事件。其统计学意义是小概率事件在一次随机试验中不可能发生。"小概率"的标准 α 是人为规定的,对于可能引起严重后果的事件,如术中大出血等,可规定 $\alpha=0.01$,甚至更小。

5. 随机化与抽样误差

能使总体中每一观察对象以同等机会(概率)进入样本,或分配到实验组或对照组的过程,称为随机化。随机化的特点是机会均等地选取或分配研究对象的公平性法则。由于组成总体的各个个体间存在着差异性,因抽样过程的随机性导致样本的统计量与总体的参数不等,样本与样本的统计量之间存在差异的特性称为抽样误差。

6. 参数与统计量

描述总体特征的数量称为参数,如总体均数(μ)、总体标准差(σ)和总体率(π)等。描述样本特征的数量称为统计量,如样本均数($\bar{X}$)、样本标准差(Std, s)、样本率(P)。

第二章 SPSS统计软件的应用基础

熟悉SPSS统计软件的界面及其操作方法是利用这一平台学习、掌握统计学处理方法的基础。SPSS统计软件有数据编辑器、结果输出的查看器、语法编辑器、图表编辑器和帮助等五个窗口。前三个窗口有基本相同的菜单,利用这些菜单可以打开执行统计分析任务的多个对话框。

第一节 SPSS数据编辑器

1. SPSS的启动及数据编辑界面

在Windows操作系统(以Windows XP为例,下同)中,鼠标点击开始/程序/SPSS Inc/Statistics 17.0/SPSS Statistics 17.0,即可启动SPSS 17.0。SPSS启动成功后出现SPSS的封面,片刻后封面消失,呈现SPSS Statistics数据编辑器,如图2-1所示。

数据编辑器由"数据视图"和"变量视图"两个视图组成,两个视图可通过点击窗口左下角的"数据视图"和"变量视图"选项卡、点击菜单视图/变量或视图/数据、Ctrl+T键三种方式之一进行切换。

"数据视图"中自上而下有:标题栏、菜单栏、工具栏、编辑数据显示栏、数据二维表、视图切换选项卡和状态栏。位于中部的数据二维表是一个可扩展的表格,由若干行和列组成,每一行对应一条记录,每一列对应一个变量,其中可进行数据的录入、修改、删除等数据编辑。

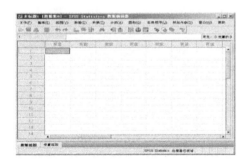
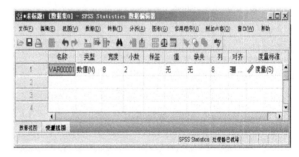

图2-1 SPSS"数据视图"　　　　　　图2-2 SPSS"变量视图"

注 SPSS 17.0是第一个具有中文界面的版本,在安装时应注意选择安装的语言选项为simplified Chinese,安装了简体中文版后,初次显示的仍然是英文界面。显示中文的设置方法为:在"Data Editor"窗口选择Edit/Options菜单,打开"Options"对话框,单击"General"选项卡;在"Output"组合框中,单击"Language"右侧的下拉箭头,选择"simplified Chinese"选项;在"User interface"(用户界面)组合框中,单击"Language"右侧的下拉箭头,选择"simplified Chinese",单击Apply按钮。

2. 数据编辑器的变量视图

点击数据编辑器左下角的"变量视图"选项卡,切换到变量视图,如图2-2所示。该界面中也是一个二维表格，每一行对应一个变量，每一列对应变量的一个属性。在数据录入前，应当对这些属性进行设置。

第二节　SPSS查看器及其他窗口

1. SPSS查看器

　　SPSS查看器（见图2-3）是在打开数据文件时产生的，用于记录一些重要的操作过程、出错信息和显示统计分析结果。也可以通过菜单中的**文件/打开/输出**和**文件/新建/输出**菜单打开和新建一个查看器。SPSS查看器的左侧是一个大纲视图，主要用于方便浏览右侧视图中的信息。当完成一项处理后，在该窗口显示处理过程和计算结果等信息。这些信息可以通过单击选中，如果双击选中的部分，则可以对其中的内容进行编辑。

2. SPSS语法编辑器

　　SPSS语法编辑器是SPSS的辅助性功能窗口，可利用该窗口进行SPSS命令的输入、编辑和运行。由于其功能超出本书深度，故不作详细介绍。

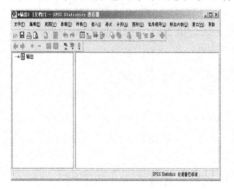
图2-3　SPSS"查看器"

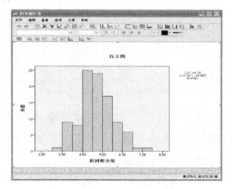
图2-4　"图表编辑器"

3. 图表编辑器

　　在SPSS查看器中，双击所要编辑的图形，则可以打开图表编辑器，如图2-4所示。在此窗口中可以对统计图形进行修改、编辑。

4. 帮助窗口

　　SPSS提供了丰富、详尽的多种语言的帮助信息。帮助窗口可由下列两种途径打开。

　　（1）主窗口的"帮助"菜单：在软件运行的任何时候，点击"帮助"菜单，选择相关的子菜单，可得到所需的各种帮助。

　　（2）各种对话框中的 帮助 按钮：在具体操作过程中，当打开某一对话框时，一般总有 帮助 按钮，点击该按钮，可得到这一对话框相关内容的详细帮助。

第三节　常用的统计分析对话框及其使用

　　"打开数据"对话框和"将数据保存为"对话框属文件操作对话框，与Windows文件操作对话框相同，故不作介绍。

　　凡SPSS数据编辑器的菜单栏中所有带省略号"…"的菜单项，均打开一个执行相应功能的对话框，通过点击对话框中的某些按钮，还可以打开二级对话框。在数据编辑器的"分析"菜单下的每一个菜单项对应一个统计分析方法,点击一个菜单项就打开一个对话框,通过选择对话框中的选项完成相应的统计分析任务。如点击菜单分析/描述统计/描述…,打开"描述性"对话框,如图 2-5 所示。

点击图 2-5 中的选项…按钮,打开"描述:选项"对话框,如图 2-6 所示。在 SPSS 中,不同的统计分析方法有不同的对话框,但这两种类型的对话框在 SPSS 中较为典型。

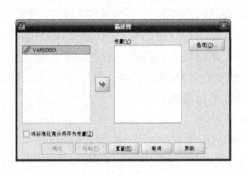

图 2-5 "描述性"对话框

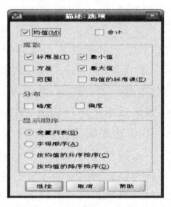

图 2-6 "描述:选项"对话框

第四节 变量的分类、属性及其设置

变量是统计学研究的主要对象,它也像物质世界的任何其他事物一样,具有不同的类别和属性,掌握变量的类别、属性等基本知识是正确应用 SPSS,正确选择统计分析方法的前提。

1. 变量的度量标准

变量的度量标准不同,其分布规律不同,对它们采用的统计分析方法也不同。在统计分析开始之前,首先要分清变量的资料类型。按变量的值是定量的还是定性的不同,或者是按变量的度量标准不同,将变量分为下列三种。

1) 刻度测量变量

刻度测量变量有两个特点。一个特点是变量值是以数值表示的。有的是经测量取得的数值,其值为任意可能的连续型数值,也可表现为带小数的数值,如身高、体重、血压等;而有的刻度测量变量测定值只能是正整数,如脉搏、白细胞计数等。所以,在卫生统计学中刻度测量变量也称为连续型变量。另一个特点是有度量衡单位。如身高为米、厘米;体重为千克;血压为 mmHg、kPa;脉搏为次/分;白细胞计数为 $\times 10^9$ 个/L 等。这种由数值变量的测量值构成的资料称为刻度测量资料,也称为定量资料。

2) 有序测量变量

有序测量变量在过去的统计学书籍中又称为有序分类变量,其变量值是定性的,在各类别之间有一定程度上的差别。如尿糖化验结果按一、±、+、++、+++分类;疗效按治愈、显效、好转、无效分类。有序测量的资料称为等级资料。

3) 名义测量变量

名义测量变量又称为标定测量变量、无序分类变量,其变量值在各类别或属性之间无程度和顺序上的差别,表现为互不相容的类别。名义测量变量的资料称为无序分类资料,也称为计数资料。它又可分为二项分类资料,如性别(男、女)、药物反应(阴性、阳性)等,以及多项分类资料,如血型(O、A、B、AB)、职业(工、农、商、学、兵)等。

变量的类型是可以改变的。根据研究目的的需要,刻度测量变量可以转化为有序测量变量和名义测量变量。例如,血红蛋白量(g/L)原是数值变量(刻度测量级别),若按血红蛋白正常与偏低分为两类时,即成为二项分类资料;若按重度贫血、中度贫血、轻度贫血、正常、血红蛋白增高分为五个等级时,即成为有序分类资料。但是,这种数据类型的转化会降低统计分析的效能。有时也可将分类资料数量化,如将病人的恶心反应的有、无(二项分类)资料,用 0、1 来表示,则成为数值变量资料(定量资料)。

2. 变量的数据属性及其设置

在 SPSS 中,变量具有名称、类型、宽度、小数位数、标签、数值、缺失值、列宽、对齐方式和度量标准等 10 个方面的属性(或称为格式),前 9 个属性对数据在电脑中的存储起着重要作用,最后一个属性对数据资料采用何种统计分析方法起着重要作用。

1) 变量名称的设置

变量名长度一般为 8 位,SPSS 17.0 以英文字母或拼音字母命名,也可以使用中文变量名。如果在数据录入前没有设置变量名,系统则以 var 加一个 5 位数字作为默认的变量名。

2) 变量类型的设置

选中"类型"列的单元格时,该单元格中右侧会出现如 的图形,单击它会弹出"变量类型"对话框,如图 2-7 所示。

"变量类型"对话框的左侧列出了 8 种数据类型,可以通过点击选中其中一个选项。

(1) 数值 选中后系统默认为刻度测量变量。在对话框的右侧可以定义数值的宽度和小数位。宽度默认为 8 个字符,可以根据实际需要进行增减,它是整数部分、小数点、小数部分的位数之和,小数位数默认为 2 位。

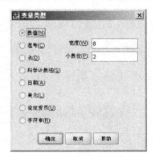

图 2-7 "变量类型"对话框

(2) 逗号 加显逗号的数值型变量,即整数部分每 3 位数加一逗号,其余定义方式同数值型。

(3) 点 3 位加点数值型变量,无论数值大小,整数位均以每 3 位加一小点(但不是小数点)标志;可定义小数位数,小数点用逗号表示。例如,1234.50 显示为 1.234,50(实际是1.2345E3)。

(4) 科学计数法 科学记数型在对话框的右侧可以定义数值宽度和小数位数,在数据编辑器、查看器等窗口中以指数形式显示。例如,定义数值宽度为 9,小数位数为 2,则 345.678 显示为 3.46E+02。

(5) 日期 对于日期型变量,当选中该项时,在对话框的右侧列出全部可供选择的日期格式,可根据需要点击选取其中一种。例如,选择 mm/dd/yyyy 格式,则 2009 年 6 月 25 日显示为06/25/2009。

(6) 美元 对于美元货币型变量,可定义数值宽度和小数位数,显示形式为数值前有 $。

(7) 设定货币 显示为整数部分每 3 位加一逗号,用户可定义数值宽度和小数位数。例如,12345.67 显示为 12,345.67。

(8) 字符串 对于字符串型变量,选中后,无论输入的是字符还是数字,系统均将其作为字符处理,默认为名义测量变量。在对话框的右侧可以定义字符长度。

选择完成后,点击 确定 按钮返回。

3) 变量宽度的设置

变量宽度的设置一般取默认值,如数值型、字符串型均为 8,必要时可做更改。

4) 小数位数的设置

小数位数一般取默认值,也可以根据显示小数位数的要求进行更改,显示的小数根据设定进行了四舍五入。但无论小数位数显示如何,并不影响数据的实际精度。

5) 变量标签的变量

变量标签是变量名的别名设置。别名是为了更好地表达变量名的含义而设计的,最好使用较为习惯的中文作别名。

6) 变量值标签的变量

点击某变量与"值"对应的单元格,该单元格中右侧会出现如 … 的图形,单击它会弹出"值标签"对话框,如图 2-8 所示。

如果变量值是重复的、有限的几个数值,可以将这些值用中文来表示,这样在数据录入时显得特别方便,出现录入错误时也很容易被发觉。其操作方法是,分别在名称为"值"的框中输入变量的值,在名称为"标签"的框中输入想要输入的中文文字,点击 添加 按钮;依次按上述方法输入其他值和标签名,最后点击 确定 按钮。

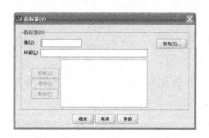

图 2-8 "值标签"对话框

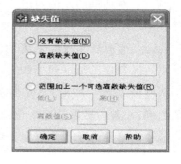

图 2-9 "缺失值"对话框

7) 缺失值的设置

缺失值是在调查或实验中所产生的空白值或漏测值。在统计学中,缺失值不能作为数字"0"来处理,因此必须以一种特定的方式来表示。在图 2-2 中点击某变量与"缺失"对应的单元格,该单元格中右侧会出现如 … 的图形,单击它会弹出"缺失值"对话框,如图 2-9 所示。

第一个单选钮为"没有缺失值"设置;选中第二个单选钮时,可以在其下面的三个框中分别输入三个不同的缺失值;选中第三个单选钮时,可以在其下面的两个框中分别输入一个下限值和一个上限值,这两个值间的任何值均是缺失值。

8) 列宽的设置

数据列宽默认为 8,当数据值超过这一宽度时,变量在数据录入界面中不能全部显示出来,这时可以调整其宽度。

9) 对齐方式的设置

对齐方式可以选取居中、靠左、靠右三种,以便于在数据编辑器中查看。

10）度量标准

系统默认是将字符,型变量设置为名义测量精度,将数值型变量作为刻度测量精度。为了便于统计分析处理,应将数值型变量明确指定为是刻度测量精度,还是有序测量精度。设置方法是:在变量视图(见图 2-2)中,点击某"变量"行对应的"度量标准"列的单元格,该单元格中左侧出现一个向下箭头,点击箭头,在弹出的下拉列表中选中需要的度量标准,该单元格中出现相应的文字和徽标。

第三章　刻度测量资料的描述性统计分析

刻度测量资料又称计量资料、测量资料，是测量各个观察对象某项指标大小所得到的连续型数据，一般均有计量单位，如身高单位为厘米、体温单位为摄氏度、年龄单位为岁、牙齿数的单位为个、生育子女数的单位为个等。

在一项调查或一个实验研究中，可得到较多的单个观察数据，从单个数据中得到的信息是非常有限的，而分析、掌握这些单个数据的总体特征才是调查或实验研究的目的。描述性统计分析是用统计指标、统计图或统计表等来描述资料的分布规律及其数量特征。其中统计表和统计图将在第十六章中讲述，本章仅对描述性统计指标进行讲述。资料的集中趋势、离散程度、分布形式的分析过程是统计分析的第一步，也是正确进行统计推断的先决条件。

第一节　描述集中趋势和离散程度的统计指标

一、描述集中趋势的统计指标

1. 均数

均数是算术均数的简称，用 $\bar{X}$ 表示，是所有测量值之和除以测量值个数的商。它用于反映一组同质观察对象的平均水平，适用于正态或近似正态分布的数值变量资料。

2. 几何均数

几何均数用 G 表示，适用于：① 对数正态分布，即数据经过对数变换后呈正态分布的资料；② 等比级数资料，即观察值之间呈倍数或近似倍数变化的资料，如医学实践中的抗体滴度、平均效价等。

采用直接方法计算几何均数时，因 0 不能取对数，观察值中不能有 0。一组观察值中不能同时有正值和负值，遇到这类资料时，要对资料进行转换，使其不为 0 和负值。在 SPSS 中，几何均数的计算方法是先将变量进行对数转换，然后再按算术均数的计算方法使用相应的统计分析方法。变量变换的方法详见第六章第八节。

3. 中位数

中位数用 M 表示，是在一组从小到大顺序排列的观察值中，位次居中的数值。在全部观察值中，小于和大于中位数的观察值个数相等。中位数可用于描述：① 非正态分布资料（对数正态分布除外）；② 频数分布的一端或两端无确切数据的资料，也称为开口资料；③ 总体分布类型不清楚的资料。

4. 四分位数

四分位数用 Q_x 表示，是在一组从小到大顺序排列的观察值中，均等地分成四个部分，位次居 25% 的数量值为第一四分位数（Q_1）、位次居 50% 的数量值为第二四分位数（Q_2，等同于中位数）、位次居 75% 的数量值为第三四分位数（Q_3）。

5. 百分位数

百分位数（percentile）用 P_x 表示，其中 x 是百分位，如 $P_1, P_2, P_3, \cdots, P_{99}$。中位数是一个

特定的百分位数,即 $M=P_{50}$。P_x 将一组观察值分为两部分,理论上有 $x\%$ 的观察值比它小,有 $(100-x)\%$ 的观察值比它大,是一种位置指标。

6. 众数

众数是在一群数据中出现次数(频数)最多的一个或多个量值。众数在进一步的统计分析中没有应用价值。

二、描述离散趋势的统计指标

集中趋势是数据分布的一个重要特征,但有集中趋势指标还不能很好地描述数据的分布规律。例如,设有三组同年龄、同性别儿童体重(kg)数据如下。

甲组: 26　28　30　32　34
乙组: 24　27　30　33　36
丙组: 26　29　30　31　34

三组的均数都为 30,但它们的分布特征不同,三组中 5 个数据参差不齐的程度(即变异度)不同。为了全面地描述数据分布的规律,除了需要有描述集中趋势的指标外,还要有描述数据分布离散程度的指标,也称为变异指标。常用的变异指标有全距、四分位数间距、方差、标准差、变异系数和多样性指数。

1. 全距

全距(R)也称极差,是一组同质观察值中最大值与最小值之差。它反映了个体差异的范围。全距大,说明变异度大;反之,说明变异度小。用全距描述定量资料的变异度大小,虽然计算简单,但存在以下不足之处:① 只考虑最大值与最小值之差异,不能反映组内其他观察值的变异度;② 样本含量越大,抽到较大或较小观察值的可能性越大,则全距可能越大。因此,样本含量相差悬殊时不宜用全距比较。

2. 四分位数间距

四分位数间距为第三四分位数(即 Q_3 或 P_{75})与第一四分位数(即 Q_1 或 P_{25})之差,即数据从大到小排列后中间一半数据所在的范围,也可以说是中间 50% 观察值的极差。其数值越大,变异度越大;反之,变异度越小。由于四分位数间距不受两端个别极大值或极小值的影响,因而四分位数间距较全距稳定,但仍未考虑全部观察值的变异度,常用于描述偏态分布资料和开口资料的离散程度。

3. 方差

方差是常用的描述数据分布离散程度的指标。每个观察值(X)与均数($\bar{X}$)的差值($X-\bar{X}$),称为离均差。由于全部离均差之和等于零(即 $\sum(X-\bar{X})=0$),不具有实际意义,而用离均差平方和(即 $\sum(X-\bar{X})^2$)来使其不为零。又由于离均差平方和的大小受到样本例数多少的影响,即使某两组数据的变异度一样,组的例数越多,离均差平方和的值就越大。方差是除去了样本例数影响的离均差平方和,近似为平均每个数据的离均差的平方值。故此,方差可用于不同样本含量数据分布离散程度的比较。方差越大,数据分布离散程度越大。用样本数据计算出来的方差称为样本方差,用 s^2 表示;理论上讲,用总体测量值和总体均数计算出来的方差,称为总体方差,用 σ^2 表示。总体方差往往是未知的,常用样本方差来估计。

4. 标准差

方差的度量单位是原度量单位的平方,将方差开方后数据的单位与原数据的相同。标准差(Std, s)大,表示观察值的变异度大;反之,表示观察值的变异度小。

5. 变异系数

变异系数(CV)为标准差与均数之比,即 $CV=s/\overline{X}\times 100\%$,也可以说是"数据的变异相对于其平均数的大小",用于比较度量单位不同或均数相差悬殊的两组或多组资料的离散程度。SPSS 中可以用函数 Cfvar(X1,X2,…)计算变异系数。

第二节 刻度测量资料的频数表

频数表是统计描述中经常使用的基本方法之一。SPSS 的"频率"分析是生成频数表的描述性统计分析工具。它不仅可以产生详细的频数表,还可以按要求给出特定百分位的数值,反映集中趋势和离散程度的统计量,以及常用的条图、圆图等统计图。频率分析适合于等级资料和不服从正态分布的连续型变量的描述性统计分析。

用频率分析直接对变量编制的频数表是详细频数表,即按数值精确列表。如果要生成传统的有一定组距的频数表,应先用转换菜单下的重新编码为不同变量对原变量进行转换,重建一个按指定组距分组的新变量,然后对新变量使用本节的频率分析。但刻度测量资料在进行这样的重新编码处理后,类似于变成了有序测量资料性质,其统计推断效能会降低,这是值得注意的。

一、频数表的编制

为了了解一组同质观察值的分布规律,便于统计指标计算方法的选择,可编制频数分布表(简称频数表)。

例 3-1 某地 101 例健康男子血清总胆固醇测定结果如下,请绘制频数表、直方图,计算均数、标准差、变异系数 CV、中位数 M、$P_{2.5}$ 和 $P_{97.5}$。

4.77	3.37	6.14	3.95	3.56	4.23	4.31	4.71	5.69	4.12	4.56	4.37	5.39
6.30	5.21	7.22	5.54	3.93	5.21	4.12	5.18	5.77	4.79	5.12	5.20	5.10
4.70	4.74	3.50	4.69	4.38	4.89	6.25	5.32	4.50	4.63	3.61	4.44	4.43
4.25	4.03	5.85	4.09	3.35	4.08	4.79	5.30	4.97	3.18	3.97	5.16	5.10
5.86	4.79	5.34	4.24	4.32	4.77	6.36	6.38	4.88	5.55	3.04	4.55	3.35
4.87	4.17	5.85	5.16	5.09	4.52	4.31	5.58	5.72	6.55	4.76	4.61	
4.17	4.03	4.47	3.40	3.91	2.70	4.60	4.09	5.96	5.48	4.40	4.55	5.38
3.89	4.60	4.47	3.64	4.34	5.18	6.14	3.24	4.90	3.05			

解 本例为连续型刻度测量资料,根据题目的要求,选用频率分析,步骤如下。

● 数据录入

启动 SPSS 后,进入如图 2-2 所示的 SPSS 主窗口(变量视图),设置变量"名称"为 X,"类型"为"数值","标签"为"血清总胆固醇","度量标准"为"刻度"。点击界面左下角的"数据视图",切换到数据编辑界面(见图 2-1),在标有"X"变量的一列中逐个输入数据,注意数据只能输入在一列中,而不能在一行中。数据文件见"胆固醇.sav",如图 3-1 所示。

● 编制频数表

▲求全距:用 SPSS 的数据菜单中的排序个案…对变量值进行排序,数据的首尾分别为最大值和最小值,其差值即为全距(或极差),用 R 表示,具体的操作方法如下。

★点击数据/排序个案…菜单,打开图 3-2 所示的"排序个案"对话框。

第三章　刻度测量资料的描述性统计分析

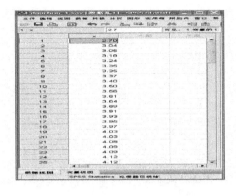

图 3-1　数据录入后的数据视图

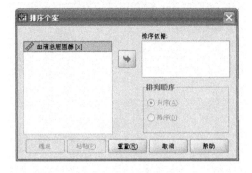

图 3-2　"排序个案"对话框

★ 将图 3-2 左侧框中的"血清总胆固醇[X]"变量拖曳到右侧上部标有"排序依据"的框中作为待排序的变量。

注 1　"血清胆固醇"是变量的标签,方括弧中的 X 是变量名。

注 2　在 SPSS 中,可以用两种方法将变量放到目标框内,一种方法是在对话框左侧的变量列表框中,点击选中欲进行分析的变量,然后点击目标框旁标有箭头形状的按钮;另一种是在变量列表框中,在欲进行分析的变量上按住鼠标左键,拖曳到目标框内放开左键,该变量即进入到目标框内。为了叙述方便,此操作在本书中一律以"拖曳"表述。

★ 点击 确定 按钮,排序结果显示在"数据视图"中。可见:最小值=2.70,最大值=7.22。

★ 极差 R=最大值-最小值,本例 R=4.52。

▲ 确定组段和组距。

根据样本含量的大小确定"组段"数,一般设 8~15 个组段,观察单位较少时组段数可相对少些,观察单位较多时组段数可相对多些。通常分 10 个组段,以全距的 1/10 取整作组距,以便于汇总和计算。第一组段应包括全部观察值中的最小值,最末组段应包括全部观察值中的最大值,并且同时写出其下限与上限。各组段的起点和终点分别称为下限和上限,某组段包含下限,但不包含上限,其组中值为该组段的(下限+上限)/2。相邻两组段的下限之差称为组距。本例分 10 个组,组距取 0.5,分组结果见表 3-1。

表 3-1　频数表的组中值和上、下限

组中值	2.75	3.25	3.75	4.25	4.75	5.25	5.75	6.25	6.75	7.25
下限	2.50	3.01	3.51	4.01	4.51	5.01	5.51	6.01	6.51	7.01
上限	3.00	3.50	4.00	4.50	5.00	5.50	6.00	6.50	7.00	7.50

▲ 数据分组。

这一过程由 SPSS 窗口中转换菜单下的重新编码为不同变量来完成,其步骤如下。

★ 点击菜单转换/重新编码为不同变量,打开图 3-3 所示的"重新编码为其他变量"对话框。

★ 将图 3-3 所示对话框左侧框中所列的变量"血清总胆固醇"拖曳到中间的框中;在右侧的"名称"框中填入"X1"作为即将生成的新变量名称;在"标签"框中填入"胆固醇分组"作为该新变量的标签;点击 更改 按钮,这时中间的框中呈现为"X→X1";点击 旧值和新值… 按钮,打开图 3-4 所示的"重新编码到其他变量:旧值和新值"对话框。

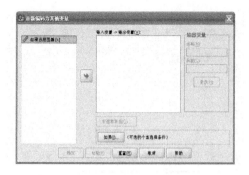
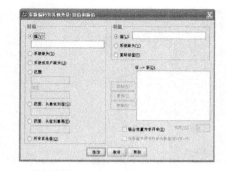

图 3-3 "重新编码为其他变量"对话框　　图 3-4 "重新编码到其他变量:旧值和新值"对话框

★ 在图 3-4 中,选中"新值"组合框内的"值"单选钮,并在右侧的框中填入表 3-1 中第一列的组中值"2.75"作为新值;选中"旧值"组合框内的"范围"单选钮,并在其下方的第一个框中填入表 3-1 中第一列的下限值 2.50,在第二个框中填入上限值 3.00;点击 添加 按钮,上述数据添加到了右侧中间的框中。依次将表 3-1 中各列的数据输入后,点击 继续 按钮。

★ 在图 3-3 中,点击 确定 按钮,即完成数据转换,转换结果显示在"数据视图"的新变量 X1 中。

▲ 生成频数表。

★ 点击 分析/描述统计/频率… 菜单,打开图 3-5 所示的"频率"对话框。

★ 在图 3-5 中,将左侧框中的"胆固醇分组[X1]"拖曳到右侧框中,点击按钮 图表… 打开图 3-6 所示的"频率:图表"对话框。

★ 在图 3-6 中,选中"直方图"单选钮以生成直方图。"图表值"组合框中取默认的"频率"选项,表明以例数为纵轴作图。然后点击 继续 按钮,返回到图 3-5 所示的对话框中。

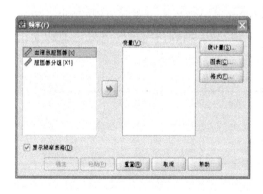
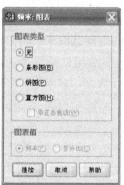
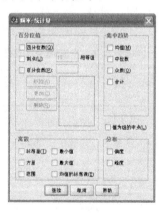

图 3-5 "频率"对话框　　图 3-6 "频率:图表"对话框　图 3-7 "频率:统计量"对话框

★ 在图 3-5 所示的对话框中,点击 统计量… 按钮打开图 3-7 所示的"频率:统计量"对话框,以选择要生成的统计量。根据题目的要求,选中"均数"、"中位数"和"标准差"三个选项。

★ 再选中"百分位数"统计量,在旁边的框中输入题目要求的 $P_{2.5}$ 数值 2.5,点击 添加 按钮,2.5 的数值即进入到中间的框中;同样的方法输入 97.5 作为 $P_{97.5}$ 的设置值。

★ 点击 继续 按钮返回,在图 3-5 所示的对话框中点击 确定 按钮。

★ 输出结果。

统计量和频数分布图输出结果见表 3-2、表 3-3、图 3-8。从表 3-2 中可见,均值 $\overline{X}=4.7005$,标准差 $s=0.86748$,2.5 百分位数 $P_{2.5}=3.2500$,97.5 百分位数 $P_{97.5}=6.4750$。

注 这些统计量是用"胆固醇分组"变量的统计分析结果,它与直接用"血清胆固醇"变量的结果 ($\overline{X}=4.6995, s=0.86162$) 略有差别。

表 3-2 统计量(胆固醇分组)

N	有效	101
	缺失	0
均值		4.7005
中值		4.7500
标准差		0.86748
百分位数	2.5	3.2500
	97.5	6.4750

表 3-3 例题 3-1 的频数分布表(胆固醇分组)

	频率	百分比	有效百分比	累积百分比
2.75	1	1.0	1.0	1.0
3.25	9	8.9	8.9	9.9
3.75	8	7.9	7.9	17.8
4.25	25	24.8	24.8	42.6
4.75	24	23.8	23.8	66.4
5.25	17	16.8	16.8	83.2
5.75	9	8.9	8.9	92.1
6.25	6	5.9	5.9	98.0
6.75	1	1.0	1.0	99.0
7.25	1	1.0	1.0	100.0
合计	101	100.0	100.0	

● 变异系数的计算

变异系数虽然可以由 SPSS 的函数 Cfvar(X1,X2,…)计算,但要在函数中直接输入各变量值,另行计算较为方便。

$$CV = s/\overline{X} \times 100\% = 0.86748/4.7005 \times 100\% = 18.455\%$$

二、频数分布的特征

频数表(见表 3-3)第一列是组段值,本例选用的是组中值。由频数表可看出频数分布的两个重要特征:集中趋势和离散程度。血清胆固醇有高有低,但多数人的血清胆固醇浓度集中在中间部分组段,以中等浓度居多,此为集中趋势;由中等浓度到较低或较高浓度的频数分布逐渐减少,反映了离散程度。这种集中趋势和离散程度在图 3-8 的直方图中更为直观。

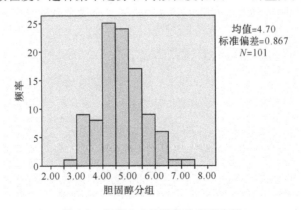

图 3-8 例题 3-1 的频数分布直方图

三、频数分布的类型

对称分布是指多数频数集中在中央位置,两端的频数分布大致对称。偏态分布是指频数分布不对称,集中位置偏向一侧。集中位置偏向数值小的一侧,称为正偏态分布;集中位置偏向数值大的一侧,称为负偏态分布,如冠心病、大多数恶性肿瘤等慢性病患者的年龄分布为负偏态分布。临床上正偏态分布资料较多见,不同的分布类型应选用不同的统计分析方法。

四、频数表的用途

频数表的用途有:揭示资料分布类型和分布特征,以便发现某些特大或特小的可疑值;便于选取适当的统计方法;便于计算统计指标和进一步统计推断。

第四章 正态分布及其应用

第一节 正态分布的概念和特征

一、正态分布的概念

图 4-1(a)所示是由一组类似于例 3-1 的实测数据所绘制的直方图。由图 4-1(a)可以看出,高峰位于中部,左右两侧大致对称。如果观察例数逐渐增多,组段不断分细,直方图顶端的连线就会逐渐形成一条高峰位于中央(均数所在处),两侧逐渐降低且左右对称,不与横轴相交的光滑曲线,如图 4-1(b)、图 4-1(c)所示。这条曲线称为频数曲线或频率曲线,近似于数学上的正态分布。由于频率的总和为 100% 或 1,故该曲线与横轴所围成图形的面积为 100% 或 1。

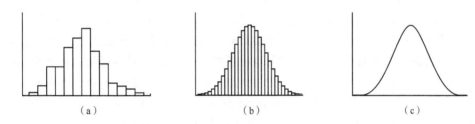

图 4-1 频数分布逐渐接近正态分布示意图

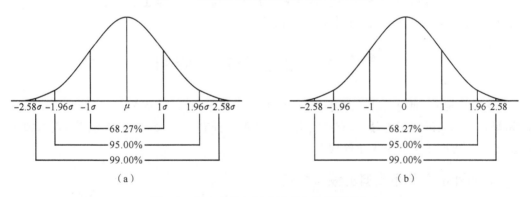

图 4-2 正态曲线与标准正态曲线的面积分布

过去为了便于使用,常对正态分布变量 X 作变量变换。变换的方法是使用公式 $u=\dfrac{x-\mu}{\sigma}$,该变换使原来的正态分布转化为标准正态分布,因而标准正态分布是均数为 0、标准差为 1 的特殊正态分布,也称 u 分布,u 称为标准正态变量。

现在,利用计算机运行 SPSS 的 CDF.Normal、PDF.Normal、IDF.Normal 三个正态分布函数,可以方便地求得以任意均数和方差为参数的正态分布的概率、概率密度和 u 值。因此,标准正态分布变换已经失去了意义。

二、正态分布的特征

(1) 正态曲线在横轴上方均数处最高。

(2) 正态分布以均数为中心,左右对称。正态分布有两个不确定的常数,总体均数 μ 和总体标准差 σ。μ 是位置常数,当 σ 固定不变时,μ 越大,曲线沿横轴越向右移动;反之,则曲线沿横轴越向左移动。σ 是形状常数,当 μ 固定不变时,σ 越大,曲线越平阔;反之,曲线越尖峭。通常用 $N(\mu,\sigma)$ 表示均数为 μ,标准差为 σ 的正态分布。用 $N(0,1)$ 表示标准正态分布。

(3) 正态曲线下面积的分布有一定规律。如果以 X 表示 X 轴上的一点,当对称轴为直线 $X=\mu$ 时,$X>\mu$ 与 $X<\mu$ 范围内曲线下的面积相等,各占 50%,靠近 $X=\mu$ 处曲线下的面积较大,两边逐渐减少。

(4) 正态分布曲线下三个特殊区间的面积。

① 标准正态分布时,区间 $N(-1,1)$,或正态分布时,区间 $N(\mu-1\sigma,\mu+1\sigma)$ 的面积占总面积的 68.27%。

② 标准正态分布时,区间 $N(-1.96,1.96)$,或正态分布时,区间 $N(\mu-1.96\sigma,\mu+1.96\sigma)$ 的面积占总面积的 95%。

③ 标准正态分布时,区间 $N(-2.58,2.58)$,或正态分布时,区间 $N(\mu-2.58\sigma,\mu+2.58\sigma)$ 的面积占总面积的 99%。图 4-2(a)所示为正态分布图,图 4-2(b)所示为标准正态分布图。

实际应用中,常需要知道正态曲线下横轴上某一区间的面积占总面积的百分数,以便估计该区间的例数占总例数的百分数(频数分布),或观察值落在该区间的概率。求正态曲线下一定区间的面积时,可调用 SPSS 中的 CDF.Normal(quant,mean,Std)函数。该函数有三个参数:参数 mean 是均数,Std 是标准差,参数 quant 是观察值。CDF.Normal()函数返回某观察值 quant 落在以 mean 为均数、以 Std 为标准差的正态分布的某区间的概率。返回值是指曲线下面积为 $-\infty$ 到右侧某观察值所在位置的累计面积。只要资料呈正态或近似正态分布,已知均数和标准差,就可对其频数分布作出概略估计。

第二节 正态分布的应用

某些医学现象,如同质群体的身高、红细胞数、血红蛋白量、胆固醇等,以及实验中的随机误差,呈现正态或近似正态分布;有些资料虽不是正态分布,但经数据变换可成为正态或近似正态分布,均可按正态分布规律处理。

一、估计正态分布资料的频数分布

例 4-1 某地抽样调查了 100 名 18 岁男大学生身高(cm),其均数为 172.70 cm,标准差 $s=4.01$ cm。

(1) 估计该地 18 岁男大学生身高在 168 cm 以下者占该地 18 岁男大学生总数的百分数;

(2) 分别求 $\overline{X}\pm 1s$,$\overline{X}\pm 1.96s$,$\overline{X}\pm 2.58s$ 范围内 18 岁男大学生占该地 18 岁男大学生总数的实际百分数,并与理论百分数比较。

解 (1) 调用 SPSS 中的 CDF.Normal(quant,mean,Std)函数。

已知:身高资料为连续型数据,$n=100$ 为大样本,符合正态分布;均数 mean=172.70,标准差 Std=4.01,观察值 quant=168。

求:概率(身高在 168 cm 以下者占该地 18 岁男大学生总数的百分数)。

▲ 启动 SPSS,在数据编辑界面的第一行第一列随意输入一个数字,如 1 后,将光标移到第二列,这时已经建好一个未存盘的数据集。

▲ 点击转换/计算变量…菜单,打开图 4-3 所示的"计算变量"对话框。

▲ 在图 4-3 左上角的"目标变量"框内,输入新变量名"prob";在右侧的"函数组"框中,找到"CDF & 非中心 CDF"并点击它,在其下部的列表框中找到

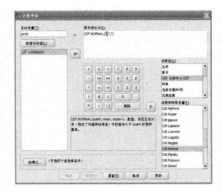

图 4-3 "计算变量"对话框

"CDF.Normal"函数并双击,该函数则显示在顶部的"数字表达式"框中。

▲ 将函数 CDF.Normal(?,?,?)括号中的问号分别改为 168、172.70、4.01 三个数值,点击 确定 按钮。

▲ 查看数据视图,其结果显示在以 prob 为名称的变量列中:0.12;点击选中该数据后,在变量名上方的框中显示出 0.120584511692302 的精确数值。将其变为两位小数的百分数为 12.06%,则该地 18 岁男大学生身高在 168 cm 以下者约占该地 18 岁男大学生总数的 12.06%。

(2) 求 $\bar{X}\pm 1s$、$\bar{X}\pm 1.96s$、$\bar{X}\pm 2.58s$ 内的理论百分数。

调用 CDF.Normal()函数,计算观察值 $\bar{X}+s$ 的概率与 $\bar{X}-s$ 的概率差值;其他计算方法同上,其函数设置和结果见表 4-1。

表 4-1 100 名 18 岁男大学生身高理论分布的计算

	身高范围/cm	函数数值设置	理论分布
$\bar{X}\pm 1s$	168.69~176.71	CDF.Normal(176.71,172.7,4.01)−CDF.Normal(168.69,172.7,4.01)	68.27%
$\bar{X}\pm 1.96s$	164.84~180.56	CDF.Normal(180.56,172.7,4.01)−CDF.Normal(164.84,172.7,4.01)	95.00%
$\bar{X}\pm 2.58s$	162.35~183.05	CDF.Normal(183.05,172.7,4.01)−CDF.Normal(162.35,172.7,4.01)	99.00%

二、制定医学参考值范围

医学参考值范围也称医学正常值范围,是指"正常人"的解剖、生理、生化等指标的波动范围。制定正常值范围时,首先要确定一批样本含量足够大的"正常人",所谓"正常人"不是指"健康人",而是指排除了影响所研究指标的疾病和有关因素的同质人群。其次需根据研究目的和使用要求选定适当的百分界值,如 80%、90%、95% 和 99%,常用 95%。根据指标的实际用途确定单侧或双侧界值,若白细胞计数过高或过低皆属不正常,须确定双侧界值;肝功能中转氨酶过高属不正常,须确定单侧上界;肺活量过低属不正常,须确定单侧下界。另外,还要根据资料的分布特点,选用恰当的计算方法。

建立一个指标的正常值范围时,先随机抽取一个大样本,再根据样本资料的统计量、标准正态分布原理或百分位数规律制定参考值范围,传统方法可参照表 4-2。

表 4-2 中的 1.28、1.64、2.33、2.58 是 u_α 值,可用 IDF.Normal(prob,mean,stddev)函数

求得。该函数返回具有指定均值(mean)、标准差(stddev)的正态分布的累积概率(prob 或 α)的 u 值。表 4-3 列出了均数为 0、标准差为 1 的标准正态分布的 u_α 值、α 与 IDF.Normal 函数的关系。

表 4-2 参考值范围的制定

百分界值	正态分布法			百分位数法		
	双侧	单侧		双侧	单侧	
		只有下限	只有上限		只有下限	只有上限
90	$\bar{X}\pm1.64s$	$\bar{X}-1.28s$	$\bar{X}+1.28s$	$P_5 \sim P_{95}$	P_{10}	P_{90}
95	$\bar{X}\pm1.96s$	$\bar{X}-1.64s$	$\bar{X}+1.64s$	$P_{2.5} \sim P_{97.5}$	P_5	P_{95}
99	$\bar{X}\pm2.58s$	$\bar{X}-2.33s$	$\bar{X}+2.33s$	$P_{0.5} \sim P_{99.5}$	P_1	P_{99}

表 4-3 u_α 值、α 与 IDF.Normal 函数设置的关系

百分界值	单侧 α	u 值	函数设置
90%	0.1	1.28	IDF.Normal(0.1,0,1)
95%	0.05	1.64	IDF.Normal(0.05,0,1)
97.5%	0.025	1.96	IDF.Normal(0.025,0,1)
99%	0.01	2.33	IDF.Normal(0.01,0,1)
99.5%	0.005	2.58	IDF.Normal(0.005,0,1)

例 4-2 某地调查正常成年男子 144 人的红细胞数(近似正态分布),得均数 $\bar{X}=55.38\times10^{12}/L$,标准差 $s=0.44\times10^{12}/L$。试估计该地成年男子红细胞数的 95% 参考值范围。

解 因红细胞数过多或过少均为异常,故此参考值范围应是双侧范围,即下限和上限各有 0.025 为异常。$N=144$ 为大样本,又因为此指标近似正态分布,可用正态分布法求 95% 参考值范围的上、下限如下。

下限为: $\bar{X}-1.96s=55.38-1.96\times0.44=54.52(10^{12}/L)$

上限为: $\bar{X}+1.96s=55.38+1.96\times0.44=56.24(10^{12}/L)$

例 4-3 某地调查 110 名健康成年男子的第一秒肺通气量,得均数 $\bar{X}=4.2$ L,标准差 $s=0.7$ L。请估计该地成年男子第一秒肺通气量的 95% 参考值范围。

解 根据医学知识,第一秒肺通气量仅过低属异常,故此参考值范围是仅有下限的单侧参考值范围。又因此指标近似正态分布,故可用正态分布法求其 95% 参考值范围如下。

下限为: $\bar{X}-1.64s=4.2-1.64\times0.7=3.052(L)$

即该地成年男子的第一秒肺通气量 95% 参考值范围是不低于 3.052 L。

三、质量控制

为了控制实验中的检测误差,常以 $\bar{X}\pm2s$ 作为上、下限警戒值,以 $\bar{X}\pm3s$ 作为上、下限控制值。其中的 $2s$ 和 $3s$ 是 $1.96s$ 和 $2.58s$ 的近似值。以 $\bar{X}\pm2s$ 为警戒值和以 $\bar{X}\pm3s$ 为控制值的依据是:正常情况下检测误差服从正态分布。

四、正态分布是许多统计方法的理论基础

如 t 分布、F 分布、方差分析、相关回归分析等都是在正态分布的基础上推导出来的。此外,t 分布、二项分布、Poisson 分布的极限为正态分布,在一定条件下,可以按正态分布原理来处理。

第五章 总体均数的估计和假设检验

第一节 抽样研究与抽样误差

一、抽样研究

1. 抽样研究的意义

在用统计学进行医学研究过程中,研究者总是想知道总体的参数,但由于研究对象多为无限总体,要直接研究总体的情况是不可能的。即使对有限总体来说,若包含的观察对象数过多,也需要耗费大量的人力、物力和时间,而且还难以组织实施确保研究工作的质量。多数情况下,观察的实质就是一种破坏性实验,根本就不允许对总体中的每一个体逐一观察。例如,对一批注射药剂做质量检查,不可能将所有的药剂瓶都打开加以检验。

在总体中抽取一定数量的观察对象作为样本进行抽样,由样本信息来推论总体特征,这就是对某一总体进行研究的最重要、最常用的方法——抽样研究。抽样研究的理论与技术非常完善,只要严格按照有关抽样研究的要求去做,抽样研究的结果是完全可信的。所以,在实际工作中人们多采用抽样研究的方法,用样本信息来推断总体特征,这就叫统计推断。

2. 抽样研究和抽样误差

抽样研究是指从总体中按照随机化的原则,抽取一定数量的个体组成样本,通过研究样本,从而推断总体特征的方法。在实际工作中,由于总体中各观察对象之间存在着个体变异,且随机抽取的样本又只是总体中的一部分,因此计算的样本统计量,不一定恰好等于相应的总体参数。这种由于个体变异的存在,在抽样研究中产生的样本统计量与其总体参数间的差异,称为抽样误差。同一总体的若干样本的统计量之间,也会存在误差,这种误差也反映在样本统计量与总体参数间的差异。当样本是其总体的随机样本时,抽样误差为随机误差,其误差大小可以依据中心极限定理进行估计。中心极限定理的内容是:以数值变量资料为例,若从均数为 μ 的正态总体中以固定 n 反复多次(比如 100 次)抽样时,所得的样本均数 $\bar{X}$ 的分布是正态分布;即使是从偏态总体中抽样,只要 n 足够大(如 $n>50$),样本均数 $\bar{X}$ 的总体均数分布也近似正态分布。

在抽样研究中抽样误差是不可避免的,根据资料的性质和指标种类的不同,抽样误差有多种。例如,从某地 7 岁男童中随机抽取 110 名,测得平均身高为 119.95 cm,该样本均数不一定等于该地 7 岁男童身高的总体均数,这种样本均数与总体均数间的差别,称为均数的抽样误差;从某县人群中随机抽取 400 人,测得的乙肝表面抗原阳性人数为 38 人,感染率为 9.5%,该样本率不一定等于该地人群的总体感染率,此为样本率与总体率之间的差别,称为率的抽样误差。此外,样本方差和相应的总体方差也存在抽样误差,后面介绍的相关系数和回归系数也有抽样误差的问题。

二、均数的抽样误差

在抽样研究中,若从同一总体中随机抽取样本含量相同的若干个样本,并计算出特定的样本统计量(如样本均数),由于生物间的个体变异是客观存在的,抽样误差是不可避免的,这些样本统计量之间具有离散趋势。数理统计研究表明,抽样误差具有一定的规律性,可以用标准误来描述。标准误除了反映样本统计量之间的离散程度外,还反映样本统计量与相应总体参数之间的差异,即抽样误差大小。

1. 均数标准误的意义

将来自同一总体的若干个样本均数看成一组新的观察值,研究其频数分布,包括集中趋势和离散程度,可计算样本均数的均数和标准差。

例 5-1 已知某市 16 岁女中学生的身高分布服从均数(μ)为 155.40 cm,标准差(σ)为 5.30 cm 的正态分布。请每次随机抽出 10 个观察值(即样本含量 $n=10$),共抽取 100 个样本,编制频数表。

解 用 SPSS 的 RV.Normal(mean,stddev)函数作抽样模拟试验,在 SPSS 中建立一个编号 1~10 的变量,选择菜单转换/计算变量…,然后调用 RV.Normal(155.40,5.30)函数,即抽取了含 10 个观察值的随机样本并计算其均值。连续抽取 100 次,即得到全部结果。

将该 100 个样本均数编制成频数分布表如表 5-1 所示。

表 5-1 100 个样本均数的频数分布($\mu=155.40$ cm,$\sigma=5.30$ cm)

组段/cm	151~	152~	153~	154~	155~	156~	157~	158~	159~	合计
频数	1	6	15	19	27	16	8	5	3	100

从表 5-1 中可以发现,当原始观察值的分布为正态分布时,这些样本均数的频数分布基本服从正态分布。统计理论证明,若原始观察值的分布为偏态分布,当样本含量 n 足够大时,其样本均数的分布仍近似服从正态分布。所以,可以求得样本均数的均数为 155.38 cm,与总体均数 155.40 cm 接近。中心极限定理表明,样本均数的均数等于原总体的总体均数(μ)。同样,也可以求得样本均数的标准差,为了与描述观察值离散程度的标准差相区别,用标准误(σ_x)来表示样本均数的标准差。标准误反映来自同一总体的样本均数的离散程度,以及样本均数与总体均数的差异程度,是说明均数抽样误差大小的指标。均数标准误大,说明各样本均数的离散程度大,抽样误差就大,反之亦然。

2. 标准误的计算原理

数理统计可以证明,均数标准误的计算公式为

$$\sigma_x = \sigma/\sqrt{n}$$

式中:σ_x 为标准误的理论值;σ 为总体标准差;n 为样本含量。

σ 已知时,可据此求得标准误的理论值。上述例子中 $\mu=155.40$ cm,$n=10$,可得:$\sigma_x = 5.3/\sqrt{10}$,计算结果与样本均数的标准差 1.71 cm 相近。由于在抽样研究中 σ 常属未知,通常用样本的标准差(s)来估计,所以,在实际工作中,常用公式 $s_x = s/\sqrt{n}$ 计算标准误的估计值(s_x)。

由此可见,当 n 一定时,标准误与标准差成正比。标准差越大,标准误越大,即观察值的离散程度越大,均数的抽样误差越大。当标准差一定时,标准误与 $\sqrt{n}$ 成反比。样本含量越大,均数的抽样误差越小。因此,在实际工作中,可通过适当增加样本含量和减少观察值的离散程度(如选择同质性较好的总体)来减少抽样误差。

3. 标准误的用途

(1) 衡量样本均数的可靠性 均数标准误越小,均数的抽样误差越小,样本均数就越可靠。

(2) 估计总体均数的可信区间。
(3) 用于均数的假设检验。

第二节　t 分　布

一、t 分布的概念

正态分布是数理统计中的一种重要的理论分布,是许多统计方法的理论基础。正态分布有两个参数,总体均数 μ 和总体标准差 σ,二者决定了正态分布的位置和形态。根据中心极限定理,通过前述抽样模拟试验表明,在正态分布总体中以固定 n(本次试验 $n=10$)抽取若干个样本时,样本均数的分布仍服从正态分布,即 $N(\mu,\sigma)$。

实际上,σ 往往是未知的,因此常用样本标准差 s 作为 σ 的估计值,这时 $\dfrac{\overline{X}-\mu}{s_{\overline{X}}}$ 不呈正态分布,将这种分布称为 t 分布,$t=\dfrac{\overline{X}-\mu}{s_{\overline{X}}}$。

二、t 分布的图形和特征

(1) t 分布是以 0 为中心,左右对称的单峰分布。
(2) t 分布是一簇曲线,其形态变化与 n(确切地说与自由度 ν)的大小有关。自由度 ν 越小,则标准误 $s_{\overline{X}}$ 越大,t 值越分散,t 分布曲线越低平。
(3) 自由度 ν 越大,t 分布曲线越接近标准正态分布(u 分布)曲线,如图 5-1 所示。

t 值对应于每一个自由度 ν,不同的自由度对应于一条不同的 t 分布曲线,每条曲线都有其曲线下统计量 t 的分布规律。t 分布曲线下面积为 95% 或 99% 的界值不是一个常量,而是随着自由度的大小而变化的。在使用 SPSS 所做的统计分析中,直接地给出了相应自由度下的 t 值和其确切概率。

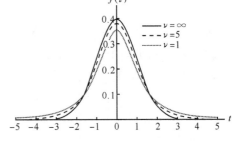

图 5-1　自由度为 1、5、∞ 的 t 分布

第三节　总体均数的估计

统计推断包括两个重要的方面:参数估计和假设检验。参数估计就是用样本指标(统计量)来估计总体指标(参数)。参数估计有以下两种。

一、点估计

如果在服从正态分布的总体中随机抽取样本,可以直接用样本均数来估计总体均数,用样本标准差来估计总体标准差,这就是点估计。该方法虽然简单易行,但未考虑抽样误差,而抽样误差在抽样研究中又是客观存在的、不可避免的,造成了所用的样本不同对总体参数作出的点估计不同。

二、区间估计

区间估计是按一定的概率(可信度)估计未知的总体参数可能存在的范围(称为可信区间)的方法。其做法是在随机抽取样本后,考虑抽样误差存在的情况下估计总体参数,统计学上通常用95%或99%可信区间表示总体参数有95%或99%的概率在某一范围。在计算上应根据资料的条件选用不同的方法,SPSS可以根据原始测量数据,利用探索分析直接得出可信区间。下面以总体均数的95%可信区间为例,介绍其计算方法。概括地讲,总体标准差σ已知时按正态分布原理计算,σ未知时按t分布的原理计算。

(1) 总体标准差σ已知、观察值呈正态分布时,正态曲线下有95%的u值在± 1.96之间,即$P(-1.96 \leqslant u \leqslant +1.96)=0.95$,或$P(-1.96 \leqslant (\overline{X}-\mu)/\sigma_{\overline{X}} \leqslant +1.96)=0.95$,故总体均数$\mu$的95%可信区间为:$(\overline{X}-1.96\sigma_{\overline{X}}, \overline{X}+1.96\sigma_{\overline{X}})$。

(2) 总体标准差σ未知,为t分布,当n足够大(如$n>100$)时,自由度($df=n-1,\nu$)越大,t分布越逼近正态分布,此时t曲线下有95%的t值在± 1.96之间,即
$$P(-1.96 \leqslant t \leqslant +1.96)=0.95,$$
或 $$P(-1.96 \leqslant (\overline{X}-\mu)/s_{\overline{X}} \leqslant +1.96)=0.95,$$
或 $$P(\overline{X}-1.96 s_{\overline{X}} \leqslant \mu \leqslant \overline{X}+1.96 s_{\overline{X}})=0.95,$$
故总体均数μ的95%可信区间为:$(\overline{X}-1.96 s_{\overline{X}}, \overline{X}+1.96 s_{\overline{X}})$。

(3) 总体标准差σ未知,且n小时,某自由度的t曲线下有95%的t值在$\pm t_{0.05,\nu}$之间,即
$$P(-t_{0.05,\nu} < t < t_{0.05,\nu})=0.95, \quad \text{或} \quad P(-t_{0.05,\nu} < (\overline{X}-\mu)/s_{\overline{X}} < t_{0.05,\nu})=0.95,$$
或 $$P(\overline{X}-t_{0.05,\nu} s_{\overline{X}} < \mu < \overline{X}+t_{0.05,\nu} s_{\overline{X}})=0.95,$$
故总体均数μ的95%可信区间为:$(\overline{X}-t_{0.05,\nu} s_{\overline{X}}, \overline{X}+t_{0.05,\nu} s_{\overline{X}})$。

其中$t_{0.05,\nu}$可调用IDF.T(prob,df)函数求得,df是自由度,prob是t分布中累积概率(α)。

例5-2 1985年某省农村30例6~7岁正常男童胸围(cm)测量结果如下:

51.6　54.1　54.0　56.9　57.7　55.5　58.3　55.4　53.8　57.7
51.3　53.8　57.3　54.8　52.1　55.3　54.8　54.7　53.4　57.1
53.1　55.9　51.4　54.6　56.1　61.8　59.3　56.8　59.8　53.9

问他们平均胸围的95%可信区间是多少?

解 本例$n=30$,n较小,自由度(df,ν)$=30-1=29$,求95%可信区间。数据为连续型变量,适用SPSS的描述统计"探索"方法,其步骤如下。

● 数据录入

在"变量视图"中设置一个"名称"为"V1"、"标签"为"胸围"、"小数位数"为1的变量。在"数据视图"中输入例5-2所给出的原始记录数据,数据文件见"胸围.sav"。

● 统计分析

▲在菜单栏选择分析/描述统计/探索…,打开图5-2所示的"探索"对话框。

▲在对话框左侧框中,将需要进行区间估计的变量"胸围[V1]"拖曳到右侧的"因变量列表"框中。

▲在"探索"对话框中,点击 统计量… 按钮打开图5-3所示的"探索:统计量"对话框。

▲在"探索:统计量"对话框中,选中"描述性"选项后,可在"均值的置信区间"框中设定置信水平,本例为默认的95%。

第五章 总体均数的估计和假设检验

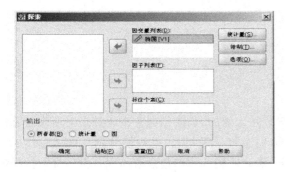

图 5-2 "探索"对话框

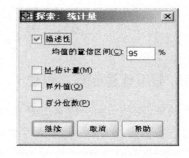

图 5-3 "探索:统计量"对话框

▲ 在"探索:统计量"对话框中,点击 继续 按钮返回到"探索"对话框。

▲ 在"探索"对话框中,点击 确定 按钮,计算结果输出到查看器中,如图 5-4 所示。

● 统计推断结论

95%置信区间及其他统计量见表 5-2。胸围的 95%可信区间是 54.464～56.356 cm。

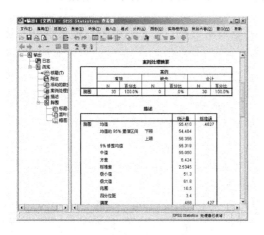

图 5-4 可信区间结果查看器

表 5-2 描述性统计量

胸围		统计量	标准误
	均值	55.410	0.4627
均值的 95% 置信区间	下限	54.464	
	上限	56.356	
	5%修整均值	55.319	
	中值	55.050	
	方差	6.424	
	标准差	2.5345	
	极小值	51.3	
	极大值	61.8	
	范围	10.5	
	四分位距	3.4	
	偏度	0.468	0.427
	峰度	0.125	0.833

三、可信区间应注意的问题

1. 可信区间的含义

可信区间是指从总体中做随机抽样,每个样本可以算得一个可信区间。例如,95%可信区间意味着做 100 次抽样,算得 100 个可信区间,平均有 95 个估计正确,估计错误的只有 5 次。5%是小概率事件,实际发生的可能性很小,当然这种估计方法会有 5%犯错误的风险。

2. 可信区间的要素

可信区间有两个要素:是准确度,反映其可信度的大小,即区间包含总体均数的概率大小,愈接近 1 愈好;二是精密度,反映其区间的长度,长度愈小愈好。在样本含量确定的情况下,二者是矛盾的,若只管提高准确度,会把区间变得很长,故不宜认为 99%可信区间比 95%可信区间好,需要兼顾准确度和精密度。一般来说,95%可信区间更为常用;在确定准确度的情况下,增加样本含量,可减少区间长度,提高精密度。

第四节 假设检验的基本步骤

一、假设检验的基本思想

在抽样研究中,由于样本所来自总体的参数是未知的,只能根据样本统计量对所来自总体的参数进行估计。如果要比较两个或几个总体的参数是否相同,也只能分别从这些总体中抽取样本,根据这些样本的统计量作出统计推断,借此比较总体参数是否相同。由于存在抽样误差,总体参数与样本统计量并不恰好相同,因此直接判断两个或多个总体参数是否相同是一件很困难的事情。

例 5-3 为研究某山区成年男子的脉搏均数是否高于一般成年男子的脉搏均数,某医生在该山区随机抽样,测量了 20 名健康成年男子的脉搏数(次/min),测量值为:75、74、72、74、79、78、76、69、77、76、70、73、76、71、78、77、76、74、79、77。求得其平均次数为 75.1 次/min,标准差为 2.9 次/min。但是根据大量调查得知,一般男子的平均脉搏次数为 72 次/min,问该山区男子脉搏数与一般男子是否不同?

解 可以先假定该山区所有男子脉搏数数值组成一个总体,其总体均数和标准差均为未知数,分别以 μ、σ 表示,用图 5-5 表示如下。

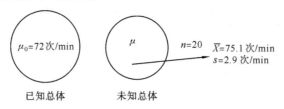

图 5-5 例题 5-3 示意图

显然本例是要判断未知总体是否大于已知总体,即是否 $\mu > \mu_0$;从所给条件看,样本均数 $\overline{X}$ 与已知总体均数 μ_0 不等,造成两者不等的原因有两个:一是非同一总体,即 $\mu \neq \mu_0$;二是同一总体,即 $\mu = \mu_0$,但有抽样误差。

要直接判断未知总体是否大于已知总体(即 $\mu > \mu_0$)很困难。但可利用反证法思想,从未知总体大于已知总体($\mu > \mu_0$)的对立面——未知总体等于已知总体($\mu = \mu_0$)出发,间接判断 μ 是否大于 μ_0,即假设该山区男子的脉搏数与一般地区男子的脉搏数相同($\mu = \mu_0$),属于同一总体,$\mu = 72$,所测量的 20 名男子的平均脉搏数($\overline{X}$)之所以不恰好等于 72 次/min,是由于抽样误差所致。再看看在 $\mu = \mu_0$ 的前提下,由于抽样误差所造成的可能性有多大?

如果 $\overline{X}$ 与 μ_0 接近,其差别可用抽样误差解释,可认为 $\overline{X}$ 来自 μ_0 总体;如果 $\overline{X}$ 与 μ_0 相差甚远,不能用抽样误差解释,则怀疑 $\overline{X}$ 不是来自 μ_0 总体。那么 $\overline{X}$ 与 μ_0 相差多大才算是由抽样误差造成的? 若 $\mu = \mu_0$ 的假设成立,则理论上讲,样本均数很可能在总体均数($\mu = 72$)的附近,样本均数远离总体均数的可能性很小。如果将样本均数变换为 t 值,可由 t 值求得 P 值来判断。如果 $\overline{X}$ 与 μ_0 相差越远,则 t 值就越大,P 值就越小;当 P 小于或等于预先规定的概率值 α(如 0.05),则为小概率事件,即在一次抽样中发生的可能性很小;如果发生了,则有理由怀疑原假设 $\mu = \mu_0$ 可能不成立,认为其对立面 $\mu > \mu_0$ 成立,该结论的正确性冒着犯 5% 错误的风险。

假设检验包括单侧检验和双侧检验两种情况,当根据专业知识已知两总体的参数中甲肯定不会小于乙,或甲肯定不会大于乙时,可考虑用单侧检验;否则,宜用双侧检验。

二、假设检验的一般步骤

假设检验一般分为以下三个步骤。

1. 建立假设,确定检验水准

1) $\mu = \mu_0$

建立检验假设,假设样本来自同一总体,即其总体参数相等,用 H_0 表示,或称为零假设、无效假设。

2) $\mu \neq \mu_0$

除建立检验假设外,还建立备择假设,当拒绝检验假设 H_0 时,该备选假设成立,用 H_1 表示。

3) 建立检验假设时的注意事项

(1) 检验假设是针对总体而言的,不是针对样本。

(2) H_0 和 H_1 是相互联系、对立的假设,其后的结论是根据 H_0 和 H_1 作出的,因此两者不是可有可无,而是缺一不可。

(3) H_0 为无效假设,通常假设是:某两个或多个总体参数相等,或某两个总体参数之差等于 0,或……无效,或某资料服从某一特定分布,如正态分布、Poisson 分布等。

(4) H_1 的内容反映出检验的单、双侧。若 H_1 假设为 $\mu > \mu_0$ 或 $\mu < \mu_0$,则此检验为单侧检验。它不仅考虑有无差异,而且还考虑差异的方向。如在例 5-3 中,研究者只关心山区成年男子的脉搏数是否高于一般地区男子的脉搏数。若 H_1 为 $\mu \neq \mu_0$,则此检验为双侧检验,表明研究者对山区成年男子的脉搏数高于和低于一般地区男子的脉搏数同样关心。单、双侧检验首先应根据专业知识来确定,同时也应考虑所要解决问题的目的。若从专业知识判断一种方法的结果不可能低于或高于另一种方法的结果,宜用单侧检验;否则,应用双侧检验。一般认为双侧检验较保守和稳妥。

4) 检验水准

检验水准用 α 表示,为犯第一类错误的概率大小。它是预先规定的概率值,用来确定小概率事件的标准。在实际工作中一般取 $\alpha = 0.05$,但 α 的取值不是一成不变的,可根据不同研究目的给予不同设置,如方差齐性检验、正态性检验等常取 α 为 0.10 或 0.20,甚至更高。

2. 选择检验方法,并计算统计量

测量值的测量精度不同、变量的分布类型不同、研究目的不同,都决定着选择何种检验方法。因此需选择合适的检验方法,并计算统计量。

3. 根据统计量,主要是 P 值,做出统计推断结论

从假设检验的整个逻辑推理过程可以看出,P 的含义是指从 H_0 规定的总体中随机抽得等于及大于(或等于及小于)现有样本获得的检验统计量值(如 t 值)的概率。将获得的事后概率 P,与事先规定的概率(检验水准 α)比较而得出结论。一般来说,推断结论应包含统计结论和专业结论两部分。统计结论只说明有统计学意义或无统计学意义,而不能说明专业上的差异大小。它必须与专业结论有机地结合,才能得出恰如其分、符合客观实际的最终结论。若 $P \leq \alpha$,则结论为按所取的检验水准 α,拒绝 H_0,接受 H_1,有统计学意义(统计结论),可认为……不同或不等(专业结论)。若 $P > \alpha$,则结论为按检验水准 α,不拒绝 H_0,无统计学意义(统计结论),还不能认为……不同或不等(专业结论)。$P > \alpha$ 过去称"无显著性",在文献中常用 NS 表示,也就是人们常说的"阴性结论"。

有两点值得注意:一是虽然否定之否定为肯定,但不拒绝 H_0 不等于接受 H_0,此时尚没有足够的证据认为 H_0 成立,从决策的观点讲可认为暂时"接受"它或"阴性待观察";二是下结论时,对 H_0 只能说"拒绝"或"不拒绝",而对 H_1 只能说"接受 H_1",除此之外的其他说法均不妥当。

第五节 单样本均数的假设检验

单样本均数的假设检验也称单样本 T 检验,是样本均数代表的未知总体均数 μ 与已知总体均数 μ_0 的比较。

在例 5-3 中,在某山区随机测量 20 名男子的脉搏数得一样本,而一般男子的脉搏数为 72 次/min,可视为一般地区男子脉搏的总体均数。假设检验的过程如下。

- 录入数据,或打开"pulse.sav"数据文件
- 建立假设,确定检验水准

H_0:该山区男子的脉搏数与一般地区男子的脉搏数相等,即 $\mu = \mu_0$。

H_1:该山区男子的脉搏数与一般地区男子的脉搏数不等,即 $\mu \neq \mu_0$;检验水准 $\alpha = 0.05$。

- 选择检验方法,计算统计量

将脉搏的测量值看做刻度测量的连续变量,因是单样本与总体均数的比较,适用于 SPSS 的"单样本 T 检验",其操作如下。

▲ 依次在菜单栏中选择分析/比较均值/单样本 T 检验…菜单,打开图 5-6 所示的"单样本 T 检验"对话框。

▲ 将"单样本 T 检验"对话框左侧框中的变量"脉搏[pulse]"拖曳到右侧的"检验变量"框中,在"检验值"框中输入已知的总体均数 72,点击 确定 按钮。

▲ 统计分析结果输出到查看器中,如图 5-7 所示。

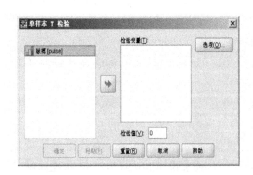

图 5-6 "单样本 T 检验"对话框

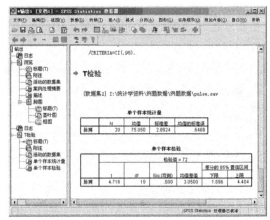

图 5-7 单样本 T 检验的输出结果

- 统计推断结论

由表 5-3 和表 5-4 可见,$t = 4.716$,$P = 0.000$,即 $P < 0.05$。因此拒绝 H_0,接受 H_1,差异在统计学上有极显著意义。山区健康男子的脉搏均数与该地区成年男子的脉搏均数有所不同,结合具体的均数值,可以认为山区男子的脉搏均数较高。

表 5-3 单个样本统计量

	N	均值	标准差	均值的标准误
脉搏	20	75.050	2.8924	0.6468

表 5-4 单个样本检验

检验值=72

	t	df	Sig.(双侧)	均值差值	95%置信区间 下限	上限
脉搏	4.716	19	0.000	3.0500	1.696	4.404

第六节 两样本均数的假设检验

两样本均数的假设检验也称为独立样本资料的假设检验,其 t 检验称为"独立样本 T 检验"、成组 T 检验。它适用于完全随机设计两样本均数的比较。完全随机设计是分别从两研究总体中随机抽取样本,然后比较两组的平均效应。假定两样本所代表的总体都服从正态分布 $N(\mu_1,\sigma_1)$ 和 $N(\mu_2,\sigma_2)$,由于正态分布是由位置参数 μ 和形状参数 σ 共同确定的,当关心两总体均数 μ_1 和 μ_2 是否相等时,理论上应考虑两总体方差是否相同($\sigma_1^2=\sigma_2^2$),即方差齐性。

两样本均数的比较,可以使用 SPSS 的"独立样本 T 检验"方法。此方法对数据资料的最基本要求是两样本的总体要服从正态分布。

例 5-4 某医生测得 18 例慢性支气管炎患者和 16 例健康人的尿 17 酮类固醇排出量(mg/dL)如下,分别列在"患者"和"健康人"后,试问两组的均数有无不同?

患者:3.14 5.83 7.35 4.62 4.05 5.08 4.98 4.22 4.35 2.35 2.89 2.16
      5.55 5.94 4.40 5.35 3.80 4.12

健康人:4.12 7.89 3.24 6.36 3.48 6.74 4.67 7.38 4.95 4.08 5.34
        4.27 6.54 4.62 5.92 5.18

解 此题数据为刻度测量的连续性资料,设计方法为成组设计,目的是两样本均数的比较,显然用"独立样本 T 检验"方法是非常合适的,正态性可以先作直方图看一下不分组时的分布情况(参见第三章第二节),可认为基本上呈正态分布,方差齐性检验则在 t 检验结果中同时给出。

● 检验假设

H_0:两样本来自同一总体,$\mu_1=\mu_2$,即正常人与慢性支气管炎患者尿 17 酮类固醇含量相同。

H_1:两样本不来自同一总体,$\mu_1\neq\mu_2$;检验水准 $\alpha=0.05$。

● 数据录入

▲ 设置变量及其属性。

★ 启动 SPSS 后,进入变量视图,如图 5-8 所示。如不在此界面,可点击窗口左下部标有"变量视图"的选项卡进行切换。

★ 在第一个变量的"名称"单元格中输入"guchun"作为记录尿 17 酮类固醇排出量(mg/dL)的变量名称,"标签"单元格中输入"尿 17 酮类固醇"作为变量的标签。

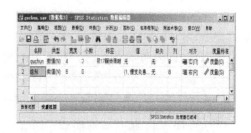

图 5-8 变量视图

★在第二个变量的"名称"单元格中输入"组别","小数"为0,表示无小数;"值"的设置方法如下:

* 在"组别"与"值"对应的单元格中单击鼠标,该单元格的右侧出现 ⋯ ,点击此图标即弹出图5-9所示的"值标签"对话框;

* 在"值标签"对话框左上部的"值"框中填入数字1,在"标签"框中填入"慢支炎患者",点击 添加 按钮,在中部的框中出现1="慢支炎患者";

* 再次在"值"框中填入2,在"标签"框中输入"健康人",点击 添加 按钮,在中部的框中出现 2="健康人",如图5-9所示;

* 点击 确定 按钮,返回到变量视图,结果如图5-8所示。

▲原始数据录入。

在变量视图中,点击窗口左下部标有"数据视图"的选项卡,切换到原始数据录入的"数据视图"。依次输入 3.14,1;5.83,1;…;4.12,2;7.89,2;…,如图5-10所示,数据文件见"guchun.sav"。

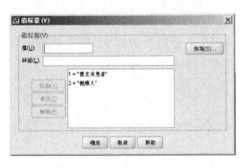

图5-9 "值标签"对话框

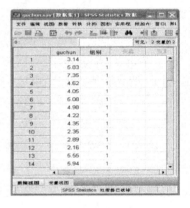

图5-10 数据视图

● 统计分析

▲完成数据录入后,在菜单栏依次选择分析/比较均值/独立样本T检验⋯,打开图5-11所示的"独立样本T检验"对话框。

▲将"独立样本T检验"对话框左侧框中的变量"尿17酮类固醇[guchun]"拖曳到右侧的"检验变量"框中,作为待分析的变量。

▲将"独立样本T检验"对话框左侧框中的变量"组别"拖曳到右侧下部的"分组变量"框中。

▲点击 定义组⋯ 按钮,打开图5-12所示的"定义组"对话框。

▲在图5-12中,选中"使用指定值"单选钮;在"组1"框中填入数字1,这里的1是"组别"变量的变量值1,即慢支炎患者组;在"组2"框中填入数字2,这里的2是"组别"变量的变量值2,即健康人组;即表明要对组别变量值为1和2的两个组做t检验。

注 如果选中"割点"单选钮,则可以在它后面的框中输入一个分组的断点数值。

▲在图5-12中,点击 继续 按钮,返回到图5-11所示的对话框。

如果在图5-11所示的对话框中点击 选项⋯ 按钮,则打开"选项"对话框,在其中可选择"置信区间"的数值和处理"缺失值"的方法。

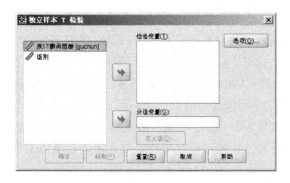

图 5-11 "独立样本 T 检验"对话框

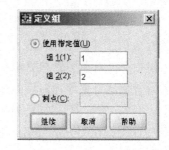

图 5-12 "定义组"对话框

▲ 在图 5-11 所示的对话框中,点击 确定 按钮,计算结果输出到查看器中。

● 统计推断结论

表 5-5 所示是分组统计描述,给出了两个组的样本数 N、均值、标准差、标准误。表 5-6 所示是独立样本 T 检验结果,分为以下两部分。

表 5-5 组统计量

	组别	N	均值	标准差	均值的标准误
尿 17 酮类固醇	慢支炎患者	18	4.4544	1.32446	0.31218
	健康人	16	5.2988	1.38201	0.34550

表 5-6 独立样本 T 检验结果表

		方差方程的 Levene 检验		均值方程的 t 检验		
		F	Sig.	t	df	Sig.(双侧)
尿 17 酮类固醇	假设方差相等	0.225	0.638	−1.818	32	0.078
	假设方差不相等			−1.813	31.163	0.079

(1) 方差齐性检验(Levene 检验)。$F=0.225$、"Sig"栏为 $P=0.638$,即 $P>0.05$,表明两组的方差齐。

(2) t 检验。因方差齐与方差不齐时的检验方法不同,统计结果分两行给出,由使用者根据方差齐性检验结果来选择。方差齐时,选用第一行的结果;方差不齐时,选用第二行的结果。本例因不能认为方差不齐,故取方差齐的结果 $t=-1.818$,自由度 df 为 32,双侧 t 检验概率 $P=0.078$,按 $\alpha=0.05$ 检验水准,不拒绝 H_0,尚不能认为慢性支气管炎患者的尿 17 酮类固醇排出量与健康人的不同。

第七节 配对 T 检验

配对设计的资料实质上是两样本资料的特例,配对设计是为了控制某些非处理因素对实验结果的影响。配对设计有以下三种情形。

(1) 将那些因素相同或相近(同质)的受试对象配成对子,使得受试对象除处理因素不同外,其他因素相同或相近,同一对子中的两受试对象,分别接受不同的处理,其实验结果的差异可以简单地认为是"纯"处理因素的作用,目的是推断两种"处理"的效果有无差别,如取同窝别、同性别、体重相近的2只动物配对。进行临床试验疗效比较时,常将病种、病型、病情,以及其他影响疗效的主要因素相同或相近的病人配成对子,以构成配对的研究样本。

（2）同一受试对象分别接受两种不同的处理,其前提是两种处理因素之间互不造成影响。

（3）同一受试对象处理前后的比较,目的是推断该处理有无作用。例如,观察某指标的变化,用同一组病人治疗前后,同一批动物处理前后,同一批受试对象的不同部位、不同器官,同一批检品施以不同检测方法或培养方法的比较等。这种情形在设计上存在时间混杂因素影响的缺陷,使用时应注意。

在配对设计得到的样本数据中,每对数据之间都有一定的相关性,统计学上的处理办法是求出每对数据的差值。如果两种处理实际上没有差异,则差值的总体均数应当为0,从该总体中抽出的样本均数也应当在0附近波动;反之,如果两种处理有差异,差值的总体均数就应当远离0,其样本均数也应当远离0。这样,通过检验该差值的总体均数是否为0,就可以得知两种处理有无差异。配对资料可使用SPSS的"配对样本 T 检验"方法。

例 5-5　为研究女性服用某避孕新药后是否影响血清胆固醇,将 20 名女性按年龄配成 10 对。每对中随机抽取一人服用新药,另一人服用安慰剂。经过一定时间后,测得血清胆固醇含量(mmol/L),结果见表 5-7。问该新药是否影响女性血清胆固醇?

表 5-7　服用与未服用某避孕新药的女性血清胆固醇浓度　　单位:mmol/L

名称	1	2	3	4	5	6	7	8	9	10
新药组	4.4	5.0	5.8	4.6	4.9	4.8	6.0	5.9	4.3	5.1
安慰剂组	6.2	5.2	5.5	5.0	4.4	5.4	5.0	6.4	5.8	6.2

解　这是一个典型的配对设计资料,显然应当使用配对样本 T 检验方法。

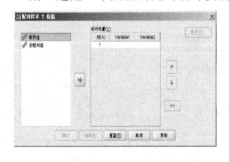

图 5-13　"配对样本 T 检验"对话框

● 数据格式设置及录入

在 SPSS 的变量视图中定义两个变量,"名称"分别为"新药组"和"安慰剂组";"小数"改为1。在数据视图中,将表 5-7 中的数据按每组各占一列的方式录入,注意各成对数据不可错位。数据文件见"pair.sav"。

● 统计分析

▲ 在菜单栏依次选择 分析/比较均值/配对样本 T 检验…,打开图 5-13 所示的"配对样本 T 检验"对话框。

▲ 将"配对样本 T 检验"对话框左侧框中的两个变量分别拖曳到中部"成对变量"框的 Variable1 和 Variable2 下面一行中;点击 确定 按钮,统计分析结果输出到查看器中。

● 统计推断结论

表 5-8 中列出的是新药组和安慰剂组各自的均值、例数、标准差和标准误;表5-9列出的是两组的相关性检验结果;表 5-10 列出的是 t 检验结果,由表中可见,$t=-1.542$,自由度 df$=9$,双侧 P 值(Sig.)等于 0.158,即 $P>0.05$,不拒绝 H_0,提示新药组和安慰剂组来自同一总体,结合专业知识,有理由认为该避孕新药不会导致血清胆固醇浓度升高或降低。

表 5-8 成对样本统计量				
对 1	均值	N	标准差	均值的标准误
新药组	5.080	10	0.6197	0.1960
安慰剂组	5.510	10	0.6402	0.2025

表 5-9 成对样本相关系数			
对 1	N	相关系数	Sig.
新药组 & 安慰剂组	10	0.020	0.956

表 5-10 成对样本检验			
对 1	t	df	Sig.(双侧)
新药组－安慰剂组	－1.542	9	0.158

第八节 第一类错误和第二类错误

假设检验是利用小概率反证法的思想,依据样本统计量作出的统计推断,其推断结论并非绝对正确,结论也可能出现判断性错误,一般可发生下列两类错误。

第一类错误:又称Ⅰ型错误,指拒绝了实际上成立的 H_0,为"弃真"的错误,其概率通常用 α 表示。α 可取单尾也可取双尾,假设检验时研究者可以根据需要确定 α 值大小,一般规定 $\alpha=0.05$ 或 $\alpha=0.01$,其意义为:假设检验中如果拒绝 H_0 时,发生Ⅰ型错误的概率为 5% 或 1%,即 100 次拒绝 H_0 的结论中,平均有 5 次或 1 次是错误的。

第二类错误:又称Ⅱ型错误,指不拒绝实际上不成立的 H_0,为"存伪"的错误,其概率通常用 β 表示。β 只取单尾,假设检验时 β 值一般不知道,在一定情况下可以测算出来,如已知两总体的差值 δ(如 $\mu_1-\mu_2$)、样本含量 n 和检验水准 α。在一定样本含量的情况下,β 的大小与 α 有关,α 较大时 β 就小,α 较小时 β 就大。$1-\beta$ 称为检验效能或把握度,即在两总体有差别的情况下,按照显著性水准 α 能判断有差别的能力。

图 5-14(a)中为均数 μ_0 已知的总体和均数 μ 未知的总体。从后者中随机抽样,其样本均数 $\overline{X}$ 服从正态分布。若 $\mu=\mu_0$,则正态曲线为图 5-14(b)中右侧曲线;若 $\mu\neq\mu_0$,则正态曲线为左侧曲线。将样本均数变换为 t 值曲线,如图 5-14(c)所示。若为单侧检验,从图 5-14(c)中可以清楚地看出两条曲线下 α 和 β 的意义,即 α 为 $\mu=\mu_0$ 成立,但由于抽样误差,$t\geq t_\alpha$,即被错误地拒绝的概率;而 β 为 $\mu=\mu_0$ 不成立,但由于抽样误差,$t<t_\alpha$,即不被拒绝的概率。

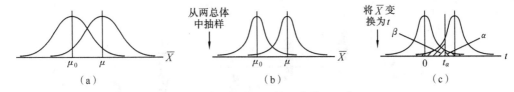

图 5-14 第一类错误和第二类错误示意图

第九节 假设检验应注意的问题

1. 严密的研究设计是假设检验的前提

组间应具有可比性,也就是除对比的主要因素(如用新药和安慰剂)外,其他可能影响结果的因素(如年龄、性别、病程、病情轻重等)在对比组间应尽可能相同或相近;应保证样本是从同质总体中随机抽取的。

2. 不同变量或资料应选用不同的检验方法

应根据分析目的、资料(变量)类型、分布类型、设计方案、样本含量大小等选用适当的检验方法。例如，单个样本的连续性资料应采用"单样本 T 检验"；配对设计的定量资料（刻度测量精度的数据），应采用"配对样本 T 检验"；当有多种研究因素共同影响某一研究结果时，应当使用多因素方差分析；多因素共同影响多个结果变量时，要使用多元统计分析方法。如果不注意这些问题，则会得出错误结论。

3. 要正确理解和运用统计推断的结论

统计推断结论是建立在反证法思想和小概率事件理论基础上进行的，因而得出的结论是对于零假设的概率推断，要正确理解经常使用的"差异显著"、"差异不显著"等易于引起歧义的词语，建议尽量以"拒绝……零假设、接受 H_1"，"不拒绝……零假设"作统计推断结论，以"认为……与……可能来自不同总体"、"认为……与……可能来自相同总体"等词语来表达专业性的推断结论。

4. 可信区间与假设检验的区别和联系

可信区间用于说明量的大小，即推断总体均数的范围，而假设检验用于推断质的不同，即判断两总体均数是否不同。两者既有联系，又有区别。

（1）可信区间亦可回答假设检验的问题。计算出的可信区间若包含了 H_0，则按 α 检验水准不拒绝 H_0；若不包含 H_0，则按 α 检验水准拒绝 H_0，接受 H_1。

（2）可信区间比假设检验提供更多的信息。可信区间不仅能回答零假设成立与否，而且还能提示有无实际专业意义。图 5-15 中黑柱表示可信区间，①～③的可信区间均拒绝 H_0，检验假设不成立，接受 H_1。但在①的状态下，因可信区间高于有实际专业意义的值，很有价值；在②的状态下，因可信区间与有实际专业意义的值相交，只能提示可能有实际专业意义；在③的状态下，因可信区间低于有实际专业意义的值，提示没有实际专业意义。④和⑤均不拒绝 H_0，但在④的状态下，样本含量过小，抽样误差太大，难于作出结论；在⑤的状态下，从决策的观点，亦可"接受" H_0，即使增加样本含量，缩小可信区间（即缩短⑤号柱的长度），得到了拒绝 H_0 的统计推断结论，仍然可能没有实际专业意义。

（3）可信区间不能完全代替假设检验。可信区间只能在预先规定的概率（检验水准 α）的前提下进行计算，而假设检验能够获得一个较为确切的概率 P 值。故将两者结合起来，才是完整的统计分析。

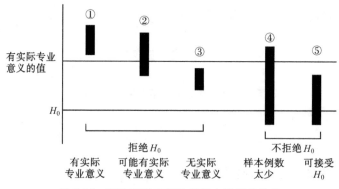

图 5-15 可信区间在统计推断中提供的信息

第六章 方差分析

第一节 方差分析的基本思想

方差分析(ANOVA)由英国统计学家 R. A. Fisher 首先提出,故以其首字母 F 命名其统计量,方差分析又称 F 检验。

一、方差分析的意义

前述的 t 检验适用于两个样本均数的比较,对于多个样本均数的比较来说,如果仍用 t 检验,需要比较多次,如四个样本均数需要比较 6 次。假设每次比较所确定的检验水准 $\alpha=0.05$,则每次检验拒绝 H_0 不犯第一类错误的概率为 $1-0.05=0.95$;那么 6 次检验都不犯第一类错误的概率为 $(1-0.05)^6=0.7351$,而犯第一类错误的概率为 0.2649,因而 t 检验不适用于多个样本均数的比较。用方差分析比较多个样本均数,可有效地控制犯第一类错误的概率。

二、方差分析的基本思想

方差分析是基于变异分解的原理进行的。在单因素方差分析中,整个样本的变异可以看成由如下两个部分构成,即

$$总变异 = 随机变异 + 处理因素导致的变异$$

其中随机变异是永远存在的,处理因素导致的变异是否存在就是我们希望研究的目标。即只要能证明它不等于 0,就等同于证明了处理因素影响的存在。那么,等式中的各项能否量化呢?下面通过例 6-1 中的资料作进一步分析。

例 6-1 某医院欲研究 A、B、C 三种降血脂药物对家兔血清肾素血管紧张素转化酶(ACE)的影响,将 26 只家兔随机分为四组,均喂以高脂饮食,其中对三个试验组分别给予不同的降血脂药物,对照组不给药。一段时间后测定家兔血清 ACE 浓度(μ/mL),结果见表 6-1,问四组家兔血清 ACE 浓度是否相同?

解 由表 6-1 可见,26 只家兔的血清 ACE 浓度各不相同,称为总变异;四组家兔的血清 ACE 浓度均数也各不相同,称为组间变异;即使同一组内部的家兔血清 ACE 浓度相互之间也不相同,称为组内变异(即随机变异)。总变异包括组间变异和组内变异两部分,即

表 6-1 对照组及实验组家兔血清 ACE 浓度

(U/mL)

对照组	实验组		
	A 降脂药	B 降脂药	C 降脂药
61.24	82.35	26.23	25.46
58.65	56.47	46.87	38.79
46.79	61.57	24.36	13.55
37.43	48.79	38.54	19.45
66.54	62.54	42.16	34.56
59.27	60.87	30.33	10.96
		20.68	48.23

$$总变异 = 组间变异 + 组内变异$$

组内变异是由于家兔间的个体差异所致。组间变异可能由两种原因所致:一是抽样误差

（随机变异）；二是由于各组家兔所接受的处理不同（处理因素所致的变异）。正如第五章所述，在抽样研究中抽样误差是不可避免的，故导致组间变异的第一种原因肯定存在；第二种原因是否存在，需通过假设检验作出推断。

据此，可以把结果变量（某一测定值）看成是由三部分组成的，即

$$测定值＝均数＋处理因素变异值＋随机变异值$$

方差分析的检验假设 H_0 为各样本来自均数相等的总体，H_1 为各总体均数不等或不全相等。若不拒绝 H_0，可认为各样本均数间的差异是由于抽样误差所致，而不是由于处理因素的作用所致。理论上讲，此时的组间变异与组内变异应相等，两者的比值即统计量 F 为 1；由于存在抽样误差，两者往往不相等，但相差不会太大，统计量 F 应接近于 1。若拒绝 H_0，接受 H_1，可认为各样本均数间的差异不仅是由抽样误差所致，还有处理因素的作用。此时的组间变异远大于组内变异，两者的比值即统计量 F 明显大于 1。在实际应用中，当统计量 F 远大于 1，且大于某界值时，拒绝 H_0，接受 H_1，即意味着各样本均数间的差异，不仅是由抽样误差所致，还有处理因素的作用。

简单地说，方差分析的计算方法是将总变异中的离均差平方和及其自由度（df 或 ν）分别分解成相应的若干部分，然后求各相应部分的变异；再用各部分的变异与组内变异（或误差）进行比较，得出统计量 F 和 P，然后根据 P 作出统计推断。

三、常用术语

1. 因子

因子也可以称为因素，是可能对因变量有影响的变量，应在研究中加以考虑（控制）的试验条件，也可以说成是自变量。一般来说，因子会有不止一个水平，而分析的目的就是考察或比较各个水平对因变量的影响是否相同。例如，影响身高的因子有遗传、营养、年龄等。在方差分析中，因子的取值范围不能无限，只能有若干个水平，即应当为分类变量。

2. 水平

因子的不同取值等级称为水平，例如，性别有男、女两个水平，疗效可以有痊愈、显效、无效三个水平。

3. 单元

单元是指各因素水平之间的组合，在方差分析中所说的方差齐就是指各单元间的方差齐。

4. 元素

在 SPSS 中，元素指用于测量因变量值的最小单位，譬如研究石棉矿矿工用力肺活量，则肺活量是从每一位矿工身上测得的，矿工就是试验的元素。在统计学中将其称为实验对象或观察单位。

5. 固定因素

固定因素是指该因素在样本中所有可能的水平都已经出现，即所有可能的水平仅此几种，针对该因素而言，从分析结果中就可以得知所有水平的状况，无需进行外推。例如，要研究糖尿病、IGT（糖耐量异常）和正常人的血糖有无差别，则可按照糖尿病有无，将所有人分为糖尿病人、IGT、正常人三种，此时该因素就被认为是固定因素。另外，有些人为设定的因素，如在研究工作环境对工人健康的影响时，可按工前、工中、工后三个时间测定某一因变量，如果所做的检验只想弄清楚这三个水平对因变量有无影响，不需要外推到其他水平，如工后半小时，则它也可被认为是固定因素。

6. 随机因素

随机因素是指该因素所有可能的取值在样本中没有都出现。例如，要研究某新药的疗效，试验剂量为 10 mg、20 mg、30 mg 三个水平，如果想外推 15 mg 和 25 mg 水平的疗效，则不可避免地存在误差，即随机效应，这时需要估计该误差的大小，因此称药物剂量为随机因素。

7. 交互作用

如果一个因素的效应大小在另一个因素不同水平下明显不同，则两因素之间存在交互作用。当存在交互作用时，单纯研究某个因素的作用是没有意义的，必须在另一个因素的不同水平下研究该因素的作用大小。

四、方差分析的应用条件与用途

1. 方差分析的应用条件

方差分析的应用条件为：① 各样本必须是相互独立的随机样本；② 各样本来自正态分布的总体；③ 各总体方差相等，即方差齐。

如果以上条件不满足，则应进行变量变换，或放弃使用该方法。

2. 方差分析的用途

方差分析的用途有：① 两个或多个样本均数间的比较；② 分析两个或多个因素间的交互作用；③ 回归方程的线性假设检验；④ 多元线性回归分析中偏回归系数的假设检验；⑤ 两样本的方差齐性检验等。

第二节 单因素方差分析

单因素方差分析(One-Way ANOVA)用于完全随机设计的多个样本均数间的比较，其统计推断是推断各样本所代表的总体均数是否相等。完全随机设计不考虑个体差异的影响，仅涉及一个处理因素，但可以有两个或多个水平，所以亦称单因素实验设计。在实验研究中按随机化原则将受试对象随机分配到一个处理因素的多个水平中去，然后观察各组的试验效应，在观察研究(调查)中按某个研究因素的不同水平分组，比较该因素的效应。

一、实例分析

以例 6-1 为例，介绍 SPSS 单因素方差分析方法。

● 数据录入

▲ 点击 SPSS 窗口左下角的"变量视图"选项卡。

▲ 在"变量视图"中，设置记录血清肾素血管紧张素转化酶测定值的变量：在第一行"名称"列中输入变量名称"ACE"。

▲ 在变量视图中，设置记录相应测定值所在组别的变量：在第二行"名称"列中输入变量名称"组别"，小数位数为 0；点击"组别"行与"值"列对应的单元格，点击该单元格右侧出现的 ⋯ 图标，打开图 6-1 所示的"值标签"对话框。

▲ 在图 6-1 的"值"框中输入数字 1 作为对照组的组别数值，在"标签"框中输入"对照组"作为数值 1 的标签，点击 添加 按钮，输入的字符进入到下部的框中，显示为 1="对照组"；依照此方法输入实验组另外三个组的值和标签，即以 2、3、4 分别代表"A 降脂药组"、"B 降脂药

组"和"C 降脂药组",最后点击 确定 按钮返回到"变量视图"。

▲ 在 SPSS 的"数据视图"录入表 6-1 中各组数据,数据文件见"ACE.sav"。

● 统计分析

▲ 在菜单栏依次点击分析/比较均值/单因素 ANOVA…,打开图 6-2 所示的"单因素方差分析"对话框。

▲ 在图 6-2 左侧的框中,将欲进行方差分析的变量"ACE"拖曳到右侧的"因变量列表"框中作为因变量。

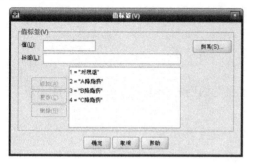 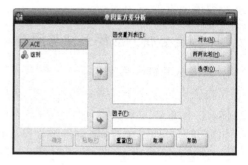

图 6-1 "值标签"对话框　　　　　　　　　图 6-2 "单因素方差分析"对话框

▲ 将变量"组别"拖曳到"因子"框中,作为需要比较的分组因素。

▲ 在图 6-2 所示的对话框中,点击 两两比较… 按钮,打开图 6-3 所示的"单因素 ANOVA:两两比较"对话框;点击选中"S-N-K"选项,并点击 继续 按钮。

▲ 在图 6-2 所示的对话框中,点击 选项… 按钮,打开图 6-4 所示的"单因素 ANOVA:选项"对话框;点击选中"方差同质性检验"选项,并点击 继续 按钮。

▲ 在图 6-2 所示的对话框中,点击 确定 按钮,方差分析结果输出到查看器中。

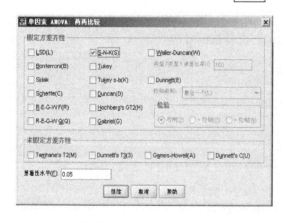 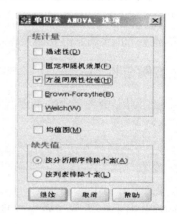

图 6-3 "单因素 ANOVA:两两比较"对话框　　　图 6-4 "单因素 ANOVA:选项"对话框

● 统计推断结论

表 6-2 所示为方差齐性检验统计量,可见 Levene 统计量为 0.621,在当前自由度对应下的 P 值为 0.609,$P>0.05$,因此可以认为样本所在各总体的方差齐,符合方差分析的条件。

表 6-3 所示是一个典型的方差分析表,表中给出了单因素方差分析的结果。由"组间"行

可见，$F=13.802$，P 值为 0.000，$P<0.01$。拒绝零假设，接受备择假设，因此，可以认为四个组之间的 ACE 浓度有统计学显著性差异，不是来自同一总体，但尚未说明哪些组间有差异。表中的"组内"、"总数"行分别是组内变异和总变异的统计量。

表 6-4 所示是用 S-N-K 法进行两两比较的统计分析结果，表中从上到下将各组均数从小到大排列，从左到右将各组组合分成两个亚组。由表头的"$\alpha=0.05$ 的子集"可知，不同亚组之间 P 值小于 $0.05(\alpha<0.05)$，即 C 降脂药与 B 降脂药两组之间、对照组与 A 降脂药组之间均拒绝零假设，接受备择假设，两者有统计学上的显著性差异。表中最后一行的"显著性"表明，两个亚组即 C 降脂药组与 B 降脂药组之间的 P 值为 0.405，$P>0.05$，该两组均数之间不拒绝零假设，它们之间没有统计学上的显著性差异；对照组与 A 降脂药组之间的 P 值为 0.28，同样 $P>0.05$，表明对照组与 A 降脂药组之间不拒绝零假设，它们之间没有统计学上的显著性差异。

表 6-2 方差齐性检验

Levene 统计量	df1	df2	显著性
0.621	3	22	0.609

表 6-3 ANOVA 单因素方差分析统计量

	平方和	df	均方	F	显著性
组间	5515.367	3	1838.456	13.802	0.000
组内	2930.422	22	133.201		
总数	8445.789	25			

表 6-4 S-N-K 两两比较检验统计量

组别	N	$\alpha=0.05$ 的子集	
		1	2
C 降脂药	7	27.2857	
B 降脂药	7	32.7386	
对照组	6		54.9867
A 降脂药	6		62.0983
显著性		0.405	0.280

二、对话框介绍

1. "单因素方差分析"对话框（见图 6-2）

（1）"因变量"框：用于放置方差分析的因变量（应变量），因变量应为定量变量（连续型）。如果选入多个因变量，SPSS 则会分别对其进行单因素方差分析。

（2）"因子"框：用于放置方差分析的因子变量（自变量），因子变量值应为整数，即为分类变量或名义变量。

2. "单因素方差分析：两两比较"对话框（见图 6-3）

（1）"假定方差齐性"组合框：此组合框中共列出方差齐时的 14 种方差分析类型，当选中某一选项时，则选中了该方差分析类型，此处介绍 7 种常用的类型。

LSD：称为 LSD-t 检验，即最小有意义差异 t 检验，它是检验多组中某一对或某几对在专业上有特殊意义均数的总体水平是否为 0。其实质是 t 检验的变形，在计算上利用了整个样本的变异和自由度的信息，在诸类型中敏感度最高，犯第二类错误的概率非常小。缺点是在比较中存在放大 α 检验水准，增大第一类错误概率的问题。

S-N-K：Student-Newman-Keuls 方差分析法，又称 SNK-q 检验、q 检验，是使用最广泛的一种两两比较方法。它采用 Student Range 分布对所有各组均数间的配对比较。该方法保证在 H_0 真正成立时，总的 α 检验水准等于实际设定值，控制了第一类错误的扩大。

Bonferroni：是 LSD 的修正方法，它通过设置每个 α 检验水准来控制总的 α 检验水准，该方法的敏感度介于 LSD 和 Scheffe 之间。

Sidak：也是 t 检验的修正方法，与 Bonferroni 法非常相似，但较为保守。

Tukey：Tukey's honestly significant difference 方差分析法（Tukey's HSD），同样采用 Student-Range 统计量进行所有组间均数的两两比较。与 S-N-K 法不同的是控制了所有比较中最大的第一类错误概率不超过 α 检验水准。

Scheffe：当各组观察单位不等，或者想进行复杂的比较时，用此法较为稳妥。它检验的是各个均数的线性组合，而不是只检验某一对均数间的差异，并控制整体 α 检验水准等于 0.05。因此，它是一种相对保守的方差分析方法。

Dunnett：将所有的处理组均数分别与指定的对照组均数进行比较，并控制所有比较中最大的第一类错误概率值不超过 α 检验水准。该方法不适用于完全两两比较的情况，选定此法时会激活其下方的"控制类别"下拉列表框和"检验"组合框，两者用于设定对照组和双侧检验。

（2）"未假定方差齐性"组合框：方差不齐时的方差分析类型有 Tamhane's T2、Dunnett's T3、Games-Howell、Dunnett's C 等四种，一般认为 Games-Howell 法稍好一些，但是当方差不齐时应当使用非参数检验方法。

（3）"显著性水平"框：定义方差分析的检验水准 α，默认为 0.05。

3. "单因素 ANOVA：选项"对话框（见图 6-4）

点击 选项… 按钮，则打开图 6-4 所示的"单因素 ANOVA：选项"对话框。

1）"统计量"组合框

"描述性"选项：请求输出各组的均数、标准差等描述性统计量。

"固定和随机效应"选项：按固定效应模型输出标准差、标准误、95％可信区间和成分间方差。

"方差同质性检验"选项：请求输出方差齐性检验统计量。

"Brown-Forsythe"选项：采用 Brown-Forsythe 统计量检验各组均数是否相等，当方差不齐时，该方法要比方差分析更为稳妥。

"Welch"选项：采用 Welch 统计量检验各组均数是否相等，当方差不齐时较为可靠。

2）"均值图"选项

用各组均数作图，可帮助对均数间趋势的判断。

3）"缺失值"组合框

用于定义资料中缺失值的处理方法。

4. "单因素 ANOVA：对比"对话框

在图 6-2 所示的"单因素方差分析"对话框中，点击 对比… 按钮，打开图 6-5 所示的"单因素 ANOVA：对比"对话框。

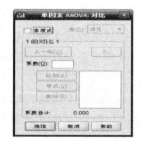

图 6-5　"单因素 ANOVA：对比"对话框

该对话框有两个用途：一是对均数的变动趋势进行趋势检验；二是定义特定组（群）与特定组（群）之间的互相比较。

1）"多项式"选项

选定此项则在方差分析中进行趋势检验，即随着组别的变化，各组均数是否呈现某种趋势变化。

2）"度"下拉列表

"度"下拉列表与"多项式"选项配合使用，用于定义需检验的趋势曲线的最高次方，可选择从线性趋势至五次方曲线。如果选择了高次方曲线，SPSS 会给出所有相应各低次方曲线的拟合优度检验结果,以供备用选择。

3)"1 的对比 1"组合框

"系数"框:精确指定某特定组间均数比较的复合效应系数。在 添加 按钮的配合下,按照分组变量升序的原则给每组输入一个系数值(注意:最终所有系数值相加应为 0)。譬如说,在例 6-1 中要对第一、三组进行单独比较,则在这里给三个组分配系数为 1、0、-1,就会在结果中给出相应的内容,如果不这样做结果就会不同。

"系数总计":是复合效应系数信息栏,动态提供已键入系数的总和,以免因疏忽而导致系数总和不为 0。

第三节 两因素方差分析

所谓"两因素"是指资料中有两个自变量对一个因变量影响的方差分析。具有两因素的资料主要是配伍设计实验方案所取得的数据。配伍设计也称随机区组设计、两因素无重复试验设计。配伍设计考虑了个体差异的影响,可分析"处理因素"和"个体差异"对实验效应的影响,所以又称两因素实验设计,它比完全随机设计的检验效率高。

配伍设计分为两种情况:一是同一受试对象在同一处理因素不同水平之间比较;二是将几个受试对象按一定条件划分成配伍组。该设计是将受试对象先按配比条件配成配伍组(如动物实验时,可按同窝别、同性别、体重相近进行配伍;人群试验时,常将性别相同、年龄相近进行配伍),每个配伍组的例数等于处理组个数。再按随机化原则分别将各配伍组中的受试对象分配到各个处理组。用于配伍的因素应当是影响实验的、主要的非处理因素。在统计分析中,不考察配伍因素的交互作用的大小和方差齐性,如果要研究这些因素或者它们的交互作用的确存在,则不应当采用配伍设计方法。

配伍设计方差分析使用 SPSS 统计分析软件的"单变量"方差分析,之所以称为单变量,是指只有一种结果变量(因变量),如例 6-2 中的 GPT。"单变量"是相对于多元统计分析而言的,故 SPSS 将其列为一般线性回归模型,该方法应用较广,完全随机设计的资料也可以用它做方差分析。

一、实例分析

例 6-2 某医师研究 A、B、C 三种药物治疗肝炎的效果,将 32 只大白鼠感染肝炎后,按性别相同、体重接近的条件配成 8 个配伍组,然后将各配伍组中 4 只大白鼠随机分配到各组:对照组不给药物,其余三组分别给予 A、B、C 药物治疗。一定时间后,测定大白鼠血清谷丙转氨酶(GPT)浓度,结果见表 6-5。问四组大白鼠的血清谷丙转氨酶浓度是否相同?

解 本例为典型的随机区组设计资料,研究的主要目的在于比较不同治疗方法的效果,同时还可以比较不同区组间大白鼠血清谷丙转氨酶浓度是否

表 6-5 四组大白鼠血清谷丙转氨酶浓度(U/L)

区组	对照组	试验组		
		A 药组	B 药组	C 药组
1	845.1	652.4	624.3	445.1
2	834.7	741.3	772.3	432.5
3	826.5	675.6	632.5	362.7
4	812.8	582.8	473.6	348.7
5	782.8	491.8	462.8	345.9
6	745.6	412.2	431.8	312.8
7	730.4	494.6	484.9	296.3
8	684.3	379.5	380.7	228.4

相同。适用 SPSS 统计分析软件的"单变量"方差分析。

● 数据录入

▲ 变量设置。

本例设置三个变量,分组变量名称为"组别",小数位数为 0,"值"设为:1＝对照组,2＝A 药组,3＝B 药组,4＝C 药组。实验鼠个体变量名称为"大白鼠",小数位数为 0。血清谷丙转氨酶浓度名称为"GPT",小数位数为 1。

▲ 数据录入。

第一个数据为:组别,1;大白鼠,1;GPT,845.1。其含义为对照组的第一个大白鼠的血清谷丙转氨酶 845.1U/L,数据录入后如图 6-6 所示。数据文件见"GPT.sav"。

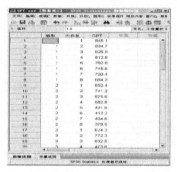

图 6-6　数据录入格式

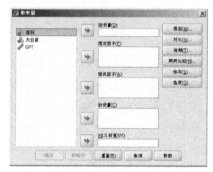

图 6-7　"单变量"对话框

● 统计分析

▲ 在数据编辑器的菜单栏,依次选取分析/一般线性模型/单变量…,打开图 6-7 所示的"单变量"对话框。

▲ 在"单变量"对话框中,将左侧框中的变量"GPT"拖曳到"因变量"框中;将"组别"、"大白鼠"两个变量分别拖曳到"固定因子"框中。

▲ 在图 6-7 所示的对话框中,单击 模型… 按钮,打开图 6-8 所示的"单变量:模型"对话框。

在图 6-8 所示的对话框的最上方"指定模型"组合框中,有两个定义模型的选项:"全因子"、"设定"。

点击选取"设定"选项,在选取后被激活的"构建项"组合框内有一"类型"下拉列表框,单击其下拉箭头,选择展开的"主效应"选项(本例不考虑交互作用)。

再将左侧"因子与协变量"框中的变量"组别"、"大白鼠"拖曳到右侧的"模型"框中;点击 继续 按钮,返回到图 6-7 所示的对话框中。

▲ 在图 6-7 所示的对话框中,点击 两两比较… 按钮,打开图 6-9 所示的"单因素:观测均值的两两比较"对话框。将"因子"框中的变量"组别"选入到"两两比较检验"框中,作为要做两两比较的因子。选中"S-N-K"选项作 q 检验。点击 继续 按钮,返回主对话框。

▲ 在图 6-7 所示的对话框中,单击 确定 按钮,执行统计分析。

● 统计推断结论

表 6-6 是一个典型的方差分析表(两因素)。第一行列出的是方差分析模型的检验统计量,$F=40.658$,$P=0.000$,$P<0.05$,因此方差分析模型有统计学意义,可以用它来继续判断模型中系数有无统计学意义。第二行截距没有实际意义。第三行列出变量"组别"的统计量,

即"组间"的方差检验,其 F 值为 102.798,$P=0.000$。第四行是配伍因素"大白鼠"个体间差异的方差检验,F 值为 14.026,$P=0.000$,也具有统计学意义。

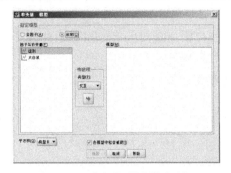

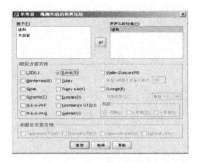

图 6-8 "单变量:模型"对话框　　　　图 6-9 "单因素:观测均值的两两比较"对话框

表 6-6　主体间效应的检验(因变量:GPT)

源	Ⅲ型平方和	df	均方	F	Sig.
校正模型	1.011E6	10	101061.054	40.658	0.000
截距	9820979.603	1	9820979.603	3951.063	0.000
组别	766562.778	3	255520.926	102.798	0.000
大白鼠	244047.760	7	34863.966	14.026	0.000
误差	52198.749	21	2485.655		
总计	1.088E7	32			
校正的总计	1062809.287	31			

因此,统计推断结论是拒绝零假设 H_0,接受备择假设 H_1,实验组之间的谷丙转氨酶浓度有差别,它们不是来自同一总体,但究竟是哪些组之间有差别尚不能确定。

表 6-7 列出的是 S-N-K 两两比较方差分析的统计量。从表中可见四个实验组被分成三个亚组,即 C 药组为第一亚组,它与 A 药组、B 药组、对照组之间的检验假设均为拒绝 H_0,接受备择假设 H_1,表明组间均数不是来自同一总体;B 药组和 A 药组为第二个亚组,该两组与 C 药组、对照组两个组间的均数检验假设也拒绝 H_0,接受备择假设 H_1,表明组间均数不是来自同一总体;对照组为第三个亚组。表的最后一行为亚组内的 P 值,第一、三亚组因只有一个实验组,故其 P 值为 1。第二亚组的 P 值为 0.411,表明 A 药组与 B 药组之间不拒绝 H_0,两均数来自同一总体。

表 6-7　两两比较检验结果

(GPT Student-Newman-Keuls)

组别	N	子集		
		1	2	3
C 药组	8	346.550		
B 药组	8		532.863	
A 药组	8		553.775	
对照组	8			782.775
Sig.		1.000	0.411	1.000

二、对话框介绍

1. "单变量"对话框(见图 6-7)

(1)"因变量"框:用于放置分析的因变量(该变量也称为结果变量、应变量),只能选入一个;因变量是定量变量(连续型变量)。

(2)"固定因子"框:用于放置自变量中的固定因子变量,固定因子是研究中的处理因素;固定因子是分类变量,它们可以具有数字值或最多 8 个字符的字符串值。

(3)"随机因子"框:用于放置自变量(影响变量)中的随机因子变量,随机因子是研究中为保证结果的稳定性和可靠性而需要进行控制的主要影响因素;随机因子亦为分类变量,可为数字或字符。

(4)"协变量"框:用于放置协变量(协变量是指一些与因变量可能有一定联系的连续型变量),它们的存在可能会影响分析结果的正确性,从而不得不在分析中加以控制。

(5)"WLS 权重"框:用于选入加权最小二乘法的权重系数。

2. "单变量:模型"对话框(见图 6-8)

1)"指定模型"组合框

(1)"全因子"选项:全因子模型包含所有因子主效应、所有协变量主效应及所有因子间交互,但不包含协变量交互。

(2)"设定"选项:可以仅指定全因子中的一部分交互或指定因子协变量交互。

(3)"构建项"组合框 在选取"设定"后,"构建项"组合框被激活,内有一"类型"下拉列表框,单击其下拉箭头,有如下选项。

"交互":创建所有选定变量(因子)的最高级交互项,这是缺省值。

"主效应":为每个选定的变量创建主效应项。

"所有二阶":创建选定变量的所有可能的二阶交互。

"所有三阶":创建选定变量的所有可能的三阶交互。

"所有四阶":创建选定变量的所有可能的四阶交互。

"所有五阶":创建选定变量的所有可能的五阶交互。

(4)"模型"框:用于放置建立模型所需要的变量(因子)。

2)"平方和"下拉列表框

用于选择方差分析模型进行变异分解的方法。

(1)"类型Ⅰ":为分层处理平方和的方法,研究者已对因子的影响大小有了主次之分,该方法按因子引入模型的顺序依次对每项进行调整,因此,它的计算结果与因子的前后顺序密切相关。应当将最重要的因子放在最前面,然后按二阶交互、三阶交互的顺序依次指定。它适用于平衡的模型和嵌套模型。

(2)"类型Ⅱ":该类型对其他所有效应均进行调整。它的计算会抑制其他参数的估计,所以不适用于有交互作用的方差分析和嵌套模型。该方法的适用范围较小,为完全平衡的设计,只牵涉主效应的设计和纯粹的回归分析。

(3)"类型Ⅲ":是系统默认的处理方法,它对其他所有效应进行调整,其计算方法也适用于不平衡的设计。该类型适用于类型Ⅰ、类型Ⅱ所列范围,以及无缺失单元格的不平衡模型。

(4)"类型Ⅳ":是专门针对含有缺失单元格的数据而设计的,它对任何效应计算平方和,如果效应存在嵌套,则只对效应的较高水平效应作对比。该类型虽可用于类型Ⅰ、类型Ⅱ所列模型,但更主要的是用于含缺失单元格的不平衡设计。

3)"在模型中包含截距"选项

用于选择模型中是否包括截距,为默认选项。

3. "单变量:观测均值的两两比较"对话框(见图 6-9)

1)"两两比较检验"框

用于放置两两比较检验的因子。一旦确定均值间存在差值,通过两两范围检验和成对多重比较就可以确定哪些均值存在差值了。对未调整的值进行比较时,两两比较检验只用于固定的主体间因子。在"一般线性模型"的"重复度量"方差分析中,如果没有主体间因子,则这些检验不可用,但可为跨主体内因子各水平的均值执行两两比较检验。在"一般线性模型"的"多变量"方差分析时,则两因素方差分析方法分别为每个因变量执行两两比较检验。

2)"假定方差齐性"组合框

"Bonferroni"选项:真实显著性差异检验是常用的多重比较检验。Bonferroni 检验是基于 Student 的 t 统计量,它针对已进行的多重比较而调整显著性水平。

"Sidak"选项:为 Sidak 的 t 检验,也调整显著性水平,并提供比 Bonferroni 检验更严密的界限。

"Tukey"选项:Tukey 真实显著性差异检验使用 Student 化的范围统计量,在组之间进行所有成对比较,并将试验误差率设置为所有成对比较的集合的误差率。当检验大量均值对时,Tukey 真实显著性差异检验比 Bonferroni 检验更有效。对于少量的均值对比较,Bonferroni 检验更有效。

"Hochberg's GT2"选项:类似于 Tukey 真实显著性差异检验,但使用了 Student 化的最大值模数,通常 Tukey 检验比 Hochberg's 更有效。

"Gabriel"选项:Gabriel 的成对比较检验也使用 Student 化的最大值模数,在单元尺寸不等的情况下通常比 Hochberg's GT2 更有效。当单元大小变化过大时,Gabriel 检验可能会变得随意。

"Dunnett"选项:为 Dunnett 的成对多重比较 t 检验,它将一组"处理"(指实验设计中的处理组)与单个控制均值进行比较。"最后一个"类别是缺省的控制类别,也可以选择"第一个"类别作控制类别。另外,还可以选择双侧或单侧检验。要检验因子的任何水平(控制类别除外)的均值是否不等于控制类别的均值,使用"双侧"选项。要检验因子的任何水平的均值是否小于控制类别的均值,选择"< 控制"选项。类似地,要检验因子的任何水平的均值是否大于控制类别的均值,选择"> 控制"选项。

"R-E-G-W-F"和"R-E-G-W-Q"选项:Ryan、Einot、Gabriel 和 Welsch(R-E-G-W)等人开发了两个多重逐步降低范围检验,多重逐步降低过程首先检验所有均值是否相等。如果不是所有的均值均相等,则检验一部分均值的相等性。R-E-G-W-F 是基于 F 检验,而 R-E-G-W-Q 是基于 Student 化的范围。这些检验要比 Duncan 和 S-N-K 有效,但对于不相等的单元大小则不推荐使用它们。

"Duncan"、"S-N-K"、"Tukey s-b"三个选项:Duncan 的多范围检验、Student-Newman-Keuls(多重逐步下降过程)和 Tukey s-b 是排列组均值等级的范围检验,并计算范围值。这些检验的使用频率不如先前讨论的检验。

"Waller-Duncan"选项:Waller-Duncan t 检验使用 Bayesian 方法。当样本大小不相等时,此范围检验使用样本大小的调和均值。

"Scheffé"选项:Scheffé 检验的显著性水平可允许要检验的组均值的所有可能的线性组合,而不仅仅是此功能中可用的成对比较。其结果是,Scheffé 检验常常比其他检验更保守,这意味着需要均值之间有更大的差别才能有显著性差别。

"LSD"选项:最小显著性差异(LSD)成对多重比较检验等同于所有组对之间的多重个别 t 检验。此检验的缺点是,不调整多重比较中观察到的显著性水平。

3)"未假定方差齐性"组合框

当方差不等时,使用 Tamhane's T2(基于 t 检验的保守成对比较检验)、Dunnett's T3(基于学生化的最大模数的成对比较检验)、Games-Howell 成对比较检验(有时是随意的),或者 Dunnett's C(基于学生化的范围的成对比较检验)。注意,如果模型中有多个因子,则这些检验无效且不会被生成。

4. "单变量:轮廓图"对话框(见图 6-10)

在图 6-7 所示的对话框中,点击 绘制… 按钮,打开"单变量:轮廓图"对话框。该对话框用于选择模型中的某些参数作图。

"因子"框:列出可用于作图的变量。

"水平轴"框:选入一个因子,以其不同水平作水平轴,作出均数的线图。

"单图"框:选入某因子,以不同水平在同一张图中分层作出均数的线图。

"多图"框:选入某因子,以不同水平分别作出均数的线图。

"图"按钮组: 添加 、 更改 、 删除 三个按钮分别用于将上面的选择加入、更改、移出下方的绘图定义框。

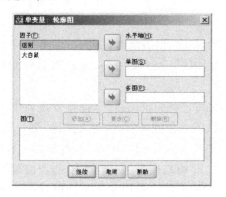

图 6-10 "单变量:轮廓图"对话框

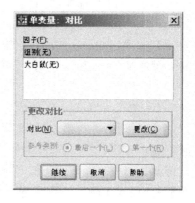

图 6-11 "单变量:对比"对话框

5. "单变量:对比"对话框(见图 6-11)

在图 6-7 所示的对话框中,点击 对比… 按钮,打开图 6-11 所示的"单变量:对比"对话框。此框用于对精细趋势检验和精确两两比较的选项进行定义,其实质是进行哑变量的精细设置。哑变量又称为虚拟变量、虚设变量,是量化了的质变量,通常取值为 0 或 1。引入哑变量可使线性回归模型变得更复杂,而对问题描述更简明,一个方程能起到两个方程的作用,而且接近现实。

(1)"因子"框:用于选择需要定义比较方法的因子。

(2)"更改对比"组合框:用于指定比较方法。所用方法在"对比"下拉列表中选择,然后单击 更改 按钮,其方法有如下几种。

"无":不进行均数比较。

"偏差":偏对照,将每个因子水平的均值与全部因子水平的均值作比较,选中该项后需要在下方的"参考类别"中,选择"最后一个"单选钮或"第一个"单选钮,以确定第一个或最后一个水平作为参照。

"简单":简单对照,对因子每个水平的均值都与参考水平的均值进行比较,需要选择一个参考水平。

"差值":也称为反 Helmert 对照,除第一水平外,因子的每个水平的均数都与该水平前各水平的总均数进行比较。

"Helmert":与"差值"刚好相反,除最后一个水平外,因子的每个水平的均数都与该水平的总均数进行比较。

"重复":是对邻近水平的连续比较,除第一水平外,因子各水平的均数都与该水平前一个水平的均数作比较。

"多项式":进行多项式比较,如果该因子有 n 个水平,则比较时会输出从线性到 $n-1$ 次方曲线的比较结果。在该种比较中因子各水平被假设为等间距。

6. "单变量:保存"对话框(见图 6-12)

在图 6-8 所示的对话框中,点击 保存… 按钮,打开"单变量:保存"对话框。它的作用是将模型拟合时产生的中间结果或参数保存为新变量,供继续分析时使用。

(1)"预测值"组合框　其中有"非标准化"预测值、"加权"预测值和"标准误"预测值等三个选项。

(2)"诊断"组合框　有"Cook 距离"诊断值和"杠杆值"两个选项。

"Cook 距离":在特定个案从回归系数的计算中排除的情况下,对所有个案的残差变化幅度的测量。较大的 Cook 距离表明从回归统计量的计算中排除个案之后,系数会发生根本变化。

"杠杆值":未居中的杠杆值,是每个观察值对模型拟合的相对影响。

(3)"残差"组合框　有"未标准化"残差、"加权"残差、"标准化"残差、"学生化"残差(t 变换残差)和"删除"残差等五个选项。未标准化残差是因变量的实际值减去由模型预测的值,如果选择了 WLS 变量,则提供加权的未标准化残差。

(4)"系数统计"组合框　用于指定一个新的数据文件,以保存参数拟合的协方差矩阵。

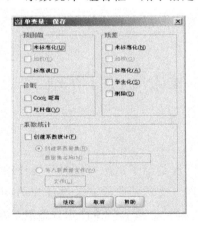

图 6-12　"单变量:保存"对话框

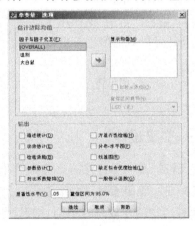

图 6-13　"单变量:选项"对话框

7. "单变量:选项"对话框(见图 6-13)

在图 6-7 所示的对话框中,点击 选项… 按钮,打开"单变量:选项"对话框。

(1)"因子与因子交互"框　列出可用于估计边际均值的因子及交互作用。

(2)"显示均值"框　将需要估计均数和交互作用的因子选入此框中。

(3)"比较主效应"选项　此选项在选中其上方的"显示均值"框内的因子或交互作用名称时被激活,是均数间主效应的多重比较选项。

(4)"置信区间调节"下拉列表　用于定义具体的比较方法,这些方法与"单变量:观测均值的两两比较"对话框(见图6-9)中的同名方法作用相同。

(5)"输出"组合框　"描述性统计"、"方差齐性"两选项与前述意义相同。

"功效估计"选项:对模型和各因子计算偏eta平方,它用于表示由该因子所导致的变异占因变量总变异的比例。

"检验效能"选项:为模型和所有因子或交互项的检验计算检验效能,通过该数值可以得知试验设计的样本量是否充足,以及接近检验水准的因子有无必要继续研究。这是一个非常重要的功能选项。

"参数估计"选项:为所有各水平估计参数,等价于直接对各因子转换为哑变量后,再使用多元线性回归拟合计算出的系数值。

"对比系数矩阵"选项:列出计算系数所采用的变换矩阵。

"分布-水平图"选项:绘出所有单元的分布-水平散点图。

"残差图"选项:绘制预测值、实测值、残差三者间两两组合的散点图,可用于检查模型拟合效果。

"缺乏拟合优度检验"选项:检查模型是否充分描述了因变量与自变量之间的关系。如果无效假设被拒绝,则说明现有模型尚不能充分刻画因变量与自变量之间的关系,可能还有交互作用未被发现,或尚有其他因子需要被引入模型。它的计算需要有一个或多个自变量的重复观测值。

"一般估计函数"选项:列出模型的设计矩阵。若自变量为随机因子变量,在重复测量时该变量会有所改变,如果变动太大,则会拒绝无效假设,说明当前的样本数据还不稳定,需要增大样本量以补充信息。

(6)"显著性水平"框　用于定义多重比较时采用的显著水平,默认值为0.05,置信区间则为95.0%,可以对该值进行更改。

第四节　多因素方差分析及其实验设计介绍

一、交叉设计

交叉设计是一种特殊的自身对照设计。这种设计方法是为了消除自身对照设计中,实验前后各种非实验因素对试验结果影响所造成的偏移。以平衡的两阶段交叉设计为例,若研究A、B两种药物的疗效是否不同,则设两种顺序,即AB和BA。首先将条件相近的观察对象配对,再将$2n$名实验对象随机分配到这两种顺序组中,AB组先接受A药,而BA组先接受B药,经过一段"效应去除时间"后,AB组实验对象改为B药,BA组实验对象改为A药。这样每个实验对象都均匀地接受了两个阶段、两种药物的处理,在最大限度上平衡了各种非实验因素对结果的影响。显然,这些实验对象之间唯一不同的因素是处理顺序,其中一半实验对象为AB顺序,而另一半为BA顺序,但在整个样本中这一因素是平衡的。

交叉设计的优点是:① 节约样本量,使用的实验对象最少;② 能够控制时间因素及个体差异对处理方式的影响;③ 每一个实验对象同时接受实验因素和对照(如安慰剂),如果实验对象是病人,则从医德的观点出发,均等地考虑每一位病人的权益。

交叉设计的缺点也非常明显：① 它不允许有失访的实验对象，有失访时该个体已有数据完全浪费；② 不适用于病程较短的急性病治疗效果的研究，如大叶性肺炎、急性扁桃体炎等，因为第一阶段给予实验措施该病便已治愈，第二阶段的实验措施则不可能延续下去。因此，它只适用于某些病程相对较长，且不大可能完全治愈的疾病。

交叉设计的数据可以采用单变量方差分析，所观察到的数据的变异来源有：处理（药物）效应、阶段效应、顺序效应和个体差异。其中处理效应是希望研究的因素，而顺序效应则在其他统计分析中被忽略，要保证顺序效应能够被忽略的办法是给予足够长的效应去除时间，以使前一种处理因素（药物）的效果完全消失，不至于影响后面处理因素的效果观察。

例 6-3 某医师研究 12 名高血压病人用 A、B 两种方案疗效的差别，随机地让其中 6 名病人先以 A 法治疗，后以 B 法治疗；另外 6 名病人先以 B 法治疗，后以 A 法治疗。记录治疗后血压的下降值（kPa）见表 6-8，请分析 A、B 两方案疗效有无差别。

表 6-8 12 名高血压病人两种治疗方法的血压下降值（kPa）

阶段	1#	2#	3#	4#	5#	6#	7#	8#	9#	10#	11#	12#
Ⅰ	B	B	A	B	A	A	A	B	B	B	B	A
	3.07	1.33	4.40	1.87	3.20	3.73	4.13	1.07	1.07	2.27	3.47	2.40
Ⅱ	A	A	B	A	B	B	B	A	A	A	A	B
	2.80	1.47	3.73	3.60	2.67	1.60	2.67	1.73	1.47	1.87	3.47	1.73

解 数据为交叉设计的连续型（刻度测量）资料，用 SPSS 的单因素方差分析。

● 数据录入

血压差值的变量名称为"血压"，治疗方案的变量名称为"疗法"，治疗阶段的变量名称为"阶段"，病人编号变量名称为"病例"。数据文件见"crossover.sav"。

● 统计分析

▲ 在数据编辑器的菜单栏，依次选取分析/一般线性模型/单变量…，打开图 6-7 所示的"单变量"对话框。

▲ 将"单变量"对话框左侧框中的变量"血压"拖曳到"因变量"框中，将"疗法"、"阶段"拖曳到"固定因子"框中，将"病例"拖曳到"随机因子"框中。

▲ 在图 6-7 所示的对话框中，单击 模型… 按钮，打开图 6-8 所示的"单变量：模型"对话框。选中"选定"选项；在"类型"下拉列表框中选择"主效应"；在左侧的"因子与协变量"框中，依次将变量"疗法"、"阶段"、"病例"拖曳到"模型"框中，点击 继续 按钮。

▲ 在图 6-7 所示的对话框中，点击 确定 按钮。

● 统计推断结论

表 6-9 列出的是 SPSS 的方差分析结果。由表中可见，处理因素变量"疗法"的 $F=4.599$，$P=0.58$，$P>0.05$，因此尚不能认为两种治疗方案的疗效有差别。

治疗阶段的 $F=1.150$，$P=0.309$，$P>0.05$，不拒绝零假设，表明不同治疗阶段之间的差异没有统计学意义。实验对象"病例"的 $F=4.387$，$P=0.014$，$P<0.05$，拒绝无效假设，表明不同的病人个体之间有明显的差别。作为分析中的随机因素具有显著性意义，表明如不剔除其影响，则有可能得出错误结论。

表 6-9　主体间效应的检验（因变量：血压下降值）

源		Ⅲ型平方和	df	均方	F	Sig.
截距	假设	154.128	1	154.128	94.673	0.000
	误差	17.908	11	1.628[a]		
阶段	假设	0.427	1	0.427	1.150	0.309
	误差	3.711	10	0.371[b]		
疗法	假设	1.707	1	1.707	4.599	0.058
	误差	3.711	10	0.371[b]		
病例	假设	17.908	11	1.628	4.387	0.014
	误差	3.711	10	0.371[b]		

二、析因设计

在临床研究中，许多实验因素之间往往是相互联系、相互制约的。若一种因素各水平的单独效应随着另一因素水平的变化而变化，则这两种因素间存在交互作用。如果把另一因素的水平固定为某一值，此时该因素的效应称为单独效应。该因素各单独效应的平均效应称为主效应。如果要探索几个因素间存在的交互作用，析因设计是一种非常理想的设计。以 2×2 析因设计为例，它不仅可以检验两因素各水平之间的差异有无统计学意义，而且可以同时检验两因素间的交互作用。例如，在评价药物疗效时，除需知道 A 药和 B 药各剂量的疗效（主效应）外，还需知道两种药同时使用的协同疗效。

在析因设计资料的分析中，重点考察的是各因素间是否存在交互作用，如果存在交互作用，此时各因子的主效应检验结果已无实际意义，应当按各因素水平的组合来研究。

析因设计除可以分析交互作用外，还可以节约样本含量。与将两种药物分别进行随机对照实验相比，析因设计将节约样本含量一半；若采用两种药物相互对比的设计，可节约三分之一的样本含量。

析因设计对数据的要求是处理因素为分类变量，结果变量为连续型刻度测量数据。

表 6-10　两种药物的治疗结果

		甲药	
		用	不用
乙药	用	2.1	0.9
		2.2	1.1
		2.0	1.0
	不用	1.3	0.8
		1.2	0.9
		1.1	0.7

例 6-4　某医师用甲、乙两药治疗缺铁性贫血病人 12 例，分为 4 组，给予"甲药＋乙药"、"甲药"、"乙药"和"对照"等不同治疗，一个月后观察红细胞增加数（百万/mm³），结果见表 6-10。问甲、乙药单独使用的疗效如何？两药同时使用的疗效又如何？

解　本例结果变量是 12 名病人的红细胞增加数，为连续型（刻度测量精度）资料，处理因素均为分类变量"甲药"、"乙药"和"对照"，设计方法是典型的析因设计类型，适用于 SPSS 的单变量方差分析。

● 数据录入

设置服用 A 药的变量名称为"A 药"，服用 B 药的变量名称为"B 药"，服用者以 1 表示，未服用者以 0 表示；红细胞增加数的变量名称为"红细胞"，如图 6-14 所示。数据文件见"xiyin.sav"。

● 统计分析

▲ 在数据编辑器的菜单栏，依次选取 分析/一般线性模型/单变量…，打开图 6-7 所示的

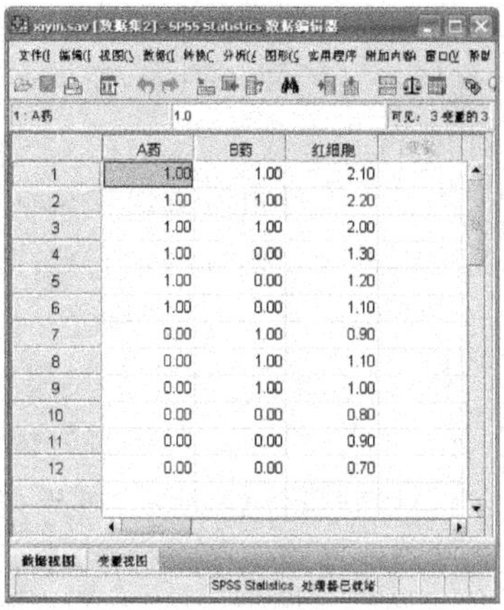

"单变量"对话框。

▲ 将"单变量"对话框左侧框中的变量"红细胞"拖曳到"因变量"框中,将"A 药"、"B 药"拖曳到"固定因子"框中。

▲ 点击 绘制… 按钮,打开图 6-10 所示的"单变量:轮廓图"对话框。

▲ 将变量"A 药"拖曳到"水平轴"框中,将"B 药"拖曳到"单图"框中,点击 添加 按钮;点击 继续 按钮。

▲ 在图 6-7 所示的对话框中,点击 确定 按钮,统计分析结果输出到查看器中。

- 统计推断结论

图 6-14 析因设计数据录入

从表 6-11 所示的方差分析结果可见,"A 药 * B 药"是交互作用的统计量,$F=36.75$,$P=0.000$,$P<0.05$,表明两种药物的交互作用有统计学意义,因此它们各自的主效应有无统计学意义已经没有实用价值。

表 6-11 主体间效应的检验(因变量:红细胞增加数)

源	Ⅲ型平方和	df	均方	F	Sig.
校正模型	2.962[a]	3	0.987	98.75	0.000
截距	19.508	1	19.508	1950.75	0.000
A 药	1.688	1	1.688	168.75	0.000
B 药	0.907	1	0.907	90.75	0.000
A 药 * B 药	0.367	1	0.367	36.75	0.000
误差	0.080	8	0.010		
总计	22.550	12			
校正的总计	3.042	11			

注:a 表示 R 方=0.974(调整 R 方=0.964)

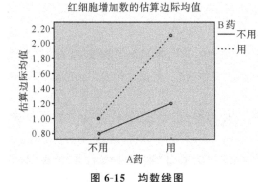

图 6-15 均数线图

图 6-15 是交互作用图,它是将各因素不同水平组合的平均值绘制的图形。均数交互作用图中两条直线的方向一致,表示有协同作用;如果两条直线的方向相反,则表示有拮抗作用。本例两条直线的方向一致显示两药物之间有协同作用,表明无论是甲药还是乙药均有效果,且当与另一种药物一起使用时,其效果都明显优于单独使用。

由于两种药物之间具有交互作用,应当继续按各种不同的组合来进一步研究。

三、拉丁方设计

如果在临床实验过程中涉及三个因素,例如,一个试验因素,两个区组因素,此时按照普通的多因素设计方法就需要较多的样本例数,所需的研究费用就高,对试验质量的控制也比较麻烦。如果各个因素间无交互作用且水平数相同,则可采用拉丁方设计。

拉丁方设计是将多因素按水平数 r 排列成一个 $r \times r$ 随机方阵，如 3×3 拉丁方，4×4 拉丁方，在同一行或同一列中，任何一个因素的水平均无重复。由于这些方阵最早是用拉丁字母来排列的，故得名拉丁方设计。

拉丁方设计可看成纵横两向皆为配伍组，且可以用较少的重复次数获得较多的信息，因而比配伍组设计更优越。但它要求各因素的水平数相等且无交互作用，并要尽量避免数据缺失，在实际应用中有一定局限性。

例 6-5 为研究不同剂量甲状腺素注射液对甲状腺体的影响，以豚鼠 5 个种系，每个种系各 5 只，分养于 5 个笼子，每笼内放置各种系豚鼠 1 只，并以甲状腺素的 5 个不同剂量分别注射，测得甲状腺体的重量见表 6-12。试分析不同剂量甲状腺素组均数间的差别。

表 6-12 25 只豚鼠甲状腺素试验的结果

笼号	种系	剂量	腺体重	笼号	种系	剂量	腺体重
1	1	3	65	3	4	2	63
1	2	5	82	3	5	5	99
1	3	1	73	4	1	2	49
1	4	4	92	4	2	3	70
1	5	2	81	4	3	5	76
2	1	5	85	4	4	1	41
2	2	2	63	4	5	4	75
2	3	4	68	5	1	4	79
2	4	3	67	5	2	1	46
2	5	1	56	5	3	2	52
3	1	1	57	5	4	5	68
3	2	4	77	5	5	3	66
3	3	3	51				

解 本例数据为笼号、种系、实验剂量的三因素拉丁方设计，甲状腺体的重量是结果变量，属刻度测量精度的数据，适用于 SPSS 的单变量统计分析方法。

● 数据录入

按照一个实验对象一条记录的方式，笼号的变量名称为"笼号"，种系的变量名称为"种系"，剂量组的变量名称为"剂量"，甲状腺体重量的变量名称为"腺体重"。数据文件见"latin.sav"。

● 统计分析

▲ 在数据编辑器的菜单栏，依次选取分析/一般线性模型/单变量…，打开图 6-7 所示的"单变量"对话框。

▲ 将"单变量"对话框左侧框中的变量"腺体重"拖曳到"因变量"框中，将"剂量"、"笼号"、"种系"拖曳到"固定因子"框中。

▲ 在图 6-7 所示的对话框中，单击 模型… 按钮，打开图 6-8 所示的"单变量：模型"对话框。选中"设定"选项；在"类型"下拉列表框中选择"主效应"；在左侧的"因子与协变量"框中，依次将变量"剂量"、"种系"、"笼号"拖曳到"模型"框中；点击 继续 按钮。

▲ 在图 6-7 所示的对话框中，点击 确定 按钮，结果输出到查看器中。

● 统计推断结论

由方差分析结果表 6-13 可见,种系的 $F=1.118$,$P=0.393$,$P>0.05$;笼号的 $F=2.703$,$P=0.081$,$P>0.05$,两者均不拒绝检验假设 H_0,差异没有统计学意义。甲状腺素剂量的 $F=8.008$,$P=0.002$,$P<0.05$,拒绝检验假设 H_0,接受 H_1,差异有统计学意义,表明注射甲状腺素对甲状腺体的重量有影响。

继续用 S-N-K 法对"剂量"作两两比较,结果如表 6-14 所示。由表 6-14 可见,D、E 两个剂量组的腺体重量明显高于 A、B、C 三组。

表 6-13 主体间效应的检验(因变量:甲状腺体重量)

源	Ⅲ型平方和	df	均方	F	Sig.
校正模型	3974.880ª	12	331.240	3.943	0.012
截距	115736.040	1	115736.040	1377.701	0.000
剂量	2690.960	4	672.740	8.008	0.002
笼号	908.160	4	227.040	2.703	0.081
种系	375.760	4	93.940	1.118	0.393
误差	1008.080	12	84.007		
总计	120719.000	25			
校正的总计	4982.960	24			

表 6-14 甲状腺体重量

甲状腺素剂量	N	子集	
		1	2
A	5	54.6000	
B	5	61.6000	
C	5	63.8000	
D	5		78.2000
E	5		82.0000
Sig.		0.288	0.524

四、正交设计

当实验因素在三个或三个以上,且因素间可能存在交互作用时,适合使用正交设计。正交设计是利用一套专门设计的规格化的正交表,将各实验因素、各水平之间的组合进行混合搭配,以用较少的、有代表性的处理组合数,提供充分有用的信息。它与普通的多因素实验设计相比,在可以分析主效应与交互作用的同时大大减少了样本含量,因而是一种高效、快速的多因素实验设计方法。

正交设计首先是根据实验目的,确定实验因素及其水平数,重要因素的水平数可多些,次要因素的水平数可少些。然后确定因素间是否存在交互作用及观察的交互作用项,再根据实际需要确定实验次数。利用 SPSS 的"正交设计"方法生成正交实验表,按正交实验表各实验因素的组合进行实验。

例 6-6 某医师研究消毒剂过氧乙酸的稳定性,设计影响稳定性的因素为 4 个,每个因素有 2 个水平,见表 6-15。现通过实验找出对其稳定性有影响的因素,选出各因素的一个最佳组合,组成保持稳定性的最优条件。

解 根据专业经验已知:稳定剂与水浴温度、稳定剂与加盖之间可能存在交互作用,故应采用正交设计试验。

表 6-15 过氧乙酸实验因素及水平

	水平	
	1	2
A:稳定剂	加 0.3% 磷酸	不加磷酸
B:水浴温度	25~30 ℃	35~40 ℃
C:浸泡口表	浸泡 10 支	否
D:加盖	是	否

● 生成正交设计数据文件

▲ 启动 SPSS 17.0 统计软件,在菜单栏点击数据/正交设计/生成…,打开图 6-16 所示的"生成正交设计"对话框。

▲ 在"生成正交设计"对话框上部的"因子名称"框中输入"A",在"因子标签"框中输入"稳

定剂",点击 添加 按钮;据此方法,依次输入"B","水浴温度";"C","浸泡口表";"D","加盖"。

▲ 在图 6-16 中部的框中,点击变量"A",点击 定义值… 按钮,打开图 6-17 所示的对话框。在图 6-17 的第一行"值"列的框中,输入数字"1","标签"列的框中输入"加磷酸";在第二行中输入数字"2","不加磷酸",点击 继续 按钮。

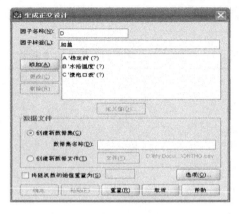 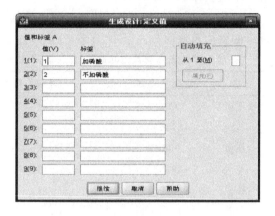

图 6-16 "生成正交设计"对话框 　　　　图 6-17 "生成设计:定义值"对话框

▲ 重复上一步的操作,依次设置变量 B 为:1,25~30;2,35~40。变量 C 为:1,是;2,否。变量 D 为:1,是;2,否。

▲ 在图 6-16 所示的对话框中,选取"创建新数据集"选项,在"数据集名称"中输入"正交设计"作为文件名;点击 确定 按钮,生成图 6-18 所示的正交设计实验方案。

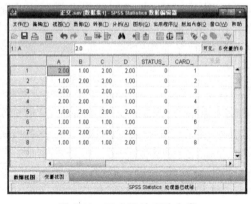

图 6-18 正交设计实验方案

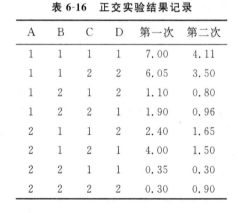

表 6-16 正交实验结果记录

A	B	C	D	第一次	第二次
1	1	1	1	7.00	4.11
1	1	2	2	6.05	3.50
1	2	1	2	1.10	0.80
1	2	2	1	1.90	0.96
2	1	1	2	2.40	1.65
2	1	2	1	4.00	1.50
2	2	1	1	0.35	0.30
2	2	2	2	0.30	0.90

● 实验及数据录入

对每一组合重复一次实验,结果记录如表 6-16 所示。在图 6-18 中,将显示的 8 条记录全部选中,复制(注意 SPSS 中文版编辑菜单中误为"粘贴(C)")、粘贴成为 16 条记录;添加一个变量,变量名称为"过氧乙酸",将表 6-16 中的 16 条实验记录按照各因素与水平的组合依次录入到数据文件中。

SPSS 17.0 与以前版本生成的正交设计有所不同,为利用过去的例题数据,请直接打开以前版本生成的数据文件"orthol.sav"。

● 统计分析

▲ 在数据编辑器的菜单栏,依次选取分析/一般线性模型/单变量…,打开图 6-7 所示的对

话框。

▲ 将图 6-7 所示的对话框左侧框中的"过氧乙酸"变量拖曳到"因变量"框中,将变量 A、B、C、D 拖曳到"固定因子"框中。

▲ 在图 6-7 所示的对话框中,单击 模型… 按钮,打开图 6-8 所示的"单变量:模型"对话框,点击选中"设定"选项。

▲ 在图 6-8 所示的"构建项"组合框内的"类型"下拉列表中,选中"主效应"选项;在左侧的"因子与协变量"框中,依次将变量 A、B、C、D 拖曳到"模型"框中,作为主效应分析的因素。

▲ 在图 6-8 所示的"构建项"组合框中,在"类型"下拉列表中,选中"交互"选项;在左侧的"因子与协变量"框中,鼠标点击左侧框中的"A",按住键盘上的 Ctrl 键,鼠标点击左侧框中的"B",以同时选中两变量,并将其拖曳到右侧的"模型"框中,作为交互作用分析的因素;以同样的方法选取 A、D 两变量,将其拖曳到右侧的"模型"框中。

▲ 在图 6-8 所示的对话框中,点击 继续 按钮。

▲ 在图 6-7 所示的对话框中,点击 确定 按钮,结果输出到查看器中。

● 统计推断结论

由表 6-17 中统计分析结果可见:A 因素(即加 0.3%磷酸)的 $F=9.272$,$P=0.014$,$P<0.05$,拒绝检验假设 H_0,接受备择假设 H_1,差异有统计学意义;B 因素(即水浴温度)的 $F=26.274$,$P=0.001$,$P<0.05$,也拒绝检验假设 H_0,接受备择假设 H_1,差异也有统计学意义;C、D、A*B、A*D 之间均不拒绝检验假设 H_0,差异没有统计学意义。结果表明:稳定剂和温度是影响过氧乙酸稳定性的主要因素,另两个因素对稳定性影响不大,稳定剂与其他因素的交互作用也不明显。因此,保持过氧乙酸稳定性的最佳条件为 0.3%磷酸、水浴温度为25~30 ℃。

表 6-17 主体间效应的检验(因变量:过氧乙酸)

源	Ⅲ型平方和	df	均方	F	Sig.
校正模型	52.315ª	6	8.719	6.581	0.007
截距	84.732	1	84.732	63.954	0.000
A	12.285	1	12.285	9.272	0.014
B	34.810	1	34.810	26.274	0.001
C	0.122	1	0.122	0.092	0.768
D	0.731	1	0.731	0.552	0.477
A*B	4.202	1	04.202	3.172	0.109
A*D	0.164	1	0.164	0.124	0.733
误差	11.924	9	1.325		
总计	148.971	16			
校正的总计	64.239	15			

五、星点设计

正交设计和析因设计都是同时考察多个因素,从中筛选最佳条件的优秀设计方案,其应用较为普遍,但也存在以下缺陷。

(1) 两者均是基于线性模型的设计,实际上有的时候实验因素和结果变量间可能是曲线关系,所以这两种设计方案的分析结果可能会给出错误的信息。例如,一般效应值在最佳实验条件区域附近变化会比较灵敏,其效应面多为曲面,如果用线性模型分析,结果很可能是该因素对结果变量无影响。事实上是因为实验中取的数值刚好在交互曲面的外部,从而未能发现。

(2) 一般来说,实验中不可能将效应变量的取值范围全部取完,只可能取其中的一部分,如温度取 20 ℃、30 ℃等,也许这些选择的取值仅仅是接近最佳取值,例如,催化效果在 23 ℃ 时最佳,用传统的设计和分析方法就无法精确找到最佳点。

针对以上问题,近年来开始采用星点设计。星点设计是近年来国外药学研究人员常用的实验设计方法,该方法是在正交或析因设计的基础上,将自变量与因变量的关系扩展到曲面,其操作步骤如下。

(1) 确立考察因素的水平范围 用预实验的办法大致划定该因素的最佳取值范围。

(2) 效应面设计 可以采用析因设计或正交设计,但最常用的为星点设计,它是在二水平析因设计的基础上加极值点和中心点构成的,由于加入了这些成分,使自变量与因变量的关系可以扩展到曲面。根据不同的目的,星点设计可提供一系列的设计表格供设计时使用。

(3) 结果分析 结果分析可以用"一般线性模型"来进行,但一般推荐采用二次以上的多元非线性拟合,在 SPSS 中可以使用线性回归或非线性回归等方法。通过不断地剔除无意义的交互项和高次项,最终得到一个最佳的简化方程。如果结果为线性模型,则与普通的设计无太大差别,分析到此结束。

(4) 模型优化与预测 根据所建立的数学模型描绘出三维效应面,从效应面的较优区域直接读取较佳因素水平。通过对每一个因素划定较佳水平,最后将所有因素结合起来,选择出最佳工艺条件,并将该条件回代入模型,考察预测效果。如效果好,则分析完成。

以上只是对星点设计方法的简单介绍,如要详细了解,可参阅相关文献。

六、嵌套设计与裂区设计

嵌套设计与裂区设计是两种完全不同的设计类型,因为二者在分析方法上相似,所以一并讲述。

在嵌套设计中,各个实验因素的影响有主次之分,这种主次是在设计时根据专业知识确定的。次要因素的各个水平是嵌套在主要因素的水平之下的,因而在统计分析时不能分析它们之间的交互作用。具体来说有以下两种情况。

(1) 最终的实验条件是各因素、各水平的全面组合,只是专业上有主次之分。这种情况与其他实验设计区分时,主要是看各因素有无主次差别。

(2) 最终的实验条件并非各因素、各水平的全面组合,而是在主因素不同水平下次要因素有不同的水平。例如,要比较几种抗生素的抑菌作用,抗生素的用药浓度则应当是一个考虑的因素,浓度的作用显然比抗生素种类要次要一些,而且不同药物所用的浓度也完全不同,如 A 药物的浓度是 50IU、100IU、200IU,B 药物的浓度是 100IU、200IU、300IU。这样,浓度的作用就嵌套在药物中。

裂区设计的特点是,实验因素并非一次安排完毕,而是分为两次甚至多次。首先安排的是影响最为重要的,或者必须最先安排的,或者材料消耗较大的、工序较难改变的因素,经过一段时间后,影响较小的或者精确度要求较高的次要因素才加入主要因素的不同水平中。

无论是嵌套设计或裂区设计,它们的特点都是在设计时就充分利用了已知的信息,将主要影响因素优先安排,从而提高了分析效率,避免造成不必要的样本量浪费。这样在分析时也应当考虑影响因素的主次之分,按照嵌套的方差分析模型来进行分析。如果按照普通的方差分析模型来分析,则在变异的计算上与其他设计没有任何区别,不能利用设计中提供的影响因素的主次信息,完全不能体现出这两种设计的优越性。

例 6-7 某单位研究三种饲料的营养价值,先将 12 只大白鼠随机分为三组,每组喂养一种饲料。于第 10 周、11 周、12 周和 13 周分别测量体重增加量,数据见表 6-18,数据文件见"nested.sav",请作统计分析。

表 6-18 三种饲料饲养大白鼠后的增重记录

饲料号	鼠号	周次	增重	饲料号	鼠号	周次	增重
1	1	0	39.2	2	8	0	31.6
1	1	1	41.1	2	8	1	33.6
1	1	2	41.3	2	8	2	40.2
1	1	3	49.4	2	8	3	59.8
1	4	0	37.6	2	11	0	38.4
1	4	1	45.0	2	11	1	43.4
1	4	2	49.8	2	11	2	54.5
1	4	3	55.3	2	11	3	52.0
1	7	0	37.2	3	3	0	36.4
1	7	1	45.5	3	3	1	35.0
1	7	2	47.8	3	3	2	33.0
1	7	3	48.8	3	3	3	35.8
1	10	0	37.2	3	6	0	35.6
1	10	1	38.5	3	6	1	34.8
1	10	2	48.5	3	6	2	38.2
1	10	3	50.6	3	6	3	36.3
2	2	0	32.4	3	9	0	34.0
2	2	1	34.1	3	9	1	35.6
2	2	2	39.8	3	9	2	35.6
2	2	3	58.0	3	9	3	35.6
2	5	0	39.0	3	12	0	34.4
2	5	1	39.0	3	12	1	37.6
2	5	2	41.2	3	12	2	36.2
2	5	3	49.4	3	12	3	37.2

解 显然,饲料是主要的研究因素,它对体重增加的影响最大,大白鼠的个体因素嵌套在各个饲料组中,对结果的影响较为次要。观察时间(周次)也属于次要影响因素,分析时应根据以上原则来处理,采用嵌套的方差分析模型。但是,该模型在"单变量"对话框中无法直接实现,需要在编程窗口中对生成的程序作进一步修改。

● 数据录入

设置四个变量,变量名称"饲料号"中以 1、2、3 分别记录三种饲料;变量名称"鼠号"中记录

12只大白鼠的编号;变量名称"周次"中以数字 0、1、2、3 分别代表第 10、11、12、13 周;变量名称"增重"中记录大白鼠体重增加量,单位为 g。数据文件见"nested.sav"。

● 统计分析

▲ 在数据编辑器的菜单栏,依次选取菜单分析/一般线性模型/单变量…,打开图 6-7 所示的"单变量"对话框。

▲ 将"单变量"对话框的左侧框中的"增重"变量拖曳到"因变量"框中,将"饲料号"、"周次"拖曳到"固定因子"框中,将"鼠号"拖曳到"随机因子"框中。

▲ 在图 6-7 所示的对话框中,单击 模型… 按钮,打开图 6-8 所示的"单变量:模型"对话框。点击选中"设定"选项;在图 6-8 所示的"构建项"组合框内的"类型"下拉列表中,选中"主效应"选项;在左侧的"因子与协变量"框中,依次将变量"饲料号"、"周次"、"鼠号"拖曳到"模型"框中,作为分析的主效应;点击 继续 按钮。

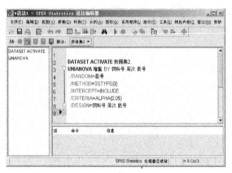

图 6-19 语法编辑器

▲ 在图 6-7 所示的对话框中,点击 粘贴 按钮。

以上操作生成的程序,输出到图 6-19 所示的语法编辑器。

▲ 设置嵌套模型。将图 6-19 所示的语法编辑器中最后一行 DESIGN 子句改为:

"/DESIGN=饲料号 周次 鼠号(饲料号)."

▲ 在图 6-19 所示的窗口中,点击菜单栏中的运行/全部菜单,运行窗口中的程序语句,结果输出到查看器中。

● 统计推断结论

由表 6-19 可见,变量"饲料号"的 $F=22.814$,$P=0.000$;"周次"的 $F=12.277$,$P=0.000$,拒绝检验假设 H_0,接受备择假设 H_1,差异有统计学意义,因此饲料种类和测量时间有统计学意义。饲料种类在检验时采用的是二级单位误差(鼠号),即注释 a;测量时间则采用的是随机误差,即注释 b。

表 6-19 主体间效应的检验(因变量:增重)

源		Ⅲ型平方和	df	均方	F	Sig.
截距	假设	80876.710	1	80876.710	5199.147	0.000
	误差	140.002	9	15.556[a]		
饲料号	假设	709.790	2	354.895	22.814	0.000
	误差	140.002	9	15.556[a]		
周次	假设	856.994	3	285.665	12.277	0.000
	误差	767.874	33	23.269[b]		
鼠号(饲料号)	假设	140.002	9	15.556	0.669	0.731
	误差	767.874	33	23.269[b]		

注:a. MS[鼠号(饲料号)];b. MS(错误)

饲料种类之间存在差异,究竟饲料之间存在多大差异还没有给出答案,这要用到两两比较的程序语句,因超出本书深度故不作讲述。

第五节 协方差分析

实验设计的重要任务之一就是尽力排除非处理因素的干扰和影响,以准确地获取处理因素的实验效应。许多需要控制的因素并不能简单地按分类变量来对待。例如,要比较两种药物治疗高血压的疗效,如果两组患者的年龄分布不同,则必须考虑年龄对舒张压的影响,此时年龄是需要控制、排除的影响因素,年龄是一个连续型变量,它在方差分析中称为协变量。若忽视协变量的影响而直接对这些资料进行分析,就可能得出错误结论。

协方差分析是将直线回归和方差分析结合应用的一种统计方法,用来消除混杂因素对分析指标的影响。它的基本思想是在作两组或多组均数比较前,用直线回归方法找出各组均数与协变量之间的关系,求得在假定协变量相等时的修正均数,然后用方差分析比较修正均数间的差别,这种方法是定量变量分析中控制混杂因素的重要手段。

协方差分析对数据要求的条件是:协变量与各组均数的线性关系均成立,不同组间的总体回归系数相等。各比较组间协变量的取值范围不宜相差太大,否则修正均数的差值在回归直线的延长线上,此时不知道回归线外推后是否仍然满足平行性和线性关系的条件,协方差分析的结论可能不正确。

例 6-8 某医师以正常体重者为对照,研究超体重者的血清胆固醇含量,两组各 13 名受试者的年龄和胆固醇含量见表 6-20。

表 6-20 正常体重与超体重者的血清胆固醇

组别	年龄	胆固醇	组别	年龄	胆固醇
1	48	3.5	2	58	7.3
1	33	4.6	2	41	4.7
1	51	5.8	2	71	8.4
1	43	5.8	2	76	8.8
1	44	4.9	2	49	5.1
1	63	8.7	2	33	4.9
1	49	3.6	2	54	6.7
1	42	5.5	2	65	6.4
1	40	4.9	2	39	6.0
1	47	5.1	2	52	7.5
1	41	4.1	2	45	6.4
1	41	4.6	2	58	6.8
1	56	5.1	2	67	9.2

请判断正常体重与超体重者的血清胆固醇是否不同。

解 本例资料中需要控制的影响因素年龄是连续型变量,年龄不同,血清胆固醇浓度也不同,因而首先应看年龄在两组中分布是否相同,先作分组散点图,肉眼观察两组直线趋势是否近似,然后进行预分析,看交互作用有无统计学意义。当交互作用无统计学意义时,才进行正式分析,计算出修正均数,比较修正均数的统计学差异。

● 数据录入

设置三个变量,其变量名称与表 6-20 中的相同。在"组别"变量中,以数字 1 代表体重正常组,2 代表超重组。将表中的数据录入 SPSS 的数据编辑器,数据文件见"coanova.sav"。

● 线性趋势判断的预分析

▲ 在 SPSS 的数据编辑器中,点击菜单图形/旧对话框/散点/点状…,打开图 6-20 所示的"散点图/点图"对话框。

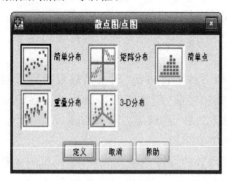

图 6-20 "散点图/点图"对话框

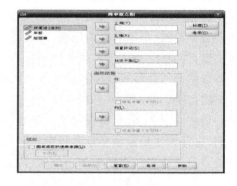

图 6-21 "简单散点图"对话框

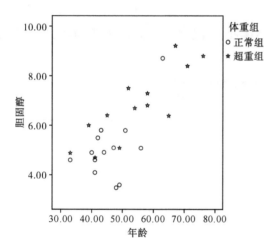

图 6-22 协方差分析简单散点图

▲ 在"散点图/点图"对话框中,点击左上的"简单分布"图标,点击 定义 按钮,打开图 6-21 所示的"简单散点图"对话框。

▲ 在"简单散点图"所示对话框中,将左侧框中的变量"胆固醇"拖曳到右侧上部的"Y 轴"框中,作为纵坐标轴的变量;将变量"年龄"拖曳到"X 轴"框中,作为横坐标轴的变量;将变量"组别"拖曳到"设置标记"框中,作为分组标记。点击 确定 按钮,生成散点图,如图 6-22 所示。

▲ 散点图分析:从图 6-22 中可见,正常体重组、超重组的年龄分布基本相同,没有明显的偏差;两组的年龄与胆固醇之间有粗略的直线趋势,两组直线趋势的斜率相近。由此可见,该资料符合协方差分析的要求,可以进行下一步分析。

● 检验各组总体斜率的预分析

▲ 在 SPSS 的数据编辑器中,依次选取菜单分析/一般线性模型/单变量…,打开图 6-7 所示的"单变量"对话框。

▲ 将"单变量"对话框左侧框中的"胆固醇"变量拖曳到"因变量"框中,将"组别"拖曳到"固定因子"框中,将"年龄"拖曳到"协变量"框中。

▲ 在图 6-7 所示的对话框中,单击 模型… 按钮,打开图 6-8 所示的"单变量:模型"对话框。点击选中"设定"选项;在"构建项"组合框中,将"类型"下拉列表设置为"主效应";在左侧的"因子与协变量"框中,依次将变量"组别"、"年龄"拖曳到"模型"框中,纳入分析的主效应。

▲ 在"构建项"组合框中,将"类型"下拉列表设置为"交互";鼠标点击左侧框中的变量"组别",然后按住键盘上的 Ctrl 键,点击"年龄",以同时选中两变量,并将选中的两变量拖曳到右侧的框中,作为交互作用分析的变量组合;在"平方和"下拉列表框中,选取"类型Ⅰ"选项;点击 继续 按钮。

Ⅰ型方差分析模型的结果与变量纳入的顺序有关,以上是"组别"在先,"年龄"在后,如果将"年龄"放在前,"组别"放在后,分析结果会不同。将"组别"放在前面,是模型重点分析"组别"单独对"胆固醇"的影响大小。类似于单因素分析,模型中交互项的目的是检验"组别"处于不同水平时,"胆固醇"随"年龄"变化的斜率是否相等,因为各组总体斜率相等是协方差分析的条件之一。

▲ 在图 6-7 所示的对话框中,点击 确定 按钮。

▲ 总体斜率预分析结果如表 6-21 所示。

表 6-21　主体间效应的检验(因变量:胆固醇)

源	Ⅰ型平方和	df	均方	F	Sig.
校正模型	43.002[a]	3	14.334	14.988	0.000
截距	916.898	1	916.898	958.733	0.000
组别	18.615	1	18.615	19.465	0.000
年龄	24.380	1	24.380	25.492	0.000
组别 * 年龄	0.006	1	0.006	0.007	0.935
误差	21.040	22	0.956		
总计	980.940	26			
校正的总计	64.042	25			

注:a. R 方=0.671(调整 R 方=0.627)

表 6-21 显示,"组别 * 年龄"交互作用的 $F=0.007$,$P=0.935$,$P>0.05$,不拒绝零假设,表明交互作用无统计学意义,且 P 值非常大,因此可以认为两组的斜率相同。因为是使用的Ⅰ型方差分析模型,所以"组别"虽然显示有统计学差异也不足以为凭。

如果交互作用项有统计学意义,需要对资料作一定处理,再作协方差分析,或者选用其他方法分析。如果还想重点了解"年龄"对"胆固醇"的影响,再按"年龄"、"组别"、"组别 * 年龄"的顺序分析。

● 比较修正均数之间的差异

前面各步均得出资料符合协方差分析条件的结论后,就可以进行正式分析,比较两组的修正均数之间有无差异。由于两组斜率相同,正式分析中将交互项从模型中去除,然后采用模型Ⅲ给出"组别"各水平下"胆固醇"对"年龄"的修正均数,并比较两组修正均数有无统计学差异。

▲ 在 SPSS 的数据编辑器中,依次选取菜单分析/一般线性模型/单变量…,打开图 6-7 所示的"单变量"对话框。

▲ 将"单变量"对话框左侧框中的"胆固醇"变量拖曳到"因变量"框中,将"组别"拖曳到"固定因子"框中,将"年龄"拖曳到"协变量"框中。

▲ 在图 6-7 所示的对话框中,单击 模型… 按钮,打开图 6-8 所示的"单变量:模型"对话框。

点击选中"设定"选项;在"构建项"组合框中,将"类型"下拉列表设置为"主效应";在左侧的"因子与协变量"框中,依次将变量"组别"、"年龄"拖曳到"模型"框中,纳入分析的主效应;在"平方和"下拉列表框中,选取"类型Ⅲ"选项;点击 继续 按钮。

▲ 在图 6-7 所示的对话框中,单击 选项… 按钮,打开图 6-13 所示的"单变量:选项"对话框,将左侧"因子与因子交互"框中的"组别"拖曳到右侧的"显示均值"框中,以分析主效应;选中"比较主效应"选项;点击 继续 按钮。

▲ 在图 6-7 所示的对话框中,点击 确定 按钮。

● 统计推断结论

由表 6-22 可见,"组别"的 $F=4.872, P=0.038$,"年龄"的 $F=26.642, P=0.000$,二者均拒绝检验假设 H_0,接受备择假设 H_1,差异有统计学意义,表明超体重和年龄都对血清胆固醇含量有影响。

表 6-22 主体间效应的检验(因变量:胆固醇)

源	Ⅲ型平方和	df	均方	F	Sig.
校正模型	42.995[a]	2	21.498	23.493	0.000
截距	1.527	1	1.527	1.668	0.209
组别	4.458	1	4.458	4.872	0.038
年龄	24.380	1	24.380	26.642	0.000
误差	21.047	23	0.915		
总计	980.940	26			
校正的总计	64.042	25			

表 6-23 估算边际均值(因变量:胆固醇)

体重组	均值	标准误差	95%置信区间	
			下限	上限
正常组	5.491[a]	0.276	4.919	6.062
超重组	6.386[a]	0.276	5.815	6.958

注:a.模型中出现的协变量在下列值处进行评估:年龄=50.2308 岁

表 6-23 列出了正常体重、超体重两组的修正均数和 95%可信区间,表明超重组的血清胆固醇含量较高。表下方的说明提示修正均数是按年龄为 50.2308 岁进行修正的。

表 6-24 列出了两体重组修正均数的差异检验统计量。表 6-25 列出两体重组的协方差检验结果。$F=4.872, P=0.038, P<0.05$,拒绝检验假设 H_0,接受备择假设 H_1,差异有统计学意义。提示在扣除年龄影响因素之后,两组均数的差异仍有显著性意义。与表 6-21 的分析结果比较,可以看出该统计分析方法的重要作用。

表 6-24 成对比较(因变量:胆固醇)

体重组(I)	体重组(J)	均值差值(I−J)	标准误差	Sig.[a]	95%置信区间[a]	
					下限	上限
正常组	超重组	−0.895*	0.406	0.038	−1.735	−0.056
超重组	正常组	0.895*	0.406	0.038	0.056	1.735

表 6-25 单变量检验(因变量:胆固醇)

	平方和	df	均方	F	Sig.
对比	4.458	1	4.458	4.872	0.038
误差	21.047	23	0.915		

第六节 多元方差分析

前面所讲的单因素、两因素和多因素方差分析是对只有一个因变量的资料进行的方差分析,应称为单元方差分析。多元方差分析的资料是有两个或多个因变量同时受到自变量的影响。例如,要研究某些因素对儿童生长发育的影响程度,则身高、体重等都可以作为生长发育状况的测量因子,二者都应作为因变量。此时如果分别采用单因变量的方差分析方法来一一分析,可能存在以下两方面的问题。

(1) 如果结果互相矛盾,即有的分析结果有意义、有的无意义时,无法准确判断究竟自变量有无影响。

(2) 单因变量的分析结果不能简单地叠加起来向多因变量推广,仅仅进行单变量的分析会损失相当多的信息,甚至会得出错误结论。就如同我们站在地面上(二维)看时,认为大地是平的,如果站在太空上(三维)看,会发现大地是一个球面。

在多元方差分析中,各指标间是否存在差异的检验是同时完成的,它涉及各因变量的多元联合分布。而多个单指标方差分析时分别采用各自的分布曲线,在某些情况下,单变量方差分析检验不出差异,而在多元空间中却能检验出来。

有时,所希望研究的特征根本就找不到最佳的测量方式,例如,研究人类心理时,开始并没有找到一个指标来准确测量它,而是通过得到一系列与之相关的、各自反映某一方面的变量,这样在进行分析时就必须要将它们均作为结果变量纳入分析,以完整、全面地回答研究的问题。

多元方差分析的条件:一是要求资料要具有多元正态性分布;二是方差齐性;三是要求各因变量间的确存在一定的关系,这种关系的判断是根据专业知识和分析目的进行的,如测量全身多处的骨骼指标都是为了反映骨龄的大小;四是在样本规模上有一定的要求,不仅总样本量要较大,各单元中样本数量也应较大,否则,所进行的多元分析的检验效能太低,不容易得出阳性结论。

例 6-9 某药物研究人员研究丹参素(mg/g)、原儿茶醛(mg/g)、没育得碱(产出率%)的生产工艺过程,其生产效率的影响因素是反应温度、反应时间。现测得不同反应时间(h)、不同温度(℃)条件下的三种药物含量,如表 6-26 所示,请从中筛选出最佳的生产条件。

解 本例的影响因素(自变量)有两个,即"温度"和反应"时间",结果变量有三个,分别是"丹参素"、"原儿茶醛"和"没育得碱"。由于结果变量(因变量)为三个,故属多元方差分析,且它们均为刻度测量精度的连续型数据,适用于 SPSS 统计软件的多变量一般线性模型统计分析方法。

● 数据录入

数据录入的变量名称及其录入格式与表 6-26 所示的相同,数据文件见"manova.sav"。

● 统计分析

▲ 在 SPSS 的数据编辑器中,点击菜单栏的分析/一般线性模型/多变量…,打开图 6-23 所示的"多变量"对话框。

▲ 在"多变量"对话框左侧框中,将"丹参素"、"原儿茶醛"、"没育得碱"三个结果变量分别拖曳到"因变量"框。

▲ 将"温度"、"时间"两个变量拖曳到"固定因子"框中,作为自变量。

▲ 在图 6-23 所示的"多变量"对话框中,点击选项…按钮,打开图 6-24 所示的"多变量:选项"对

表 6-26 不同温度和反应时间三种药物的浓度

温度	时间	丹参素/(mg/g)	原儿茶醛/(mg/g)	没育得碱/(%)
1	1	0.91	0.08	28.4
1	2	3.70	0.50	45.4
1	3	5.40	0.75	56.4
2	1	3.70	0.51	52.1
2	2	6.10	0.98	54.5
2	3	4.76	0.80	45.2
3	1	5.40	0.90	54.9
3	2	4.38	0.83	46.6
3	3	9.20	1.70	53.9
1	1	0.93	0.08	28.9
1	2	3.62	0.44	45.4
1	3	5.40	0.75	56.9
2	1	3.70	0.54	52.5
2	2	6.20	1.00	54.7
2	3	4.64	0.83	46.0
3	1	5.40	0.85	55.4
3	2	4.42	0.83	46.8
3	3	9.10	1.69	54.6

话框;将左侧框中的"温度*时间"拖曳到右侧的"显示均值"框中,点击 继续 按钮。

▲ 在图 6-23 所示的"多变量"对话框中,单击 确定 按钮,结果输出到查看器中。

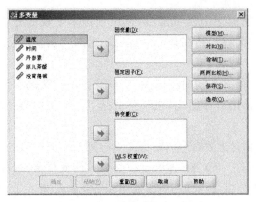
图 6-23 "多变量"对话框

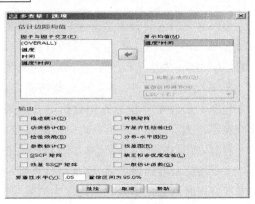
图 6-24 "多变量:选项"对话框

● 统计推断结论

表 6-27 所示是针对模型及模型中各因素所作的检验,采用了 Pillai 的跟踪轨迹、Wilks 的 Lambda、Hotelling 的跟踪轨迹、Roy 的最大根四种多元检验方法,其结果均相同。如果这几项结果不同,一般采用 Pillai 跟踪轨迹法的统计量。从表中可见,温度、反应时间,以及两者的交互作用的 P 值均小于 0.05,拒绝零假设,接受备择假设,差异具有统计学意义。

表 6-27 多变量检验

效应		值	F	假设 df	误差 df	Sig.
截距	Pillai 的跟踪	1.000	241421.858[a]	3.000	7.000	0.000
	Wilks 的 Lambda	0.000	241421.858[a]	3.000	7.000	0.000
	Hotelling 的跟踪	103466.511	241421.858[a]	3.000	7.000	0.000
	Roy 的最大根	103466.511	241421.858[a]	3.000	7.000	0.000
温度	Pillai 的跟踪	1.962	138.591	6.000	16.000	0.000
	Wilks 的 Lambda	0.000	583.536[a]	6.000	14.000	0.000
	Hotelling 的跟踪	2378.320	2378.320	6.000	12.000	0.000
	Roy 的最大根	2352.533	6273.421[b]	3.000	8.000	0.000
时间	Pillai 的跟踪	1.368	5.776	6.000	16.000	0.002
	Wilks 的 Lambda	0.000	136.162[a]	6.000	14.000	0.000
	Hotelling 的跟踪	2223.608	2223.608	6.000	12.000	0.000
	Roy 的最大根	2223.024	5928.065[b]	3.000	8.000	0.000
温度*时间	Pillai 的跟踪	2.355	8.211	12.000	27.000	0.000
	Wilks 的 Lambda	0.000	278.949	12.000	18.812	0.000
	Hotelling 的跟踪	3010.693	1421.716	12.000	17.000	0.000
	Roy 的最大根	2802.883	6306.487[b]	4.000	9.000	0.000

表 6-28 列出的实质是三个一元方差分析表的合并表,即分别以自变量温度、反应时间、温度与反应时间的交互作用对三个因变量进行的单因素方差分析结果。由表中的 P 值可见,两个自变量及它们的交互作用对三个因变量均拒绝零假设,接受备择假设,差异有统计学意义,

表 6-28 主体间效应的检验

源	因变量	Ⅲ型平方和	df	均方	F	Sig.
校正模型	丹参素	78.381a	8	9.798	4120.474	0.000
	原儿茶醛	3.092b	8	0.387	828.262	0.000
	没育得碱	1219.538c	8	152.442	1294.321	0.000
截距	丹参素	420.113	1	420.113	176683.215	0.000
	原儿茶醛	10.982	1	10.982	23533.762	0.000
	没育得碱	42885.442	1	42885.442	364121.679	0.000
温度	丹参素	26.824	2	13.412	5640.458	0.000
	原儿茶醛	1.470	2	0.735	1575.190	0.000
	没育得碱	251.858	2	125.929	1069.208	0.000
时间	丹参素	28.478	2	14.239	5988.346	0.000
	原儿茶醛	1.059	2	0.529	1134.619	0.000
	没育得碱	138.791	2	69.396	589.208	0.000
温度*时间	丹参素	23.079	4	5.770	2426.547	0.000
	原儿茶醛	0.563	4	0.141	301.619	0.000
	没育得碱	828.889	4	207.222	1759.434	0.000
误差	丹参素	0.021	9	0.002		
	原儿茶醛	0.004	9	0.000		
	没育得碱	1.060	9	0.118		
总计	丹参素	498.515	18			
	原儿茶醛	14.079	18			
	没育得碱	44106.040	18			
校正的总计	丹参素	78.402	17			
	原儿茶醛	3.096	17			
	没育得碱	1220.598	17			

即温度和反应时间对三种药物的产量都有影响。

上面仅仅分析出温度、反应时间都对产量有影响,但究竟是哪种水平的组合使产量最高还不得而知,如果交互作用无统计学意义,则可直接进行两两比较。本例中存在交互作用,可以通过表 6-29 查看各水平的均数。

表 6-29 估算边际均值(温度 * 时间)

因变量	温度/℃	时间/h	均值	标准误差	95%置信区间	
					下限	上限
丹参素	100.00	0.50	0.920	0.034	0.842	0.998
		1.00	3.660	0.034	3.582	3.738
		1.50	5.400	0.034	5.322	5.478
	110.00	0.50	3.700	0.034	3.622	3.778
		1.00	6.150	0.034	6.072	6.228
		1.50	4.700	0.034	4.622	4.778

续表

因变量	温度/℃	时间/h	均值	标准误差	95%置信区间	
					下限	上限
	120.00	0.50	5.400	0.034	5.322	5.478
		1.00	4.400	0.034	4.322	4.478
		1.50	9.150	0.034	9.072	9.228
原儿茶醛	100.00	0.50	0.080	0.015	0.045	0.115
		1.00	0.470	0.015	0.435	0.505
		1.50	0.750	0.015	0.715	0.785
	110.00	0.50	0.525	0.015	0.490	0.560
		1.00	0.990	0.015	0.955	1.025
		1.50	0.815	0.015	0.780	0.850
	120.00	0.50	0.875	0.015	0.840	0.910
		1.00	0.830	0.015	0.795	0.865
		1.50	1.695	0.015	1.660	1.730
没育得碱	100.00	0.50	28.650	0.243	28.101	29.199
		1.00	45.400	0.243	44.851	45.949
		1.50	56.650	0.243	56.101	57.199
	110.00	0.50	52.300	0.243	51.751	52.849
		1.00	54.600	0.243	54.051	55.149
		1.50	45.600	0.243	45.051	46.149
	120.00	0.50	55.150	0.243	54.601	55.699
		1.00	46.700	0.243	46.151	47.249
		1.50	54.250	0.243	53.701	54.799

从表 6-29 中可见:丹参素和原儿茶醛都是在 120℃、反应 1.5 h 的状况下产量最高;没育得碱在此状况下的均数为 54.25,略低于 100℃、反应 1.5 h 的均数 56.65,但二者差值不大。因此,可以认为 120℃、反应 1.5 h 是最佳生产条件。

第七节　重复测量数据的方差分析

重复测量数据指的是一个因变量被重复测量好几次,例如,为研究某种药物的疗效,在患者用药后两周、四周、六周、八周分别测量相应的疗效指标,这种情况就是重复测量。由于结果变量在同一个体(观察单位)上被重复测量多次,在分析时将更容易发现影响因素的作用。但是,这种数据资料不能用单因素方差分析的方法去解决,其原因如下。

(1) 同一个体的不同次测量之间往往存在相关性,例如,张三第二周的舒张压是 90,那么第四周估计就在 90 附近,不会差得太远。如果去测李四,他的舒张压就可以是 70 或 110 之类所有可能的取值,因为这个数值与张三第二周的舒张压没有任何关系。而进行方差分析时,一个非常严格的条件就是各数据应独立,显然,该条件在重复测量时往往被违反。此时用单因素模型来分析,就会得出错误结论,需要按照一定标准对结论进行校正。

如果重复测量数据之间实际上不存在相关性,则多元分析和一元分析的结果应当一致,这种情况被称为符合 Huynh-Feldt 条件,判断数据是否满足该条件的检验就是球形检验。Huynh-Feldt 条件是指同一个体的各次重复测量结果间实际上不存在相关性,资料的协方差矩阵成为一种被称为 H 型协方差的结构。

(2) 由于实验设计的要求或数据本身的特点,有时即使数据符合 Huynh-Feldt 条件,对需要研究的因素采用单因素方差分析模型来研究仍然非常困难,甚至是不可能的。在重复测量的数据中,除了影响因素外,研究者往往只关心随着时间的流逝,所测量指标的变动趋势,而不是各次测量间两两比较的结果。因此,对不同次测量间它只提供趋势检验,而不给出两两比较结果。

例 6-10 某医师研究 12 名患者的"焦虑"和"紧张"两种症状对某项健康状况评分指标的影响,先后进行了四次试验(即试验 1~4),实验结果见表 6-30。请分析焦虑和紧张对实验结果有无影响,四次试验间有无差异;试验次数与焦虑、紧张两个变量有无交互作用。

解 由表 6-30 可见,该数据资料有三个自变量,第一列为患者编号,可作为个体间差异,第二、三两列分别为焦虑、紧张与否;试验 1~4 分别为第一至四次的测量结果,因而该资料属多元重复测量数据。

如果用普通的方差分析模型,"焦虑"和"紧张"的影响被合并到了"病例"中,分解起来非常困难,且四次测量间是否有相关,资料是否满足 Huynh-Feldt 条件不清楚,因此,应使用重复测量的方差分析模型。

● 数据录入

数据格式和变量名称与表 6-30 所示的完全相同。数据文件见"anxiety.sav"。

● 数据分析

▲ 在菜单栏点击分析/一般线性模型/重复测量…菜单,打开图 6-25 所示的"重复度量定义因子"对话框。

▲ 在"重复度量定义因子"对话框的"被试内因子名称"框中,键入"试验"(因为是重复测量的模型,因变量被重复测量了几次,分别存放在几个变量中,所以这里要重定义因变量。默认的名称为"因子 1",本例将其改为"试验")。在"级别数"框中,键入"4"(因一共测量了四次,故因素等级数为 4)。

▲ 在"重复度量定义因子"对话框中,单击 添加 按钮,完成模型设置的第一步:因变量名称和测量次数定义。

表 6-30 12 名患者的焦虑和紧张对实验结果的影响

病例	焦虑	紧张	试验1	试验2	试验3	试验4
1	1	1	18	14	12	6
2	1	1	19	12	8	4
3	1	1	14	10	6	2
4	1	2	16	12	10	4
5	1	2	12	8	6	2
6	1	2	18	10	5	1
7	2	1	16	10	8	4
8	2	1	18	8	4	1
9	2	1	16	12	6	2
10	2	2	19	16	10	8
11	2	2	16	14	10	9
12	2	2	16	12	8	8

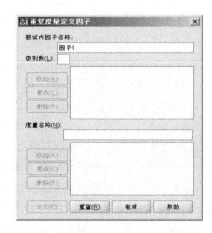

图 6-25 "重复度量定义因子"对话框

▲ 在图 6-25 中,单击 定义 按钮,打开图 6-26 所示的"重复度量"对话框。

▲ 在"重复度量"对话框左侧框中,将"试验1"至"试验4"拖曳到"群体内部变量(试验)"框中,作为组内因子;将"病例"、"焦虑"和"紧张"三个变量拖曳到"因子列表"框中,作为组间因素。

注 在重复测量的方差分析模型中,同一个变量的所有重复测量被看成是一个组,因此代表重复测量的变量被称为"群体内部变量"。相应的其他因素就被称为"群体间变量"。

▲ 单击 模型… 按钮,打开图 6-27 所示的"重复度量:模型"对话框。

▲ 在"重复度量:模型"对话框中,选中"设定"选项,将左侧上部框中的"试验"拖曳到右侧"群体内模型"框中;将左侧下部框中的"焦虑"和"紧张"两变量拖曳到右侧的"群体间模型"框中;单击 继续 按钮。

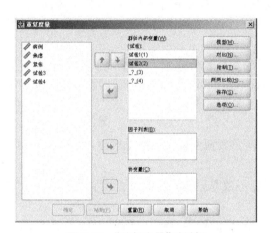

图 6-26 "重复度量"对话框

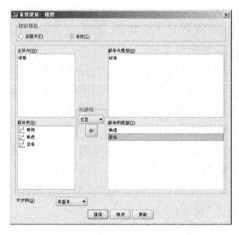

图 6-27 "重复度量:模型"对话框

▲ 在"重复度量"对话框中,单击 确定 按钮,完成数据统计分析。

● 统计推断结论

表 6-31 所示是针对所检验的结果变量"试验",以及它与另两个引入模型的自变量间的交互作用的统计分析结果。采用了四种多元检验方法,一般情况下结果都相同,如果不同,一般以 Hotelling 的跟踪方法的结果为准。由表 6-31 可见,在所用的模型中,"试验"的四次测量间的 $F=75.136, P=0.000$,即 $P<0.05$,拒绝零假设,接受备择假设,差异存在统计学意义;但"试验"与另两个变量(焦虑、紧张)之间的 F 值分别为 2.949 和 1.393,P 值分别为 0.108 和 0.322,$P>0.05$,不拒绝零假设,表明交互作用无统计学意义。不过这里的分析结论究竟算不算数还要看了下面的球形检验结果才能知道。

表 6-32 所示是球形检验结果。因为重复测量的方差分析模型要求所检验的因变量服从球形分布。近似卡方值为 9.383,自由度(df)为 5,$P=0.097$,$P>0.05$。因此"试验"四次重复测量的数据满足直接进行一元方差分析的 Huynh-Feldt 条件,在下面的分析中可以不进行校正。一旦多元分析结果和一元分析结果发生了冲突,应当以一元分析结果为准。

表 6-33 列出了三种校正方法各自所需的校正系数,如果需要进行校正时则用 Epsilon 系数校正,其实这些数值不需要列出,因为后面的检验结果已经自动使用它们进行了校正。

表 6-34 所示是对组内因素进行检验的一元方差分析结果。此处的结果应当和前面多元检验的结果结合起来看,互为补充。表中列出了四种检验方法的结果,第一种为球形分布假设成立时的结果,即本例应采用的结果。如果球形分布假设不成立,则应当以前面多元检验的结果

表 6-31 多变量检验[b]

效应		值	F	假设 df	误差 df	Sig.
试验	Pillai 的跟踪	0.970	75.136[a]	3.000	7.000	0.000
	Wilks 的 Lambda	0.030	75.136[a]	3.000	7.000	0.000
	Hotelling 的跟踪	32.201	75.136[a]	3.000	7.000	0.000
	Roy 的最大根	32.201	75.136[a]	3.000	7.000	0.000
试验 * 焦虑	Pillai 的跟踪	0.558	2.949[a]	3.000	7.000	0.108
	Wilks 的 Lambda	0.442	2.949[a]	3.000	7.000	0.108
	Hotelling 的跟踪	1.264	2.949[a]	3.000	7.000	0.108
	Roy 的最大根	1.264	2.949[a]	3.000	7.000	0.108
试验 * 紧张	Pillai 的跟踪	0.374	1.393[a]	3.000	7.000	0.322
	Wilks 的 Lambda	0.626	1.393[a]	3.000	7.000	0.322
	Hotelling 的跟踪	0.597	1.393[a]	3.000	7.000	0.322
	Roy 的最大根	0.597	1.393[a]	3.000	7.000	0.322

注：a. 精确统计量；b. 设计：截距＋焦虑＋紧张，主体内设计：试验

表 6-32 Mauchly 的球形度检验[b]

主体内效应	Mauchly 的 W	近似卡方	df	Sig.
试验	0.297	9.383	5	0.097

表 6-33 Mauchly 的球形度检验[b]

	Epsilon[a]		
主体内效应	Greenhouse-Geisser	Huynh-Feldt	下限
试验	0.557	0.821	0.333

表 6-34 主体内效应的检验（度量：MEASURE_1）

源		Ⅲ型平方和	df	均方	F	Sig.
试验	采用的球形度	991.500	3	330.500	137.461	0.000
	Greenhouse-Geisser	991.500	1.671	593.254	137.461	0.000
	Huynh-Feldt	991.500	2.464	402.449	137.461	0.000
	下限	991.500	1.000	991.500	137.461	0.000
试验 * 焦虑	采用的球形度	8.417	3	2.806	1.167	0.341
	Greenhouse-Geisser	8.417	1.671	5.036	1.167	0.329
	Huynh-Feldt	8.417	2.464	3.416	1.167	0.338
	下限	8.417	1.000	8.417	1.167	0.308
试验 * 紧张	采用的球形度	12.167	3	4.056	1.687	0.193
	Greenhouse-Geisser	12.167	1.671	7.280	1.687	0.219
	Huynh-Feldt	12.167	2.464	4.938	1.687	0.204
	下限	12.167	1.000	12.167	1.687	0.226
误差（试验）	采用的球形度	64.917	27	2.404		
	Greenhouse-Geisser	64.917	15.042	4.316		
	Huynh-Feldt	64.917	22.173	2.928		
	下限	64.917	9.000	7.213		

注："Huynh-Feldt"行是用其 Epsilon 系数在"Greenhouse-Geisser"的基础上又进行了修正，它对于小样本则太过保守。"下限"行是用 Epsilon 校正系数可信区间的最小值，属于极端保守的结果。

为准，并根据不同的情况选择下面三种检验结果之一，一般推荐采用 Greenhouse-Geisser 的校正结果，否则应放弃该检验方法。

表 6-35 所示是各次重复测量之间变化趋势的模型分析，这里要求 P 值在 0.5 左右，即检验结果要求不拒绝 H_0（没有统计学意义），否则说明变化趋势不服从该曲线。以"试验"为例，对"线性"的检验 P 值小于千分之一，说明模型不服从线性分布。"二次"的 P 值为 0.085，仅略大于 0.05。只有"三次"的 P 值为 0.415，在 0.5 附近，因此最佳的拟合曲线应为"三次"，即三次方曲线；但由于一共才四次测量，三次方曲线显然太"奢侈"了，因此，在没有专业上的证据或其他有足够理由的证据情况下，最终的拟合曲线应为二次方曲线。

表 6-36 所示为组间效应的方差分析结果，可见"焦虑"和"紧张"的 F 值分别为 0.558 和 0.461，P 值均大于 0.05，不拒绝零假设，表明差异无统计学意义。

表 6-35　主体内对比的检验

源	试验	Ⅲ型平方和	df	均方	F	Sig.
试验	线性	984.150	1	984.15	214.118	0.000
	二次	6.750	1	6.750	3.758	0.085
	三次	0.600	1	0.600	0.731	0.415
试验*焦虑	线性	1.667	1	1.667	0.363	0.562
	二次	3.000	1	3.000	1.670	0.228
	三次	3.750	1	3.750	4.571	0.061
试验*紧张	线性	10.417	1	10.417	2.266	0.166
	二次	0.083	1	0.083	0.046	0.834
	三次	1.667	1	1.667	2.032	0.188
误差（试验）	线性	41.367	9	4.596		
	二次	16.167	9	1.796		
	三次	7.383	9	0.820		

表 6-36　主体间效应的检验

源	Ⅲ型平方和	df	均方	F	Sig.
截距	4800.000	1	4800.000	265.71	0.000
焦虑	10.083	1	10.083	0.558	0.474
紧张	8.333	1	8.333	0.461	0.514
误差	162.583	9	18.065		

最后，为了再次确认一下几次测量间的变化趋势，用"重复度量：轮廓图"对话框作出模型估计的四次测量均数值，如图 6-28 所示。

可见四次测量均数实际上还是近似于直线趋势的，因此前面的模型应为线性最佳。

附：图 6-28 轮廓图绘制方法

在图 6-26 中，点击 绘制… 按钮，打开图 6-29 所示的"重复度量：轮廓图"对话框；将对话框左侧"因子"框中的"试验"拖曳到"水平轴"框中；点击 添加 按钮，点击 继续 按钮。在图 6-26 中，点击 确定 按钮。

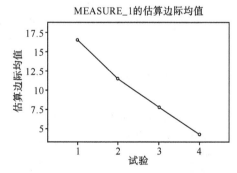

图 6-28　四次测量结果的修正均数图

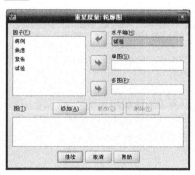

图 6-29　"重复度量：轮廓图"对话框

第八节 变量变换

方差分析是参数统计分析方法的一种。参数统计分析方法对资料有特定的要求,如 t 检验和方差分析中要求样本来自正态分布总体,并且方差齐性;直线相关(回归)分析中要求两变量间呈直线关系。但实际工作中并非所有的统计资料都能满足参数统计分析方法的条件。对于不能满足条件的资料,可能导致统计量值(如 F 值)偏大,从而有增大第一类错误的危险,尤其是在违反独立性假定时,对分析结果的影响较为严重。在样本例数较多的情况下,数据可看做近似正态分布,此时参数统计分析对于总体的正态性并不苛求;当每组例数相等时,对数据的方差齐性也不苛求,故最好采用每组例数相等的平衡设计方案。

对于明显偏离应用条件的资料,其解决的办法有两种:一是通过适当的变量变换,使之达到统计分析方法的要求,这是本节所要介绍的方法;二是选用非参数统计分析方法。一般情况下,若能通过变量变换使资料符合参数方法条件时,应尽量用参数统计方法。

变量变换是将原始数据作某种函数转换,如转换为对数值等。它可使各组达到方差齐性,亦可使资料转换为正态分布,以满足方差分析和 t 检验的应用条件。通常情况下,一种适当的函数转换可同时达到上述两个目的。但变量变换后,在结果的解释上不如原始观测尺度方便。

常用的变量变换方法有对数变换、平方根变换、倒数变换、平方根反正弦变换等,应根据资料的性质选择适当的变量变换方法。

1. 对数变换

将原始数据 X 取对数,以其对数值(Y)作为分析变量

$$Y=\lg X$$

式中,Y 为变换后的值。

在 SPSS 中的操作方法如下。

(1) 在 SPSS 数据编辑器中,打开或新建一个变量名为"x"的数据文件(变量 x 中的数据需要进行对数变换);在菜单栏点击转换/计算变量…菜单,打开图 4-3 所示的对话框。

(2) 在图 4-3 所示的对话框的"目标变量"框中,输入一新的变量名,这里输入字母"y";在"函数组"框中,点击"算术"项;在"函数和特殊变量"框中,双击所需要的函数,这里双击"Lg10"。

(3) 在图 4-3 所示的对话框左侧变量列表框中,将需要转换的变量名拖曳到"数字表达式"框的"LG10(?)"的括号中,这里将变量"x"拖曳到其中,显示为"LG10(x)";点击 确定 按钮,转换的新变量增加到数据文件中。

还可根据需要用 $\qquad Y=\lg(X+K)$

或 $\qquad Y=\lg(K-X)$

式中,K 为常数,是尝试后得到的适合数据转换的某一数值,如当原始数据中有小值或零时,$K=1$。

对数变换的用途:① 使服从对数正态分布的资料正态化;② 使方差不齐且各组的 $S/\overline{X}$ 接近的资料达到方差齐的要求;③ 使曲线直线化,常用于曲线拟合。

2. 平方根变换

将原始数据 X 的平方根作为分析变量,即

$$Y=\sqrt{X} \quad \text{或} \quad Y=\sqrt{X+K} \quad \text{或} \quad Y=\sqrt{X-K}$$

平方根变换的用途：① 使服从 Poisson 分布的计数资料，或轻度偏态资料正态化；② 使方差不齐且各样本的方差与均数间呈正相关的资料达到方差齐的要求。

3. 平方根反正弦变换

将原始数据 P 的平方根反正弦作为分析变量，即

$$Y=\arcsin\sqrt{P}$$

平方根反正弦变换的用途：使总体率较小（小于 30%）或总体率较大（大于 70%）的二项分布资料达到正态或方差齐的要求。

第七章 分类资料的统计描述

分类资料也称为计数资料,SPSS 中的资料包括有序测量精度资料和名义测量精度资料。分类变量的变量值是定性的,对其观察结果分析和比较时,常用的有率、构成比、相对比等统计描述指标。这些指标都是由两个有联系的指标之比组成,又称相对数。

以相对数描述分类变量的水平,可以消除由于基数不同导致不同资料间的不可比性。例如,甲、乙两地某病的发生例数分别为 100 例和 150 例,仅从发病例数难以比较两地的发病严重程度,如果已知两地的人口数均为 200000 人,则两地的发病率分别为 0.5‰和 0.75‰,很容易判断出乙地的发病情况比甲地严重。

第一节 常用相对数

1. 率

率是一频度指标,用以反映某现象发生的频率或强度,常以百分率(%)、千分率(‰)、万分率(1/万)和十万分率(1/10 万)等表示,计算公式为

$$率 = \frac{发生某现象的观察单位数}{可能发生某现象的观察单位总数} \times 100\%(或 1000‰)$$

式中:100%、1000‰、10000/10000、10 万/10 万等,依据惯例选定,或使所计算的率具有一到两位整数而定。

常用的率有发病率、患病率、死亡率、病死率等,计算过程中率的分子、分母不同,率所代表的意义就不同,如发病率与患病率、死亡率与病死率。

2. 构成比

构成比说明某事物内部各组成部分所占的比重或比例,常以百分数表示为

$$构成比 = \frac{某一组成部分的观察单位数}{同一事物各组成部分的观察单位总数} \times 100\%$$

3. 比

比又称相对比,比较两个指标时用以反映两个有关指标间数量上的比值,如 A 指标是 B 指标的若干倍,或 A 指标是 B 指标的百分之几,通常用倍数或分数表示,即

$$比 = \frac{A}{B}$$

有时为了更明了,将比值乘以特定的值。例如,性比例 $= \frac{男性人口数}{女性人口数} \times 100$,表示每 100 名女性对应着多少名男性,直观地反映两性人口的比例;每千人口医生数 $= \frac{某地医生数}{某地人口数} \times 1000$,表示平均每一千人口有多少名医生为之提供服务。

相互比较的两个指标可以是相同性质的指标,也可以是性质不同的指标;两变量可以为数值变量、分类变量,也可以是绝对数、相对数、平均数等。常用的相对比有变异系数(CV)、流行病学中的相对危险度(RR)、性比例、每千人口医生数、每平方公里人口数、血清中白蛋白与球

蛋白之比（A/G）等。

以表 7-1 来说明上述各概念。表 7-1 所示为某医生在 1993—1998 年间调查意外伤害的发生和死亡情况。

表 7-1 中第(2)栏为调查人数，第(3)栏、第(4)栏分别为各年度的意外伤害发生人数和死亡人数。第(5)栏为病死率，即第(4)栏与第(3)栏的比值，如 1993 年病死率为 8/584＝1.37%。第(6)栏为死亡构成比，即各年度死亡数占总死亡人数的百分比，如 1993 年的死亡构成比为 8/91＝8.8%。第(7)栏为相对比，是各年度发病率与 1993 年发病率的比，也称为定基比。如 1994 年与 1993 年相比，前者是后者的 1.75/1.37＝1.28 倍。第(8)栏为意外伤害死亡率，它与病死率不同，是以总人口为计算分母，其单位按通常的规定为"/10 万"，只有它才是反映该地区年度伤害死亡的变化趋势的指标。

表 7-1　1993—1998 年间意外伤害情况

年度 (1)	调查人数 (2)	发生人数 (3)	死亡人数 (4)	病死率/(%) (5)=(4)/(3)	死亡构成比/(%) (6)=(4)/91	相对比 (7)=(5)/1.37	死亡率/(/10 万) (8)=(4)/(2)
1993	42228	584	8	1.37	8.8	—	18.94
1994	45239	571	10	1.75	11.0	1.28	22.10
1995	46244	714	12	1.68	13.2	1.23	25.95
1996	47248	748	16	2.14	17.6	1.56	33.86
1997	48258	942	21	2.23	23.0	1.63	43.52
1998	55265	1095	24	2.19	26.4	1.60	43.43
合计	284482	4654	91	1.96	100.0	—	31.99

第二节　应用相对数应注意的问题

相对数看似简单，但在实际应用中却容易误用，主要表现在以下几个方面。

(1) 计算相对数时分母不宜过小。观察例数过少时抽样误差较大，计算的相对数往往不稳定，可靠性差。所以当观察例数较少（如少于 30 例）时，一般以绝对数表示为好，如果以相对数表示，则应给出其可信区间。但在动物实验中，由于实验过程中可以严格控制各项因素的影响，如严格挑选实验动物、控制实验条件（如温度、湿度）等，最大限度地降低了这些因素对实验结果的影响，这样使用较少的动物也能得到较稳定的实验结果，此时可以用相对数表示。

(2) 不能以构成比代替率。构成比和率是两个不同的概念，其意义也不同，前者反映的是事物内部各组成部分所占的比例，不能反映某事件发生的频率和强度。二者的概念和计算方法不同，所得结论也不同。常见的错误为根据构成比来比较不同事件的发生频度，或比较不同年代某事件的发生频度。例如，不能根据表 7-1 第(6)栏错误地认为 1998 年病死率最高。

(3) 求几个相对数的平均数时，不能简单地将几个率相加后，除以相对数的个数。如表 7-1 所示的资料中，求六年平均病死率用 (1.37%＋1.75%＋1.68%＋2.14%＋2.23%＋2.19%)/6＝1.89%。相对数的分母（观察单位总数）不同，求平均数时的权数亦应不同，因此应对各年的率乘以各自的权数，1.37%×0.088＋1.75%×0.110＋1.68%×0.132＋2.14%×0.176＋2.23%×0.230＋2.19%×0.264＝2.00%，或将各率的分子、分母分别相加后，分子之和除以分母之和，即 91/4654＝1.96%。

(4) 忽视资料的可比性,各相对数直接比较,但应注意以下两个方面。

① 观察对象、研究方法、观察时间、地区和民族等因素应相同或相近。例如,分析某工厂不同车间工人的高血压患病规律,应考虑工人的年龄、工龄、工种、病期、病程、病型、遗传,以及环境与治疗条件等因素,这些因素必须在实验设计和资料分析中进行控制。

② 其他因素在各组内部构成是否相同。例如,比较两个地区总死亡率时,若两组资料的年龄、性别构成不同,只能分别比较年龄、性别组的率,或者进行标准化后再进行比较(详见本章第三节)。

(5) 与数值型变量一样,抽样所得到的样本相对数也有抽样误差,因此相对数间的比较也应作假设检验。

第三节 率的标准化法

1. 标准化法的意义和基本思想

当两组或多组率之间进行比较,其内部各小组的率明显不同,且各小组观察例数的构成比,如年龄、性别、工龄、病情轻重、病程长短等也明显不同时,则不能直接比较两组或多组的总率来得出结论。

如表 7-2 所示,比较甲乙两地总死亡率时,因两地各年龄组人口构成不同,明显地影响着死亡数和总死亡率的高低:若人口构成中青壮年多,则总死亡率偏低;若儿童和老年人口多,则总死亡率必然偏高。甲地总死亡率高于乙地死亡率显然是因为混杂因素——年龄的干扰,只有消除其影响才能正确地反映真实情况,通常采用标准化法,即当内部构成不同时,对比较的两组或多组的率按统一的"标准"进行调整,使之具备可比性,这种方法称为率的标准化法。

表 7-2 甲乙两地各年龄组人口数及死亡率(‰)

年龄组	甲 地		乙 地	
	人口数	死亡率	人口数	死亡率
0~	9300	57.2	4800	72.9
5~	12200	3.6	6600	4.6
20~	19000	5.3	35300	7.2
40~	7600	12.1	2800	14.2
60~	1900	40.0	500	46.0
合计	50000	16.19	50000	13.90

上例为消除人口构成不同的影响,应采取统一的标准人口年龄构成进行"调整",使之标准化,从而具有可比性。在比较两组人群出生率、患病率和病死率等时,也要考虑人群的性别、年龄构成的标准化;在比较两组人群治愈率时,应考虑病情轻重、病程长短的标准化;率的标准化思想也可以用于均数的比较,如两组人群平均治愈天数的比较,也应考虑病型、病程、病期等的标准化。了解标准化的基本思想,分析资料的可比性,特别注意是否由于某方面的构成不同会影响总率(或均数)的可比性,这在实际工作中是很有意义的。

2. 标准化率的计算方法

标准化率也称调整率,其常用的计算方法可分为直接法和间接法。现以死亡率的年龄构成标准化为例,计算标准化死亡率。

1) 直接法

(1) 已知标准组各年龄组人口数和被标准化组各年龄组的实际死亡率,计算标准化死亡率,即

$$标准化率(p) = \frac{N_1 p_1 + N_2 p_2 + N_3 p_3 + \cdots + N_i p_i}{N} \tag{7-1}$$

符号的意义如表 7-3 所示，$N_i p_i$ 又称为预期死亡数，是某组标准人口数与实际死亡率的乘积。

表 7-3 标准化率计算模式符号表

年龄组	标准组			被标准化组		
	人口数	死亡数	死亡率	人口数	死亡数	死亡率
1	N_1	R_1	P_1	n_1	r_1	p_1
2	N_2	R_2	P_2	n_2	r_2	p_2
3	N_3	R_3	P_3	n_3	r_3	p_3
⋮	⋮	⋮	⋮	⋮	⋮	⋮
i	N_i	R_i	P_i	n_i	r_i	p_i
合计	N	R	P	n	r	p

(2) 已知标准组各年龄组的人口构成比（N_i/N）时，标准化率等于各组的构成比与相应组死亡率乘积之和，即

$$标准化率(p) = \frac{N_1}{N}p_1 + \frac{N_2}{N}p_2 + \frac{N_3}{N}p_3 + \cdots + \frac{N_i}{N}p_i \tag{7-2}$$

式中：$\frac{N_i}{N}p_i$ 称为分配死亡率，是各年龄组的人口构成比与相应年龄组死亡率的乘积。

2) 间接法

标准化死亡率间接法是先计算标准化死亡比（standard mortality rate, SMR），标准化死亡比是各组的预期死亡数（$n_i P_i$）之和与实际死亡总数之比，标准化死亡率是标准化死亡比与标准死亡率的乘积，即

$$标准化死亡率(p) = P \frac{r}{n_1 P_1 + n_2 P_2 + n_3 P_3 + \cdots + n_i P_i} = P \times SMR \tag{7-3}$$

式中：$n_i P_i$ 也是预期死亡数，它是各年龄组的人口数与标准人口死亡率的乘积。

$$SMR = \frac{r}{n_1 P_1 + n_2 P_2 + n_3 P_3 + \cdots + n_i P_i} \tag{7-4}$$

SMR 是实际死亡数与预期死亡数之比，称为标准化死亡比。若 SMR>1，则原死亡率高于标准死亡率；SMR<1，则原死亡率低于标准死亡率。

标准组应根据研究目的来选择有代表性的、较稳定的、数量较大的人群，如选择世界的、全国的、全省的、本地区的，或本单位历年累计的数据作为标准，也可以选择相互比较的人群合并或其一作标准。

例 7-1 各年龄组标准人口数和甲乙两地各年龄组的原死亡率列于表 7-4，请比较甲乙两地的总死亡率。

解 因各年龄组死亡率不同，表明其内部构成不同，要比较甲乙两地的死亡率，不能对两地总死亡率直接进行比较，必须对两地的总死亡率进行标准化，宜用直接法公式（7-1）。

已知：各组的标准人口数和各组的原死亡率，求两地的人口标准化死亡率。

● 计算甲乙两地的预期死亡数

按公式（7-1）分别计算各年龄组的预期死亡数，如表 7-4 中第（4）栏、第（6）栏所示。

● 计算标准化死亡率

$$甲地标准化死亡率(p) = \frac{1385}{100000} \times 1000‰ = 13.85‰$$

$$乙地标准化死亡率(p) = \frac{1763}{100000} \times 1000‰ = 17.63‰$$

表 7-4　各年龄组的标准年龄人口数及甲乙两地原死亡率

年龄组/岁 (1)	标准人口数 (N_i) (2)	甲地 原死亡率(p_i)/(‰) (3)	甲地 预期死亡数($N_i p_i$) (4)=(2)×(3)	乙地 原死亡率(p_i)/(‰) (5)	乙地 预期死亡数($N_i p_i$) (6)=(2)×(5)
0~	14100	57.2	807	72.9	1028
5~	18800	3.6	68	4.6	86
20~	54300	5.3	288	7.2	391
40~	10400	12.1	126	14.2	148
60~	2400	40.0	96	46.0	110
合计	100000	16.19	1385	13.9	1763

- 结论

经标准化后可见,甲地死亡率低于乙地死亡率,与未标准化前的死亡率结论相反。

例 7-2　甲乙两地各年龄组人口数及死亡率如表 7-2 所示,已知各年龄组的标准人口构成比(见表 7-5 第(2)栏),试比较甲乙两地死亡率。

表 7-5　各年龄组的标准人口构成比和甲乙两地的原死亡率

年龄组/岁 (1)	标准人口构成比(N_i/N) (2)	甲地 原死亡率(p_i)/(‰) (3)	甲地 分配死亡率($N_i/N)p_i$ (4)=(2)×(3)	乙地 原死亡率(p_i)/(‰) (5)	乙地 分配死亡率($N_i/N)p_i$ (6)=(2)×(5)
0~	0.141	57.2	8.07	72.9	10.28
5~	0.188	3.6	0.68	4.6	0.86
20~	0.543	5.3	2.88	7.2	3.91
40~	0.104	12.1	1.26	14.2	1.48
60~	0.024	40.0	0.96	46.0	1.10
合计	1.000	16.19	13.85	13.9	17.63

解　已知各年龄组的标准人口构成比和甲乙两地的原死亡率,求两地的人口标准化率,宜用直接法公式(7-2)。

甲乙两地标准化死亡率的计算见表 7-5 第(4)栏、第(6)栏的合计行。

例 7-3　已知甲地死亡人数为 845 人,乙地死亡人数为 679 人,两地各年龄组人口数见表 7-6 第(3)、(5)两栏,求两地的标准化死亡比和标准化死亡率。

解　已知标准人口死亡率、甲乙两地死亡总数 r 及年龄组人口数 n_i,求标准化死亡率,宜采用间接法公式(7-3)。

- 计算甲乙两地的预期死亡数

甲乙两地的预期死亡数的计算见表 7-6 中第(4)栏、第(6)栏。

- 计算标准化死亡比 SMR

$$\text{甲地 SMR} = \frac{\text{总死亡数} r}{\text{预期死亡总数}} = \frac{845}{929} = 0.91$$

$$\text{乙地 SMR} = \frac{679}{612} = 1.11$$

表 7-6　各年龄组标准人口死亡率及甲乙两地的人口构成

年龄组/岁 (1)	标准人口死亡率(P_i)/(‰) (2)	甲地 人口数(n_i) (3)	甲地 预期死亡数$(n_i P_i)$ (4)=(2)×(3)	乙地 人口数(n_i) (5)	乙地 预期死亡数$(n_i P_i)$ (6)=(2)×(5)
0~	62.6	9300	582	4800	300
5~	3.9	12200	48	6600	26
20~	6.5	19000	124	35300	229
40~	12.7	7600	97	2800	36
60~	41.3	1900	78	500	21
合计	15.42	50000	929	50000	612

- 计算标准化死亡率

根据公式(标准化死亡率=标准死亡率×SMR)计算。

$$甲地标准化死亡率=15.42‰×0.91=14.03‰$$
$$乙地标准化死亡率=15.42‰×1.11=17.12‰$$

3. 使用标准化法的注意事项

(1) 要选择适当的计算方法。标准化法是采用统一标准人口的年龄构成,清除由于年龄构成明显差异所造成的影响,使算得的标准总率具有可比性。一般情况下,直接法计算简便,易于理解,更为常用。如果原始资料中有些年龄组人口过少,会导致年龄组死亡率波动较大,这时则宜用间接法。

(2) 标准化率不是实际的率。标准化率只能用于资料间相对水平的相互比较,且仅限于采用共同标准构成的组间比较,选用标准不同,所得标准化率也不同。

(3) 分别比较各组的率时,不用计算标准化率,对总率进行比较时才用标准化率。

(4) 标准化率的比较应作假设检验。两样本的标准化率同样是样本值,也存在抽样误差,如果要得出标准组和被标准化组的总体率是否相等,应作率的显著性检验。

第四节　动态数列及其分析指标

动态数列是一系列按时间顺序排列起来的统计指标,包括绝对数、相对数和平均数,用以说明事物在时间上变化和发展的趋势。

依时间方面的特点,动态数列指标可分为以下两种。

时点动态数列:是指由反映现象在某一瞬间总量的时点指标构成的动态数列,如历年人口数(年中人口数、年末人口数)、性比例、现场调查中的患病人数、时点患病率等。

时期动态数列:是指在一定的时间间隔内陆续发生并积累的数据,如历年出生数和出生率、死亡数和死亡率、发病数和发病率等。

动态数列分析是建立在相对比基础上的,常采用定基比和环比两种指标。常用的分析指标见表 7-7 第(4)栏至第(9)栏。

1. 绝对增长量

绝对增长量说明事物在一定时期所增长的绝对值。绝对增长量可计算:① 累计增长量,若以 1990 年床位数为基数,各年床位数与其相减即得,如 1995 年床位累计增长量=6284-5420=864 张;② 逐年增长量,即以下一年床位数与上一年的相减,见表 7-7 第(5)栏。

2. 发展速度和增长速度

发展速度和增长速度可计算：① 定基比，即统一用某个时间的指标作基数，以各时间的指标与之相比；② 环比，即以前一个时间的指标作基数，以相邻的后一时间的指标与之相比。发展速度和增长速度均为比值，说明事物在定时期的速度变化。增长速度＝发展速度－1（或100%）。

3. 平均发展速度和平均增长速度

平均发展速度和平均增长速度用于概括某一时期的速度变化，即该时期环比的几何均数，其计算公式为

$$\text{平均发展速度} = \sqrt[n]{a_n/a_0} \tag{7-5}$$

式中：a_0为基期指标；a_n为第n年指标。

$$\text{平均增长速度} = \text{平均发展速度} - 1 \tag{7-6}$$

表7-7 某地1990—1998年床位发展动态

年份(1)	指标符号(2)	年末床位数(3)	绝对增长量		发展速度/(%)		增长速度/(%)	
			累计(4)	逐年(5)	定基比(6)	环比(7)	定基比(8)	环比(9)
1990	a0	5420	—	—	—	—	—	—
1991	a1	5608	188	188	103.5	103.5	3.5	3.5
1992	a2	5766	346	158	106.4	102.9	6.4	2.9
1993	a3	5886	466	120	108.6	102.1	8.6	2.1
1994	a4	5991	571	105	110.5	101.8	10.5	1.8
1995	a5	6284	864	293	115.9	104.9	15.9	4.9
1996	a6	6609	1189	325	121.9	105.2	21.9	5.2
1997	a7	6955	1535	346	128.3	105.2	28.3	5.2
1998	a8	7352	1932	397	135.6	105.7	35.6	5.7

例7-4 对表7-7第(1)栏、第(3)栏的资料作动态分析。

解

$$\text{平均发展速度} = \sqrt[8]{7352/5420} = 1.039(103.9\%)$$

$$\text{平均增长速度} = 1.039 - 1 = 0.039(3.9\%)$$

由表7-7可见：该地1990年设有床位5420张，至1998年已达到7352张，相当于原有数的135.6%，9年间共增加了1932张，增加了35.6%。虽然每年床位均有增加，但发展不平衡，1990—1994年间每年递增105~188张，递增速度为1.8%~3.5%，且逐年下降；而1995—1998年间每年递增293~397张，递增速度达4.9%~5.7%，且逐年上升。此期间的平均发展速度为103.9%，平均增长速度为3.9%。

动态数列的分析不仅可以总结过去，而且可以进行预测，即根据平均发展速度公式(7-5)，计算几年后达到的指标。如根据表7-7中的资料预测2000年末的床位数，代入公式(7-5)，

$$1.039 = \sqrt[10]{a_{10}/5420}$$

得

$$a_{10} = 7946 \text{ 张}$$

即根据该地1990—1998年平均发展速度，到2000年末，该地床位数可达7946张。预测时宜用近期比较稳定的发展速度，可求得更为接近实际的预测值。

第八章 二项分布、Poisson 分布及其应用

第一节 二项分布的概念与特征

一、二项分布的概念

在自然界中,有一些随机事件是只有两种互斥结果的离散型随机事件,称为二项分类变量,如在医学领域中,病人治疗结果的有效与无效,某种化验结果的阴性与阳性,接触某病传染源的感染与未感染等。二项分布就是对这类只有两种互斥结果的离散型随机事件的规律性进行描述的一种概率分布。

考虑只有两种可能结果的随机试验,当阳性的概率(π)是恒定的,且各次试验相互独立,这种试验在统计学上称为贝努里试验(Bernoulli trial)。如果进行 n 次贝努里试验,阳性次数为 $X(X=0,1,2,\cdots,n)$,取得阳性的概率为 $P(X)$,则概率 $P(X)$ 可以用如下二项分布概率公式进行描述:

$$P(X=k)=\binom{n}{k}\pi^k(1-\pi)^{n-k}$$

由于该公式是一个数理问题,计算复杂,在以 SPSS 统计软件作工具的统计学应用中可以不予涉及,只需要掌握二项分布函数——累积分布函数 CDF.Binom(q,n,p)和概率密度函数 PDF.Binom(q,n,p)的使用即可。

二、二项分布的应用条件

满足以下三个条件的 n 次试验构成的序列称为贝努里试验序列。

(1) 各观察单位只能具有相互对立的一种结果,如阳性或阴性,生存或死亡等,属于二分类资料。已知发生某一结果(阳性)的概率为 π,则其对立结果的概率为 $1-\pi$。

(2) 每次试验的条件不变。即每次试验中,阳性结果发生的概率不变,均为 π,实际工作中要求 π 是从大量观察中获得比较稳定的数值。

(3) 各次试验独立。各个观察单位的观察结果相互独立,即每个观察单位的观察结果不会影响到其他观察单位的结果。

例如,用小白鼠作某种毒物特定剂量的毒性试验。在每次试验中,每只小白鼠用药后的结果只有死或活两种互斥的结果之一,就满足了贝努里试验序列条件 1。所谓的每次试验条件不变(条件 2),即要求实验小白鼠用相同剂量的毒物;如果体重、种属、性别影响药物的结果,实验用小白鼠必须是同种属、同性别,且体重相近的小白鼠,这样才能使小白鼠发生死亡的概率相同。如果小白鼠有性别不同(或种属不同,或体重相差较大),则表明各小白鼠的死亡概率不同,也就不满足第 2 个条件。各次试验独立,是指一只小白鼠的死与活不受其他鼠的死与活的影响,这是容易满足的。故只要能控制实验用的 n 只小白鼠,在用同剂量毒物后发生死亡的概率相同,这 n 只鼠的毒性试验就构成一个 n 次贝努里试验序列。

三、二项分布的统计量

1. 均数和标准差

在二项分布资料中,当概率 π 和总样本例数 n 已知时,它的均数 μ 及其标准差 σ 可由下列两式算出,即

$$\mu = n\pi \tag{8-1}$$

$$\sigma = \sqrt{n\pi(1-\pi)} \tag{8-2}$$

若对式(8-1)和式(8-2)分别除以 n,均数和标准差变为率。

$$\mu_p = \pi \tag{8-3}$$

$$\sigma_p = \sqrt{\pi(1-\pi)/n} \tag{8-4}$$

式中,σ_p 是样本率的标准误,当 π 未知时,常用样本率 p 作为 π 的估计值,式(8-4)变为

$$S_p = \sqrt{p(1-p)/n} \tag{8-5}$$

例 8-1 在小白鼠毒性试验中,若死亡率 $\pi = 0.6$,则 3 只鼠中毒死亡的总体均数为

$$\mu = n\pi = 0.6 \times 3 = 1.8(只)$$

总体标准差为

$$\sigma = \sqrt{n\pi(1-\pi)} = \sqrt{3 \times 0.6(1-0.6)} = 0.85$$

2. 二项分布的累计概率

二项分布的累计概率常用的计算方法有左侧累计法和右侧累计法。从阳性率为 π 的总体中随机抽取含量为 n 的样本,则

(1) 最多有 k 例阳性的概率(左侧累计法)的数学函数表达式为

$$P(X \leq k) = P(0) + P(1) + \cdots + P(k)$$

SPSS 函数计算式为 $\quad P(X \leq k) = \text{CDF.Bernom}(\text{quant}, n, \text{prob}) \tag{8-6}$

CDF.Bernom 为计算二项分布累积概率的函数名,quant 为阳性数,n 为样本量,prob 为总体的阳性率。

(2) 最少有 k 例阳性的概率(右侧累计法)的数学函数表达式为

$$P(X \geq k) = P(k) + P(k+1) + \cdots + P(n) = 1 - P(X \leq k) \quad (X = 0, 1, 2, \cdots, k, \cdots, n)$$

SPSS 函数计算式为

$$P(X \geq k) = 1 - \text{CDF.Bernom}(\text{quant}, n, \text{prob}) \tag{8-7}$$

例 8-2 某研究者想了解当地新生儿染色体异常是否低于一般水平,随机抽查当地 400 名新生儿,结果发现 1 名新生儿染色体异常,据以往经验,新生儿染色体异常率为 0.01,请作统计推断。

解 染色体异常率仅为 0.01,偏离 0.5 太远,可以认为是服从二项分布。由于问题问的是"是否低于一般水平",需要求的是单侧概率。若发生的概率 $P(X \leq 1)$ 很小,则按"小概率事件在一次试验中几乎不发生"的推断原则,一次随机试验中不应发生事件"$X \leq 1$";若 $P(X \leq 1)$ 很小,且实际发生了事件"$X \leq 1$",则可拒绝 $\pi = 0.01$ 的假设。若 $P(X \leq 1)$ 不很小,而实际发生了事件"$X \leq 1$",则无理由拒绝 $\pi = 0.01$ 的假设。据此,可以在 SPSS 中使用式(8-6)中的函数式,也可以使用 SPSS 的"二项式"非参数检验方法(见第十章第二节)。

已知:quant=1, n=400, prob=0.01;

● 检验假设

$H_0: \pi = 0.01$,当地新生儿染色体异常率与总体率相同;

$H_1: \pi < 0.01$,当地新生儿染色体异常率低于总体率。

检验水准：$\alpha=0.05$。

● 建立数据集

在 SPSS 中的数据编辑器中，建立变量名称为"x"的数据集，输入一个任意数据（需调用 SPSS 的任何统计分析方法时，至少要有一个数据的数据集）。

● 统计量的计算

▲ 在 SPSS 中的数据编辑器中，点击菜单转换/计算变量…，打开图4-3所示的"计算变量"对话框；在"目标变量"框中填入变量名称"y"，因 SPSS 中变量名合法性的关系，故用 y 代表 $P(X\leqslant 1)$。

▲ 在"函数组"框中点击"CDF 与非中心 CDF"项，在下方的"函数和特殊变量"框中，双击函数"Cdf.Binom"；上部"数字表达式"框中显示为"CDF.BINOM(?,?,?)"，将其中的三个问号"?"分别改为1，400和0.01，显示为"CDF.BINOM(1,400,0.01)"。

▲ 在图4-3所示的"计算变量"对话框中，点击 确定 按钮。

在数据编辑器中显示为 y=0.09。如果要查看精确数据则有两种方法：一是在变量视图中修改小数位数；二是在数据视图中点击选中该数据后，在上方的数据输入栏中显示其精确数值，本例的6位小数值为0.090478。

● 统计推断

因 $P(X\leqslant 1)=0.09$，$P(X\leqslant 1)>\alpha$，无统计学差异，故尚无理由拒绝 H_0，可以认为尚不能确定该地新生儿染色体异常率低于一般水平。

3. 二项分布的图形

已知 π 和 n，就能用概率密度函数 PDF.Binom(q,n,p)计算 $X=0,1,\cdots,n$ 时的概率密度值。以 X 为横坐标，以概率密度为纵坐标作图，即可绘出二项分布的图形，如图8-1所示，可

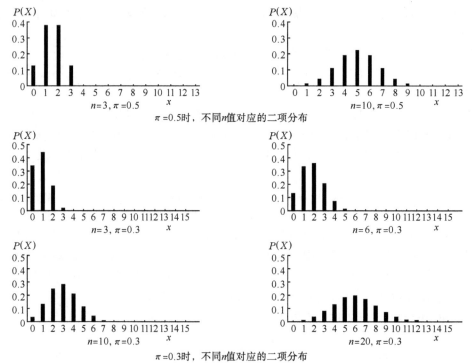

图 8-1 二项分布示意图

见 $\pi=0.5$ 和 $\pi=0.3$ 时不同 n 值对应的二项分布图。

由图 8-1 可以看出,二项分布的形状取决于 π 和 n 的大小,高峰在横轴的 $n\pi$ 处。当 π 接近 0.5 时,图形是对称的;π 离 0.5 愈远,对称性愈差,但随着 n 的增大,分布趋于对称。

可以用同样方法进一步作图证实:当 $n\to\infty$ 时,只要 π 不太靠近 0 或 1,特别是当 $n\pi$ 和 $n(1-\pi)$ 都大于 5 时,二项分布近似于正态分布。

第二节 率的可信区间

总体率的估计也有点(值)估计和区间估计,点估计是简单地用样本率来估计总体率,区间估计是求出总体率的可能范围。样本率的理论分布与样本含量 n 和阳性率 p 的大小有关,所以需要根据 n 和 p 的大小不同,选用以下两种方法。

(1) 当样本含量 n 较小,如 $n\leqslant 50$,特别是 p 很接近于 0 或 1 时,按二项分布的原理估计总体率的可信区间。因实际意义不大,SPSS 没有提供其计算方法。

(2) 当样本含量 n 足够大,且样本率 p 或 $1-p$ 均不太小,如 np 与 $n(1-p)$ 均大于 5 时,样本率 p 的抽样分布近似正态分布,总体率 π 的可信区间可按式(8-8)进行估计。

$$(p-u_\alpha S_p, p+u_\alpha S_p) \tag{8-8}$$

式中,u_α 为标准正态分布 α 水平的双侧临界值,如 $\alpha=0.05$ 时,$u_\alpha=1.96$;$\alpha=0.01$ 时,$u_\alpha=2.58$。u_α 值可由 SPSS 的 IDF.Normal(0.05/2,0,1) 和 IDF.Normal(0.01/2,0,1) 求得。因为是求双侧概率,函数中使用的是 $\alpha/2$。

例 8-3 某医师在某地随机抽取 329 人,作血清登革热血凝抑制抗体反应检验,结果 29 人阳性,请估计该地人群血清登革热血凝抑制抗体阳性率。

解 本例样本例数较多,$n>50$,$np=29$,大于 5,选用正态近似法。

样本率: $p=29/329=8.81\%$

选用率的标准误公式(8-5),得

$$S_p=\sqrt{\frac{p(1-p)}{n}}=\sqrt{\frac{8.81\%\times(1-8.81\%)}{329}}=1.5\%$$

95% 可信区间:$(8.81\%-1.96\times 1.5\%, 8.81\%+1.96\times 1.5\%)=(5.87\%, 11.75\%)$

第三节 Poisson 分布的概念与特征

一、Poisson 分布的概念

Poisson 分布主要用于描述在单位时间、单位人群、单位空间内,某稀有事件发生次数的分布。例如,某种细菌在单位容积空气或水中出现的情况;某段时间特定人群中某种恶性肿瘤患者的分布或出生缺陷的发病情况;放射性物质在单位时间内的放射次数;单位空间某种昆虫数的分布,等等。

Poisson 分布的实质是二项分布的 π 很小、样本含量 n 趋向于无穷大时的极限形式。当试验中成功事件出现的概率很小,如 $\pi<0.05$,试验的次数 n 很大时,用二项分布计算成功事件出现的次数 $X(X=0,1,2,\cdots,n)$ 的概率很困难,用 Poisson 分布可简化计算。Poisson 分布就

是为描述小概率事件规律性的一种重要的离散型变量分布。

Poisson 分布是指随机变量 X 的取值范围为 $0,1,\cdots,n$，其相应的概率函数为

$$P(X=X)=e^{-\mu}\frac{\mu^{X}}{X!} \tag{8-9}$$

式中，$\mu=n\pi$ 为 Poisson 分布的总体均数或总体的平均阳性数；X 为单位时间或单位空间内某事件的发生数（阳性数）；e 为自然对数的底，约等于 2.71828。

二、Poisson 分布的性质

（1）Poisson 分布是一种单参数的离散型分布，其参数为 μ，它表示单位时间或空间内某稀有事件平均发生的次数，故 μ 又称为强度参数。

（2）Poisson 分布的方差 σ^2 与均数 μ 相等，即 $\sigma^2=\mu$。

（3）Poisson 分布是非对称性的，在 μ 不大时呈偏态分布，并随着 μ 的增大，迅速接近正态分布。一般来说，当 $\mu=20$ 时，可以认为近似正态分布；当 $\mu=50$ 时，可以认为 Poisson 分布呈正态分布 $N(\mu,\mu)$，这时的 Poisson 分布资料可按正态分布处理。

（4）Poisson 分布的累计概率常用的计算方法有左侧累计法和右侧累计法。单位时间或空间内事件发生的次数如下。

① 最多有 k 例阳性的概率为

数学函数式：

$$P(X\leqslant k)=P(0)+P(1)+\cdots+P(k) \quad (X=0,1,2,\cdots)$$

SPSS 函数式：

$$P(X\leqslant k)=\text{CDF.poisson(quant,mean)} \tag{8-10}$$

CDF.poisson 为计算二项分布累积概率的函数名，quant$=k$ 为样本阳性数，mean 为总体的阳性率（均数）。

② 最少有 k 例阳性的概率为

数学函数表达式：

$$P(X\geqslant k)=P(k)+P(k+1)+\cdots+P(n)=1-P(X\leqslant k) \quad (X=0,1,2,\cdots,k,\cdots,n)$$

SPSS 函数计算式：

$$P(X)=1-\text{CDF.poisson(quant, mean)} \tag{8-11}$$

（5）Poisson 分布的图形。已知 μ，就可按公式计算得出 $X=0,1,2,\cdots,n$ 时的 $P(X)$ 值，以 X 为横坐标、$P(X)$ 为纵坐标作图，即可绘出 Poisson 分布的图形，如图 8-2 所示。

由图 8-2 可以看到，当总体均数 μ 值小于 5 时 Poisson 分布为偏峰，μ 愈小分布愈偏，随着 μ 增大，分布趋向对称。

（6）Poisson 分布是二项分布的极限形式。二项分布中，当 π 很小而 n 很大，$n\pi\to\mu$ 时，二项分布趋于 Poisson 分布。

（7）Poisson 分布的观察结果有可加性。若从总体均数为 μ_1 的 Poisson 分布总体中随机抽出一份样本，其中稀有事件的发生次数为 X_1，再独立地从总体均数为 μ_2 的 Poisson 分布总体中随机抽出另一份样本，其中稀有事件的发生次数为 X_2，则它们的合计发生数 $T(=X_1+X_2)$ 也服从 Poisson 分布，总体均数为 $\mu_1+\mu_2$。医学研究中常利用其可加性，将小的观察单位合并，来增大发生次数 X，以便用正态近似法作统计推断。

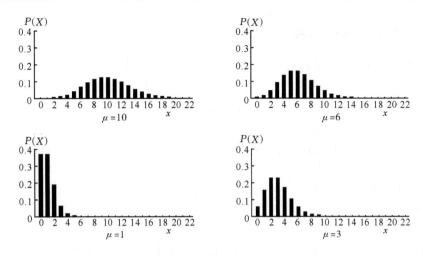

图 8-2 μ 取不同值时的 Poisson 分布图

三、Poisson 分布的应用条件

Poisson 分布的应用条件与二项分布的相同,即要求事件的发生是相互独立的,发生的概率相等,结果是二分类的。

Poisson 分布主要用于研究单位时间或单位空间内某事件的发生数,理论上单位时间或单位空间内的观察单位数可为无穷大。因此,在研究单位人群中某疾病发生数的分布时,单位人群的人数要求要大,比如以 1000 人或更多作为单位人群,某些发病率极低的疾病则要求更多的研究单位人群。

第四节 Poisson 分布的应用

一、总体参数的估计

由样本均数(样本阳性数)X 估计总体均数 μ 也有点(值)估计和区间估计,区间估计的方法,需视样本阳性数(样本均数)X 的大小而定。当 $X<50$ 时,SPSS 没有提供计算方法,其意义也不大;当 $X>50$ 时,可按正态近似原理用式(8-12)求总体均数 μ 的 95% 或 99% 可信区间。

$$(X-u_\alpha \sqrt{X}, X+u_\alpha \sqrt{X}) \tag{8-12}$$

式中,X 为样本计数;u_α 为标准正态分布 α 水平双侧临界值。

例 8-4 用计数器测得某放射性物质 30 分钟内发出的脉冲数为 360 个,试估计该放射性物质每 30 分钟脉冲数的 95% 可信区间。

解 放射性物质发出脉冲数呈 Poisson 分布,按式(8-12)计算。

已知: $X=360, \alpha=0.05$;

$u_\alpha = \text{IDF.NORMAL}(0.025, 0, 1) = 1.96$

$(360-1.96\sqrt{360}, 360+1.96\sqrt{360}) = (322.8, 397.2)$

95% 可信区间为 (322.8, 397.2)。

二、样本均数与总体均数的比较

样本均数与总体均数作比较的目的是推断样本所代表的未知总体均数 μ 是否与某已知总体均数 μ_0 相等。统计分析步骤是首先建立无效假设 H_0：$\mu=\mu_0$、备择假设 H_1：$\mu>\mu_0$，或 $\mu<\mu_0$，单侧检验水准 $\alpha=0.05$；然后计算检验统计量。

例 8-5 某研究者欲了解某溶液放置在 5 ℃ 冰箱中 3 天后的细菌数，现采取该溶液 1 mL，测得细菌数为 5 个，据以往大量观察得知，该溶液在相同条件下平均每毫升细菌数为 3 个。问本次测定结果是否与以往的结果不同。

解 溶液中的细菌数测定呈 Poisson 分布，本例的实质是求右侧 Poisson 分布概率，可应用 SPSS 函数式(8-11)。

已知：quant=5-1=4，mean=3；

建立检验假设：H_0：某溶液放置在 5 ℃ 冰箱中 3 天，其中细菌数平均每毫升 $\mu=3$；

H_1：$\mu>3$。

$$P(X\geqslant 5)=1-\text{CDF.POISSON}(4,3)=0.1847$$

确切概率 $P=0.1847$，$P>0.05$，不拒绝 H_0，尚不能认为该溶液放置在 5 ℃ 冰箱中 3 天会引起细菌数高于一般水平下的细菌数。

例 8-6 某研究者研究经某低剂量辐射后能否减少溶液中的细菌数，以低剂量辐射细菌浓度为 80 个/mL 的溶液后，取该溶液 1 mL，经细菌培养得细菌 40 个，问经低剂量辐射后溶液中的细菌数是否下降？

解 本例研究的是细菌培养，呈 Poisson 分布，按式(8-10)计算左侧概率。

已知：quant=40，mean=80；

建立检验假设：H_0：低剂量辐射前后溶液中的细菌数相同 $\mu=80$；

H_1：$\mu\leqslant 80$；

检验水准：$\alpha=0.05$。

$$P(X)=\text{CDF.poisson}(40,80)=6\times 10^{-7}$$

统计推断结论：$P<0.05$，拒绝检验假设 H_0，接受备择假设 H_1，即低剂量辐射后溶液中细菌数下降。

三、两组独立样本资料的检验

当两组独立样本资料检验时，仍可用 SPSS 的 CDF.Poisson(quant,mean) 求其确切概率。此时应将数值小的一个作为 quant，将数值大的一个作为 mean；然后按检验水准 $\alpha=0.05$ 对其总体均数进行推断。

例 8-7 甲、乙两检验师分别观察 15 名正常人末梢血中嗜碱粒细胞的数量。每张血片均观察 200 个视野，结果甲检验师计数到嗜碱粒细胞 26 个，乙检验师计数到 29 个。试问两位检验师检查结果是否一致？

解 本例数据呈 Poisson 分布，用 SPSS 函数计算确切概率。

已知：quant=26, mean=29；

建立检验假设：H_0：$\mu_1=\mu_2$ 两检验师检出嗜碱粒细胞数相等；

H_1：$\mu_1<\mu_2$。

检验水准：$\alpha=0.05$。

计算统计量：$P=$CDF.Poisson$(26,29)=0.33$

统计推断结论：$P=0.33$，大于检验水准 0.05，不拒绝无效检验假设，因此，尚不能认为两检验师检查结果有差异。

例 8-8 某车间改革生产工艺前，测得三次粉尘浓度，每升空气中分别有 38、29、36 颗粉尘；改进工艺后，测得两次粉尘浓度，分别为 25、18 颗粉尘。问工艺改革前、后粉尘数有无差别？

解 测定数据呈 Poisson 分布，先计算工艺改进前、后的均数。

已知：第一组均数 quant$=(25+18)/2=21.5$；

第二组均数 mean$=(38+29+36)/3=34.333$；

建立检验假设：$H_0:\mu_1=\mu_2$，两工艺改进前后粉尘浓度相同；

$$H_1:\mu_1<\mu_2。$$

检验水准：$\alpha=0.05$。

计算统计量：$P=$CDF.Poisson$(21.5,34.333)=0.01$

统计推断结论：$P=0.01$，小于检验水准 0.05，拒绝检验假设 H_0，接受备择假设 H_1。可以认为工艺改革前后粉尘浓度不同，改革工艺后粉尘浓度较低。

第九章 卡方(χ^2)分布与交叉表卡方检验

交叉表卡方检验,过去称为行×列表卡方检验,属 SPSS 的描述统计检验方法的一种。该方法是对计数资料进行统计分析的主要方法。

第一节 χ^2 分布的特征

图 9-1 所示是不同自由度的 χ^2 分布曲线图,由图可见:

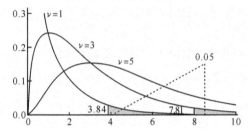

图 9-1 不同自由度的 χ^2 分布曲线图

(1) χ^2 分布是一种连续型分布,但有些离散分布也服从 χ^2 分布。

(2) χ^2 分布的形状依赖于自由度(df,n)的大小,当自由度 $n \leqslant 2$ 时,曲线呈 L 型;随着 n 的增加,曲线逐渐趋于对称;当自由度 $n \rightarrow \infty$ 时,χ^2 分布趋向正态分布。

(3) χ^2 分布具有可加性:若有 K 个服从 χ^2 分布且相互独立的随机变量,则它们之和仍是 χ^2 分布,新的 χ^2 分布的自由度为原来 K 个 χ^2 分布自由度之和。

(4) 卡方分布的均值为自由度 n,方差为 2n。

(5) 卡方值都是正值。

第二节 交叉表卡方检验

一、分类资料的数据录入格式

分类资料的数据录入格式与定量资料有所不同,在定量资料中,由于每个观察对象的变量值都不一样,记录格式为一个观察对象的一条记录(枚举格式,见表 9-1),而在分类资料中,所有变量值都限于很少的几个类别,如果按照定量资料的记录格式就非常麻烦。例如,记录全班 52 位同学的性别,就要录入 52 条记录,但实际上变量值只有男、女两个类。在 SPSS 中,为了简化数据录入,允许使用频数格式录入数据(见表 9-2)。但这种格式数据在使用前要将其进行"权重"转换,权重转换后的数据等同于枚举格式的数据。

表 9-1 枚举格式记录变量

姓名	性别
张某	男
李某	男
...	...
王某	女

表 9-2 频数格式

性别	数量
男	32
女	20

例 9-1 对表 9-2 中频数格式的数据进行权重变换。

在 SPSS 数据编辑器的变量视图中建立有"性别"和"数量"二个变量的数据集；在数据视图中第一行分别录入"1"代表男性、"32"为男性的例数，在第二行分别录入"2"代表女性、"20"为女性例数。在菜单栏点击数据/加权个案…，打开图 9-2 所示的"加权个案"对话框。

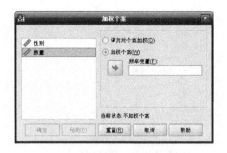

图 9-2 "加权个案"对话框

在图 9-2 中，选中"加权个案"选项，将左侧框中的变量"数量"拖曳到"频率变量"框中，点击 确定 按钮。

二、交叉表卡方检验方法

例 9-2 某医生用国产呋喃硝胺治疗十二指肠溃疡，以甲氰咪胍作对照，治疗结果见表 9-3。请分析两种方法的治疗效果有无差别。

解 本例自变量为处理因素，即试验药物呋喃硝胺和对照药物甲氰咪胍，结果变量（因变量）是溃疡愈合与否，为二分类变量；在表 9-3 中，有效数据是 8、54、20、44 四个数据，分别位于四个格子中，故在统计学中称为四格表。要分析两组治疗效果有无差别，属于比较两组总体率的差异，适用 SPSS 描述统计的交叉表分析方法。

● 数据录入

数据录入的变量名称及格式见表 9-4，也可以直接打开数据文件"交叉表.sav"。

表 9-3 两种药物治疗十二指肠溃疡结果

处理	未愈	已愈	合计
呋喃硝胺	8	54	62
甲氰咪胍	20	44	64
合计	28	98	126

表 9-4 治疗结果录入格式

药物	愈合	数量
呋喃硝胺	未愈	8
呋喃硝胺	已愈	54
甲氰咪胍	未愈	20
甲氰咪胍	已愈	44

● 统计分析

▲ 按例 9-1 将变量"数量"的频数格式进行权重变化。

▲ 在 SPSS 数据编辑器的菜单栏，点击菜单 分析/描述统计/交叉表…，打开图 9-3 所示的"交叉表"对话框。

▲ 在图 9-3 所示的"交叉表"对话框中，将左侧框中的变量"药物"拖曳到"行"框中；将变量"愈合"拖曳到"列"框中。

▲ 在图 9-3 所示的"交叉表"对话框中，点击 统计量… 按钮，打开"交叉表：统计量"对话框（见图 9-4），在该对话框中选中"卡方"选项，点击 继续 按钮。

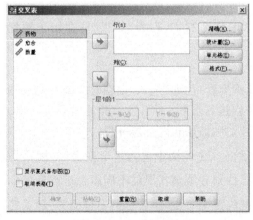

图 9-3 "交叉表"对话框

▲ 在图 9-3 所示的"交叉表"对话框中，点击

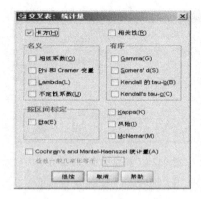

图 9-4 "交叉表:统计量"对话框

确定按钮,结果输出到查看器中。
● 统计推断结论
由表 9-5 卡方检验表列出的统计量,可见 5 种检验方法的统计量值,其中 Pearson 卡方、连续校正、Fisher 的精确检验三种较为重要。
三种卡方值的选用依据如下。
(1) 当 $n \geqslant 40$,且表 9-5 下方注释为"a. 0 单元格(.0%)的期望计数少于 5"时,选用"Pearson 卡方"统计量;若所得概率值(Sig. 或 P 值)与 α(显著性界限值,通常为 0.05)相近,则选用"Fisher 的精确检验"统计量。
(2) 当 $n \geqslant 40$,且表 9-5 下方注释为"a. k 单元格(大于 20%)的期望计数少于 5,但大于 1"时,选用"连续校正"统计量。
(3) 当 $n < 40$,或表 9-5 下方注释为"a. k 单元格(p%)的期望计数少于 1"时,选用"Fisher 的精确检验"统计量。
本例符合上述条件(1),选用 Pearson 卡方统计量,即 $\chi^2 = 6.133, P = 0.013, P < 0.05$;统计推断结论为:拒绝检验假设 H_0,接受备择假设 H_1,两组之间有显著性差异。有理由认为:用国产呋喃硝胺治疗十二指肠溃疡比甲氰咪胍的疗效好。

表 9-5 卡方检验

	值	df	渐进 Sig.(双侧)	精确 Sig.(双侧)	精确 Sig.(单侧)
Pearson 卡方	6.133[a]	1	0.013		
连续校正[b]	5.118	1	0.024		
似然比	6.304	1	0.012		
Fisher 的精确检验				0.018	0.011
线性和线性组合	6.084	1	0.014		
有效案例中的 N	126				

注:a. 0 单元格(.0%)的期望计数少于 5,最小期望计数为 13.78;b. 仅对 2×2 表计算

三、对话框介绍

1. "交叉表"对话框(见图 9-3)

(1) "行"框:卡方检验所称的"交叉表"在统计学中称为"行×列表","行"框即用于放置"行变量"。

(2) "列"框:用于放置"列变量"。

(3) "层 1 的 1"组合框:用于设置分层变量,譬如将变量"性别"选入,则在对行或列变量进行描述和分析时,会按照性别为男性和女性的情况分别进行分析,而不给出合计的分析结果。如果选入多个分层变量,则分别分层分析,如分别对性别和婚姻状况分层分析。

上一张、下一张按钮:用于控制其下方的层显示框。在此框中选入多个变量时,默认是分别进行分析,如果希望进行嵌套的分层分析,如按照性别和婚姻状况的不同组合进行分层分析,则先将性别选入,然后单击下一张按钮,此时层框跳至第二层,组合框的名称变为"层 2 的 2",这时再将婚姻状况选入层框中,两个变量即被分配到了不同层。

(4)"显示复式条形图"选项:显示重叠条图,它可以直观地反映出各单元格内频数的多少。

(5)"取消表格"选项:选中此项则禁止在查看器中输出"行×列表"。

2. "交叉表:统计量"对话框(见图9-4)

在图9-3中点击 统计量… 按钮,则打开该对话框,其中有多个用于度量行、列变量关联度的指标。

(1)"卡方"选项:进行卡方检验,可自动给出四格表校正卡方检验和确切概率法的结果。该检验用于判断行、列变量是否独立,如果数据不满足卡方检验的要求,即有单元格的期望数小于1,或有20%以上单元格的期望数小于5,则系统会在分析结果的最后给出警告,提示采用确切概率法的分析结果。

(2)"相关性"选项:计算行、列变量的Pearson相关系数和Spearman等级相关系数,Pearson相关系数只能用于两变量都是数值(刻度测量)变量的情况,Spearman等级相关系数理论上可适用于有序分类变量,但不如下面介绍的"有序"组合框中的统计量效率高。

(3)"名义"组合框:包含了一组用于反映分类变量相关性的指标,这些指标在变量属于有序或无序分类时均可使用,但两变量都是有序分类变量时,效率没有"有序"组合框中的统计量高。

"相依系数"选项:即列联系数,是由卡方值计算的系数,其值介于0~1之间,值越大表明两变量间相关性越强。

"Phi和Cramer变量"选项:由卡方值计算的系数,Phi(ϕ系数)在四格表卡方检验中介于-1~1之间,在R×C表卡方检验中介于0~1之间;Cramer变量介于0~1之间。指标的绝对值越大,相关性越强。

"Lambda"选项:输出λ值,用于反映自变量对因变量的预测效果,即以自变量的取值对因变量的预测有多少准确性。该值为1时,表明用自变量就可以完全确定因变量的取值;为0时,表明自变量对因变量完全无预测作用。

"不定性系数"选项:介于0~1之间,与Lambda类似,用于反映以自变量预测因变量取值的准确性。

(4)"有序"组合框:包含了一组用于反映分类变量一致性的指标,这些指标只能在两个变量都是有序分类变量时使用。它们均是基于Gamma统计量衍生出来的。所谓一致性高,就是指行变量等级高的列变量等级也高,行变量等级低的列变量等级也低。如果行变量等级高而列变量等级低,则称为不一致。

"Gamma"选项:输出γ值,其值介于-1~1之间,当观察值集中于对角线处时,其值为-1或1,表示两者的取值绝对一致或绝对不一致;如果两变量完全无关,则该值为0。

"Somers'd"选项:由tau-b改进而来,只校正了自变量相等的对子。

"Kendall的tau-b"选项:对相等的对子进行了校正,该指标也称为Kendall相关系数。

"Kendall's tau-c"选项:由tau-b改进而来,在其基础上对表的大小进行了校正。

(5)"Eta"选项:用于计算eta值,它的平方表示由组间差异所解释的因变量方差的比例($SS_{组间}/SS_{总}$)。相关性测量值的范围在0~1之间,其中0值表示行变量与列变量之间无相关性,接近1的值表示高度相关。Eta适用于在区间尺度上度量的因变量(如疗效),以及具有有限类别的自变量(如药物)。系统计算两个eta值:一个将行变量视为区间变量;另一个将列变量视为区间变量。

(6)"Kappa"选项:用于计算Kappa值,即内部一致性系数,其取值在0~1之间,除根据

P 值判断一致性有无统计学意义外,根据经验认为:Kappa≥0.75,表明两者一致性较好;0.75＞Kappa≥0.4,表明一致性一般;Kappa＜0.4,表明一致性较差。

(7)"风险"选项:计算 OR 值(几率比、比值比)和 RR 值(相对危险度)。

$$OR 值 = \frac{\dfrac{病例组中暴露的比例}{病例组中非暴露的比例}}{\dfrac{对照组中暴露的比例}{对照组中非暴露的比例}}$$

如果 $OR=2$,则病例组暴露于该危险因素者的比例为对照组的两倍,说明该因素与某疾病关联的强度。

$$RR 值 = \frac{暴露组的发病密度}{非暴露组的发病密度}$$

发病密度可理解为发病概率,如果 $RR=2$,则说明暴露组的发病概率为非暴露组的两倍。在推断疾病与危险因素的关联上,RR 值比 OR 值直观准确。

(8)"McNemar"选项:为配对卡方检验,按二项分布原理计算确切概率,相当于进行了精确校正,只能对行、列分类数相同的方形表格进行检验。

(9)"Cochran's and Mantel-Haenszel 统计量"选项:对两个二分类变量进行独立性检验和同质性(齐性)检验,同时可进行分层因素的调整,共包括以下几种统计量。

χ^2_{MH} 统计量(Mantel-Haenszel):为分层卡方检验,当层间存在混杂因素时,计算分层卡方可以很好地消除该混杂因素对结果的影响。同时,给出总的调整 OR 值(OR_{MH})。

χ^2_{CMH} 统计量(Cochran's):是 χ^2_{MH} 统计量的改进统计量,其适用条件较 χ^2_{MH} 严格,功能较强。

同质性检验:包括 Breslow-Day 和 Tarone's 两种方法,用于检验各层的风险是否一致。

(10)"检验一般几率比等于"框:用于设定相应 H_0 假设的 OR 值,默认为1。

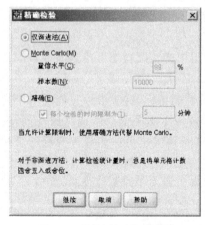

图 9-5 "精确检验"对话框

3. "精确检验"对话框(见图 9-5)

在图 9-3 中点击 精确… 按钮,即可打开图 9-5 所示的对话框。

(1)"仅渐进法"选项:只计算近似的概率值,不计算确切概率。

(2)"Monte Carlo"选项:采用蒙特卡罗模拟方法计算确切概率值。蒙特卡罗模拟法默认进行 10000 次抽样,给出确切概率及 99% 可信区间,这两个值均可更改。

(3)"精确"选项:计算出确切概率值,默认计算时间限制在 5 分钟内,超过此时限则自动停止,该值可以更改。

4. "交叉表:单元显示"对话框(见图 9-6)

在图 9-3 中点击 单元格… 按钮,即可打开图 9-6 所示的对话框,此对话框用于定义列联表单元格中需要显示的指标。

(1)"计数"组合框:内有"观察值"、"期望值"两选项,选中时则在列联表中输出相应的数据。

(2)"百分比"组合框:内有"行"、"列"、"总计"三个选项,选中时则输出三者的百分比。

(3)"残差"组合框:内有"未标准化"、"标准化"、"调节的标准化"三个选项,未标准化是实际数与理论数的差值,标准化是将差值转化为标准正态分布,调节的标准化是标准误除以单元残差的值。

(4)"非整数权重"组合框:内有五个选项,多取默认值。单元计数通常为整数值,因为它们代表每个单元中的个案个数。如果数据文件当前按某个带小数值(如 1.25)的权重变量进行加权,则单元计数也可能是小数值。在计算单元计数之前可以进行截断或舍入。

"四舍五入单元计数"选项:在计算任何统计量之前,个案权重按原样使用,但单元中的累积权重要四舍五入。

"截短单元计数"选项:在计算任何统计量之前,个案权重按原样使用,但截短单元中的累积权重。

"四舍五入个案权重"选项:在使用之前对个案权重进行四舍五入。

"截短个案权重"选项:在使用之前对个案权重进行截短。

"无调节"选项:个案权重按原样使用,且使用小数单元计数。但是,当需要"精确"统计(仅由"精确检验"选项提供)时,在计算"精确"检验统计量之前,单元中的累积权重或截短或四舍五入。

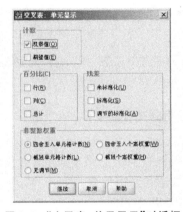

图 9-6 "交叉表:单元显示"对话框

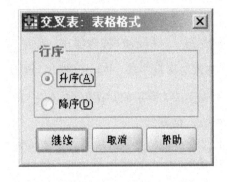

图 9-7 "交叉表:表格格式"对话框

5. **"交叉表:表格格式"对话框**(见图 9-7)

图 9-7 所示的对话框用于选择行变量的排列次序。

四、校正卡方检验

例 9-3 某矿石粉厂生产过程中,可致部分工人患职业性皮炎。为研究一种新防护服预防皮炎的效果,随机抽取 15 名工人穿新防护服,其余的工人仍穿原防护服,一个月后检查两组工人的皮炎患病情况,数据见表 9-6。问两组工人的患病率有无差别?

解 自变量为两种处理因素,即新、旧防护服,结果变量为皮炎的有无,为二分类变量,适用卡方检验(SPSS 的描述统计交叉表方法)。

● 检验假设

H_0:新、旧防护服皮炎患病率相同;

H_1:新、旧防护服皮炎患病率不同;

检验水准:$\alpha=0.05$。

● 数据录入

数据录入格式如图 9-8 所示,数据文件见"防护服.sav"。本例中数据为频数记录格式,应进行权重转换,操作步骤为:在数据编辑器中点击菜单数据/加权个案…;在"加权个案"对话框中,点击选中"加权个案"选项,将左侧框中的变量"例数"拖曳到"频数变量"框中,点击 确定 按钮。

表 9-6　两种防护服工人的皮炎患病情况

防护服	阳性	阴性	合计
新	1	14	15
旧	10	18	28
合计	11	32	43

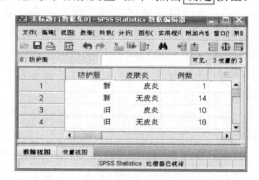

图 9-8　卡方检验的数据录入格式

● 统计分析

▲ 在 SPSS 数据编辑器的菜单栏,点击菜单分析/描述统计/交叉表…,打开"交叉表"对话框。

▲ 在图 9-3 所示的对话框中,将左侧框中的变量"防护服"拖曳到"行"框中;将变量"皮炎"拖曳到"列"框中。

▲ 在图 9-3 所示的对话框中,点击 统计量… 按钮,打开"交叉表:统计量"对话框(见图 9-4),在该对话框中选中"卡方"选项,点击 继续 按钮。

▲ 在图 9-3 所示的对话框中,点击 确定 按钮,结果输出到查看器中。

● 统计推断结论

由表 9-7 的注释行 a 可见:"1 单元格(25.0%)的期望计数少于 5,最小期望计数为3.84",符合前述的"卡方值的选用依据"第(2)条,宜采用"连续校正"统计量,即 $\chi^2 = 2.938$,$P = 0.087$,$P > 0.05$,不拒绝检验假设"H_0:新、旧防护服皮炎患病率相同"。

表 9-7　卡方检验

	值	df	渐进 Sig.(双侧)	精确 Sig.(双侧)	精确 Sig.(单侧)
Pearson 卡方	4.329[a]	1	0.037		
连续校正[b]	2.938	1	0.087		
似然比	5.056	1	0.025		
Fisher 的精确检验				0.065	0.038
线性和线性组合	4.228	1	0.040		
有效案例中的 N	43				

注:a. 1 单元格(25.0%)的期望计数少于 5,最小期望计数为 3.84;b. 仅对 2×2 表计算

注意　如果仍使用"Pearson 卡方"检验统计量,则会得出相反的错误结论。

第三节　配对资料的 χ^2 检验

例 9-4　两位放射科医生对 166 张矽肺胸片独自作出了矽肺分级诊断,如表 9-8 所示。问两者的诊断是否基本一致,诊断水平有无差别?

解　本例为三分类、等级计数资料,属配对数据。适用 SPSS 描述统计交叉表方法,可以

选用"Kappa"选项(重在研究两位医生诊断的一致性)和"McNemar"选项(即配对卡方检验,重在研究两者在哪些地方不一致,即两者的诊断结果有怎样的偏好,计算时只利用了不在主对角线上的数据)。

检验假设:H_0:两位医生的诊断结果一致;
H_1:两位医生诊断结果不一致;
检验水准:$\alpha=0.05$。

- 数据录入

数据录入格式如图 9-9 所示,数据文件见"配对卡方.sav"。

表 9-8　两位医生胸片诊断结果

甲医生诊断结果		乙医生诊断结果			
		Ⅰ级	Ⅱ级	Ⅲ级	合计
	Ⅰ级	32	15	0	47
	Ⅱ级	1	54	12	67
	Ⅲ级	0	7	45	52
	合计	33	76	57	166

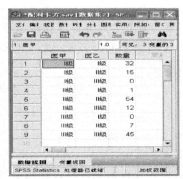

图 9-9　配对卡方检验数据录入格式

- 数据权重转换

仿照例 9-3 对变量"数量"进行权重转换操作。

- 统计分析

▲ 在 SPSS 数据编辑器的菜单栏,点击菜单分析/描述统计/交叉表…,打开图 9-3 所示的"交叉表"对话框。

▲ 在"交叉表"对话框中,将左侧框中变量"医甲"拖曳到"行"框中;将变量"医乙"拖曳到"列"框中。

▲ 在"交叉表"对话框中,点击 统计量… 按钮,打开"交叉表:统计量"对话框(见图 9-4),在该对话框中选中"卡方"、"Kappa"、"McNemar"三个选项,点击 继续 按钮。

▲ 在"交叉表"对话框中,点击 确定 按钮,结果输出到查看器中。

- 统计推断结论

由表 9-9 可见,"Pearson 卡方"为成组卡方检验统计量,$\chi^2=179.918$,$P=0.000$;"McNemar-Bowker 检验"为配对卡方检验统计量,$\chi^2=13.566$,$P=0.001$,表明两位医生诊断结果有统计学显著性差异;当观察原始数据时,可以发现乙医生较甲医生容易将矽肺期次判断得偏高。

由表 9-10"Kappa"统计量可见,$P=0.000$,也表明一致性有统计学显著性差异,Kappa=0.676,介于 0.4~0.75 之间,可以认为其一致性为中等。

表 9-9　卡方检验

	值	df	渐进 Sig.（双侧）
Pearson 卡方	170.918[a]	4	0.000
似然比	174.298	4	0.000
线性和线性组合	112.236	1	0.000
McNemar-Bowker 检验	13.566	2	0.001
有效案例中的 N	166		

注:a.0 单元格(.0%)的期望计数少于5,最小期望计数为9.34

表 9-10 对称度量

		值	渐进标准误差[a]	近似值 T^b	近似值 Sig.
一致性度量	Kappa	0.676	0.049	12.291	0.000
有效案例中的 N		166			

注:a. 不假定零假设;b. 使用渐进标准误差假定零假设

第四节 分层卡方检验

例 9-5 某医生为研究口服避孕药(OC)与心肌梗死的关系,进行了病例对照研究,考虑到年龄是一个可能的混杂因素,也将其纳入调查,其结果见表 9-11。问口服避孕药与心肌梗死之间有无关系?

解 本例是病例对照研究的二分类资料,分组变量为病例组和对照组,研究因素为是否服用避孕药(二分类),年龄为分层因素。适用于 SPSS 描述统计的交叉表(危险性估计和分层卡方检验)方法。

● 数据录入

变量设置及数据录入格式如图 9-10 所示,数据文件见"分层卡方.sav"。

● 权重转换

本例数据仍为频数格式,要求对变量"数量"仿照例 9-3 进行权重转换。

● 统计分析

▲ 在 SPSS 数据编辑器的菜单栏,点击菜单**分析/描述统计/交叉表…**,打开"交叉表"对话框(见图 9-3)。

表 9-11 避孕药与心肌梗死的关系

	<40 岁		≥40 岁	
	oc	未 oc	oc	未 oc
病例	21	26	18	88
对照	17	59	7	95
合计	38	85	25	183

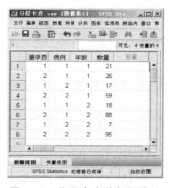

图 9-10 分层卡方的数据格式

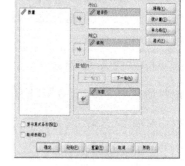

图 9-11 分层卡方的变量分配

▲ 在"交叉表"对话框中,将左侧框中的变量"避孕药"拖曳到"行"框中;将变量"病例"拖曳到"列"框中;将变量"年龄"拖曳到"层 1 的 1"的空白框中,如图 9-11 所示。

▲ 在"交叉表"对话框中,点击 统计量… 按钮,打开"交叉表:统计量"对话框(见图 9-4);在该对话框中选中"风险"、"Cochran's and Mantel-Haenszel 统计量"两个选项,点击 继续 按钮。

▲ 在"交叉表"对话框中,点击 确定 按钮,结果输出到查看器中。

● 统计推断结论

表 9-12 列出了 OR 值(几率比)、"病例"和"对照"的 RR 值(相对危险度)。由于本数据是

以病例对照方法的研究资料,其 RR 值没有实际意义。年龄小于 40 岁者的几率比为 2.803,大于 40 岁者为 2.776;两者 OR 值的可信区间下限都大于 1,具有统计学意义。

表 9-12 风险估计

年龄		值	95%置信区间	
			下限	上限
<40 岁	避孕药(服用 OC/不服用 OC)的几率比	2.803	1.274	6.167
	用于 cohort 病例=病例	1.807	1.176	2.776
	用于 cohort 病例=对照	0.645	0.441	0.943
	有效案例中的 N	123		
≥40 岁	避孕药(服用 OC/不服用 OC)的几率比	2.776	1.106	6.965
	用于 cohort 病例=病例	1.497	1.124	1.995
	用于 cohort 病例=对照	0.539	0.283	1.027
	有效案例中的 N	208		

表 9-13 所示是分层卡方检验和一致性检验的结果,可见 Mantel-Haenszel 值(χ^2_{MH})为 10.729,$P=0.001$,表明去除了年龄的混杂作用后,心肌梗死与服用避孕药有关;Cochran's 值(表中标为"Cochran 的",即 χ^2_{CMH} 统计量)为 11.782,$P=0.001$,与 Mantel-Haenszel 结论相同。

表 9-14 列出的是几率比的一致性检验结果,两种方法的 $P=0.987$,表明不同层间的 OR 值相同,即年龄组间的 OR 值没有显著性差异。

表 9-13 条件的独立性检验

	卡方	df	渐进 Sig.(双侧)
Cochran 的	11.782	1	0.001
Mantel-Haenszel	10.729	1	0.001

表 9-14 几率比的均一性检验

	卡方	df	渐进 Sig.(双侧)
Breslow-Day	0.000	1	0.987
Tarone 的	0.000	1	0.987

由表 9-15 可见:OR_{MH}值,即调整了年龄混杂作用后的综合 OR 值,为 2.791,表明去除了年龄的混杂效应后,服用避孕药的妇女患心肌梗死的危险度约为未服用避孕药妇女的 2.79 倍。OR_{MH} 95% 可信区间为 1.532~5.084。

表 9-15 Mantel-Haenszel 一般几率比估计

估计	ln(估计)	ln(估计)的标准误差	渐进 Sig.(双侧)	95%CI 下限	95%CI 上限	ln(一般几率比) 下限	ln(一般几率比) 上限
2.791	1.026	0.306	0.001	1.532	5.084	0.427	1.626

第十章 非参数检验

统计推断方法可分为两大类，即参数统计和非参数统计。t 检验和方差分析属参数统计方法，其共同特点是假定随机样本来自可用有限个实参数刻画的总体（如正态分布），并对总体分布的参数（如总体均数）进行估计或检验。常用的统计推断方法都要求样本来自的总体分布已知（如正态分布），在这种假设基础上才能对总体参数（如总体均数）进行估计或检验，因此都属于参数统计方法。但是这种方法对分布有着严格的要求（如正态性、方差齐等），一旦不满足这些条件就非常麻烦。

统计分析方法的着眼点不是总体参数，而是总体的分布情况，即研究目标总体的分布是否与已知理论分布相同，或者各样本所在总体的分布位置或形状是否相同。由于这类方法多不涉及总体参数，因而被称为非参数检验方法。非参数检验方法对总体分布不作严格规定，不依赖于总体分布类型；它的含义是指它的推断过程和结论均与原总体参数无关，并非说它在推断中什么分布参数都不利用，其中秩和检验还是基于秩次的分布特征推导出来的，即可能会利用到秩分布的参数。

非参数统计方法使用的场合有：总体分布不易确定；分布呈非正态而又无适当的数据转换方法；不能或未加精确测量的资料，如等级资料等。因此，非参数检验又称任意分布检验。

非参数检验最大的缺点就是检验效能较低，实际上根据国外的一项研究，有些方法的检验效能在参数检验方法的 95% 左右，并非低得不能接受。

SPSS 17.0 的非参数检验菜单中一共提供了 8 种非参数分析方法。它们可以分为以下两大类。

（1）分布类型检验方法 亦称拟合优度检验方法，即检验样本所在总体是否服从已知的理论分布。分布类型检验的原理是计算出实际分布和理论分布间的差异大小，然后根据某种统计量来求出 P 值。这类方法广泛应用于分类资料的统计推断，具体包括检验二项或多项分类变量分布的卡方检验、检验二项分类变量分布的二项式检验；检验样本序列随机性的游程检验；以及检验样本是否服从各种常用分布的 1-样本 K-S 方法。

（2）分布位置检验方法 用于检验样本所在总体的分布位置或形状是否相同，非参数检验方法主要指此类方法，包括用于成组资料分布位置检验的 2 个独立样本检验、K 个独立样本检验，以及用于配对资料分布位置检验的 2 个相关样本和 K 个相关样本检验方法。

除以上两类现成的方法外，本章还将介绍基于非参数检验原理的秩变换分析方法，作为现有方法的补充和扩展。

上述这些方法是最基本、最简单的非参数检验方法。近年来非参数检验方法发展迅速，在高级非参数检验方法中，凸显了参数检验方法无法比拟的优势，其适用范围广、稳健性好。这些方法都要求有非常深厚的数理统计功底，大都要编程完成，因而本书不予介绍。

第一节 非参数卡方检验

第九章讲的交叉表卡方检验也属于卡方检验系列的一种，但它的分析目的是比较两个分类资料的样本所在总体的分布是否相同,在 SPSS 中是使用交叉表方法来拟合的。本章的卡方检验分析是检验分类数据样本各类别所占比例是否与已知总体分布相同,是单样本检验。

例 10-1 某医生做吸烟观念调查,随机访问 200 人,结果有 87 人反对吸烟,61 人不反对,52 人赞成,问持三种吸烟观念的人之间是否有差异?

解 本例为分类资料,属内部构成指标,问持三种吸烟观念的人之间是否有差异,其实质是分析三种观念的构成比是否都等于已知总体的 33%,适用于 SPSS 的非参数卡方检验。

● 数据录入

格式及变量名称设置见表 10-1,数据文件见"非参卡方.sav"。

● 权重转换

仿照例 9-3 对变量"人数"进行权重转换操作。

● 统计分析

▲ 在数据编辑器中,点击菜单分析/非参数检验/卡方…,打开如图 10-1 所示的"卡方检验"对话框。

表 10-1 200 人的吸烟观念

类别	类别值标签	人数
1	反对吸烟	87
2	不反对吸烟	61
3	赞成吸烟	52

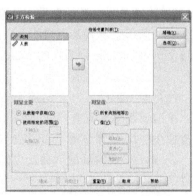

图 10-1 "卡方检验"对话框

▲ 在"卡方检验"对话框中,将左侧列表中的变量"类别"拖曳到右侧的"检验变量列表"框中。

"期望全距"组合框:设定需要检验的变量的取值范围,默认为使用数据文件中最大值和最小值作为检验范围,可以选中"使用指定的范围"指定上限和下限,在上、下限范围之外的值将不进入分析。

"期望值"组合框:指定已知总体的各分类构成比,默认为构成比"所有类别相等",可以选中下方的"值"选项自行定义。定义时有几个类别,就应输入几个数值,且它们的排列次序应当与类别的次序相同。

▲ 点击 精确… 按钮,打开图 10-2 所示的"精确检验"对话框,选择"精确"选项,点击 继续 按钮。

▲ 在"卡方检验"对话框中,点击 确定 按钮。统计分析结果输出到查看器中。

● 统计推断结论

由表 10-2 可知三个类别的观察数、期望数和残差。由表 10-3 中可见,$\chi^2 = 9.910$ 渐近显著性和精确显著性 $P = 0.007, P < 0.05$,拒绝无效假设 H_0,接受 H_1,认为持不同吸烟态度的三个类别的人数不同。经察看比较,可见反对吸烟者居多。

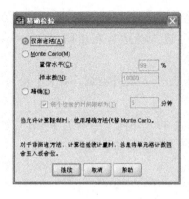

图 10-2 "精确检验"对话框

表 10-2 类别

	观察数	期望数	残差
反对吸烟	87	66.7	20.3
不反对吸烟	61	66.7	−5.7
赞成吸烟	52	66.7	−14.7
总数	200		

表 10-3 检验统计量

	类别
卡方	9.910[a]
df	2
渐近显著性	0.007
精确显著性	0.007
点概率	0.000

第二节 二项式检验

二项式检验用于检测变量是否符合二项分布,变量可以是二分类的,也可以是连续性变量,然后按给出的分界点进行变量二分类转换。

例 10-2 某医生观察某药物的不良反应,在观察的 300 名服用该药物的病例中,观察到了不良反应 7 例,据报道该种药物的不良反应为 3%,问该医生观察的药物不良反应是否低于平均水平?

解 药物的不良反应为 3%,属小概率事件,可以认为服从二项分布,由于问的是"是否低于平均水平",属于单侧概率,可以使用 SPSS 的非参数检验二项式方法。

检验假设:H_0:观察到的不良反应与平均水平相同;
　　　　　H_1:观察到的不良反应低于平均水平。

● 数据录入

变量设置及数据录入格式见表 10-4。注意数据录入的顺序,"二项式"方法计算的是第一项的概率,如果两条记录顺序颠倒,则相应设置的总体率也应改为 0.97(即 1−0.03)。数据文件见"二项式.sav"。

● 权重转换

本例数据为频数格式,要求对变量"人数"仿照例 9-3 进行权重转换操作。

● 统计分析

在数据编辑器中,点击菜单分析/非参数检验/二项式…,打开图 10-3 所示的"二项式检验"对话框。

表 10-4 药物不良反应

反应	值标签	人数
1	有反应	7
0	无反应	293

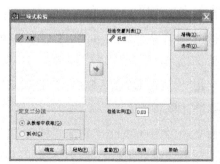

图 10-3 "二项式检验"对话框

▲ 在"二项式检验"对话框中,将左侧框中的变量"反应"拖曳到右侧"检验变量列表"框中;在"检验比例"框中填入不良反应的平均水平"0.03";点击 确定 按钮。

● 统计推断结论

由表 10-5 中可见,单侧"渐近显著性"概率 $P=0.32,P>0.05$,即不拒绝检验假设 H_0:观察到的不良反应与平均水平(3%)之间无显著性差异。

表 10-5 二项式检验

	类别		N	观察比例	检验比例	渐近显著性(单侧)
反应	组 1	有反应	7	0.02	0.03	0.320[a,b]
	组 2	无反应	293	0.98		
	总数		300	1.00		

第三节 游 程 检 验

在许多时候,不仅仅要关注分布的位置或形状,也要考察样本的随机性如何。因为如果样本不是从总体中随机抽取出来的,那么所作的任何推断都没有价值,有时样本的随机性比总体参数还重要。

游程检验的目的就是检验取值为二分类、按时间或某种顺序排列的数列资料是否为随机出现,即各观察对象是否来自同一个总体,并且取值各自独立。它的具体做法是将连续的、相同取值的记录作为一个游程,譬如序列:

$$+++--++-+--$$

最前面的三个加号为一个游程,随后的两个减号为第二个游程,整个序列中共有六个游程。

根据游程检验的假设,如果某序列是随机序列,那么游程的总数应当不太多也不太少。如果游程的总数极少,就意味着样本缺乏独立性,内部存在着一定的趋势或结构。其原因可能是观察值间不独立(如传染病的发病),或者是观察值来自不同总体。当样本中存在极大量的游程时,可能有系统的短周期波动影响着观察结果,因此不能认为序列是随机的。用于这种检验的方法称为游程个数检验,即 SPSS 的游程检验。

游程个数检验是一种检验效能非常低的方法,它只利用了游程的数目,丢弃了绝大部分的信息,得出的阴性结论只能供参考。如果有其他方法可用,尽量不要采用该方法。

例 10-3 某村庄发生了一起集体食物中毒事件,经过调查,发现当地居民都是直接饮用河水,研究者怀疑是河水污染所致。现按照可疑污染源的大致范围调查了沿河居民的中毒情况,河边 33 户有成员中毒和无中毒的家庭分布如下:

$$-+++·++++-+++-+++++-------++-----+---$$

"·"处即为可疑污染源,试分析以上资料是否支持中毒与河水污染有关的假设。

解 如果食物中毒的确与河水污染有关,则沿河的中毒情况分布应当不均匀,即在污染源附近的家庭应当发病较多,离得远的应当发病较少。这正好是游程检验的功能。

● 数据录入

定义一个名称为"病家"的变量,以数字 0 代表"无家庭成员中毒",以 1 代表"有家庭成员中毒"。数据文件见"游程.sav"。

● 统计分析

▲ 在数据编辑器中,点击菜单分析/非参数检验/游程…,打开图10-4所示的"游程检验"对话框。

▲ 在"游程检验"对话框中,将左侧框中的变量"病家"拖曳到右侧的"检验变量列表"框中;去掉默认的"中位数"选项,选中"均值"选项;因游程检验需要设定一个数值将样本一分为二,本例的数据是按0、1两种数值录入,因此直接采用均数即可。

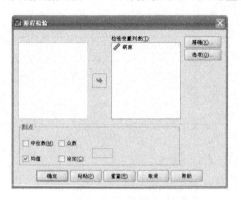

图 10-4 "游程检验"对话框

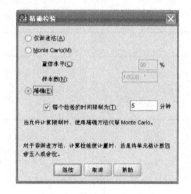

图 10-5 "精确检验"对话框

▲ 在"游程检验"对话框中,点击 精确… 按钮,打开图10-5所示的"精确检验"对话框。点击选中"精确"选项,点击 继续 按钮。

▲ 在"游程检验"对话框中点击 确定 按钮。

● 统计推断结论

表10-6所示为游程检验的结果,可见两种方法算出的 P 值分别为 0.036 和 0.031,均小于 0.05,拒绝无效假设,接受备择假设,再结合样本数据中毒家庭在可疑污染源附近分布较集中,因此结论支持研究者的假设,即中毒与饮水可能有关。

表 10-6 游程检验

	病家
检验值[a]	0.5455
案例＜检验值	15
案例≥检验值	18
案例总数	33
Runs 数	11
Z	−2.092
渐近显著性(双侧)	0.036
精确显著性(双侧)	0.031
点概率	0.011

第四节　单样本 K-S 检验

前面讲述的几种分析方法实际上都是在考察分类资料的分布情况,本节介绍的 Kolmogorov-Smirnov 检验(简称 K-S 检验)可以对连续性资料的分布情况加以考察。它是一种拟合优度性检验,研究的是样本观察值的分布和指定的理论分布间的符合程度,由此可以确定是否有理由认为样本的观察结果来自具有理论分布的总体。

K-S 检验的原理是:分别做出已知理论分布下的累积频数分布及观察的累积频数分布,然后对两者进行比较,从中确定两种分布的最大差异点。如果样本确实服从理论分布,则最大差异值不应太高,否则就应当拒绝该假设。

例 10-4 某地 101 例健康男子血清总胆固醇值测定数据见例 3-1,数据文件见"胆固醇.

sav",试分析该数据是否服从正态分布。

解 本例为刻度测量资料的数据,要分析该数据资料是否服从正态分布,除可以用"探索"分析中的正态分布图来观察分布情况外,还可以采用 K-S 检验方法。

● 打开数据文件"胆固醇.sav"
● 统计分析
▲ 在 SPSS 数据编辑器中,点击菜单<u>分析/非参数检验/单样本 K-S…</u>,打开图 10-6 所示的"单样本 Kolmogorov-Smirnov 检验"对话框。
▲ 将左侧框中的变量"X"拖曳到右侧"检验变量列表"框中,确认已选定默认的"常规"分布选项,点击 确定 按钮。
● 统计推断结论

表 10-7 所示的为 K-S 检验的分析结果。由于进行的是正态分布检验,首先会给出正态分布中的一些参数,即均数和标准差;随后是最大差异列表,即理论值和实际值的最大差值,分别会给出最大绝对值、正值和负值;最后是 z 统计量和 P 值,结果显示 $P=0.671$,不拒绝无效假设,差别无统计学意义,因此可以认为变量 x 服从正态分布。

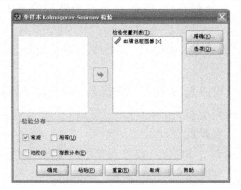

图 10-6 "单样本 Kolmogorov-Smirnov 检验"对话框

表 10-7 单样本 Kolmogorov-Smirnov 检验

		血清总胆固醇
	N	101
正态参数[a,b]	均值	4.6995
	标准差	0.86162
最极端差别	绝对值	0.072
	正	0.072
	负	−0.045
Kolmogorov-Smirnov Z		0.724
渐近显著性(双侧)		0.671

虽然 K-S 检验是专门针对分布的检验方法,但采用图形观察的方法(如 P-P 图)来考察变量分布,从中可以直观看出有无异常点,哪些部分离预期分布较远,以及整体情况如何,假设检验是做不到这些的。况且当记录数较多时,假设检验基本上都套得出拒绝无效假设的结论,而显得实际意义不大。

第五节 两个独立样本与多个独立样本检验

两个独立样本检验提供了几种检验两个独立样本所在总体分布是否相同的方法。多个独立样本检验用于多组间的非参数检验,它检验多个独立样本所在总体是否相同。两种检验方法没有本质区别,故列入一节来叙述。

例 10-5 某实验室观察某种抗癌新药治疗小白鼠移植性肿瘤的疗效,两组各 10 只小白鼠,以生存日数作为观察指标,试验结果如下,试检验两组小白鼠生存日数有无差别。

试验组(生存天数):24 26 27 27 30 32 34 36 40 大于 60
对照组(生存天数): 4   6   7   9 10 10 12 13 16 16

解 一般来说,生存时间这种资料是不服从正态分布的,直接采用参数检验存在一定困难,况且有一只小白鼠的生存时间大于 60 天这种不确定数据,因此本例采用非参数检验比较合适。

● 数据录入

设置名称为"天数"的变量记录两组小白鼠的生存天数,"组别"变量记录小白鼠的组别,实验组的值为 1,对照组的值为 2;见数据文件"paral.sav"。在录入数据时应当考虑 60 天以上这一数据的录入方法,由于该数值为最大的一个,而秩和检验中使用的是次序关系,录入数值只要不影响大小次序即可。因此该数值将按 60 录入。

● 统计分析

▲ 在 SPSS 数据编辑器中,点击菜单<u>分析/非参数检验/两个独立样本…</u>,打开图 10-7 所示的"两个独立样本检验"对话框。

"检验类型"组合框中有四种可用来进行两组间非参数检验的方法,是该对话框的特色。

Mann-Whimey U:为默认选项,相当于最常用的两样本秩和检验。它是与 t 检验相媲美的一种非参数检验方法,在检验时利用了大小次序,即检验 A 样本中的数值是否多数都大于 B 样本。因此,它要求变量至少为有序测量。

Kolmogorov-Smirnov Z:与上节的 K-S 检验一样,不过这次是检验两个独立样本是否来自同一总体,操作原理是做出两个样本的累积频数分布曲线,然后观察两条曲线究竟差了多远,要到多远才算是有统计意义。

Moses 极限反应:该检验有其特定用途,如果施加的处理使某些个体出现正向效应,而使另一些个体出现负向效应时,就应当采用该检验方法。

Wald-Wolfowitz 游程:属于游程检验的一种,检验总体的分布情况是否相同。只要两样本各自所在总体分布上有任何方面的差别,无论是集中趋势、离散趋势、偏度,还是波动情况都能检测出来。如果只检验中心位置是否相同,不必选择此项。

▲ 在图 10-7 所示的"两个独立样本检验"对话框左侧框中,将变量"天数"拖曳到右侧"检验变量列表"框中。

▲ 在图 10-7 所示的"两个独立样本检验"对话框中,将"组别"变量拖曳到"分组变量"框中,点击 定义组… 按钮打开图 10-8 所示的"两独立样本:定义组"对话框。

▲ 在"两独立样本:定义组"对话框"组 1"的框中,填入 1 代表实验组,在"组 2"的框中填入 2,代表对照组,点击 继续 按钮;在图 10-7 所示的对话框中点击 确定 按钮。

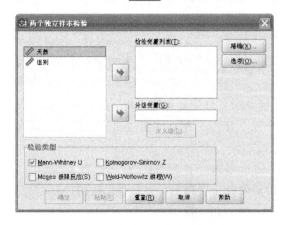

图 10-7 "两个独立样本检验"对话框

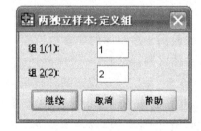

图 10-8 "两独立样本:定义组"对话框

表 10-8 Mann-Whitney 检验（秩）

	组别	N	秩均值	秩和
天数	试验组	10	15.50	155.00
	对照组	10	5.50	55.00
	总数	20		

表 10-9 检验统计量

	天数
Mann-Whitney U	0.000
Wilcoxon W	55.000
Z	−3.784
渐近显著性（双侧）	0.000
精确显著性[2*（单侧显著性）]	0.000a

- 统计推断结论

表 10-8 所示为秩和检验中用到的编秩情况列表，可见试验组的秩次要高一些（默认是从小到大的顺序编秩）。

表 10-9 所示为检验结果，一共给出了 Mann-Whitney U 统计量、Wilcoxon W 统计量和 Z 值（即通常所用的 u 值）、近似法计算出的 P 值和确切概率法计算出的 P 值，可见两种算法得出的结论一致，都是两组生存时间的分布差别具有显著的统计学意义，结合实际数据，可以认为是试验组生存时间较长，因此有理由认为该抗癌新药有效。

不难看出，尽管检验的是两组分布、中心位置是否相同，但是位置和均数的差异是同方向的，可以直接推论到均数差异上去。这样尽管有理论上的漏洞，但从统计学解决实际问题的出发点上看是可以接受的。

多个独立样本检验除与两个独立样本检验所使用的对话框不同外，还有以下几点差别。

（1）多组比较中仍然需要指定分组变量的取值范围，超过此范围的组将不纳入分析。

（2）检验类型 Kruskal-Wallis H 选项：即最常用的多样本比较的秩和检验。

（3）"中位数"检验类型选项：检验各个样本是否来自具有相同中位数的总体，三种方法中它的检验效能最低。

（4）检验类型 Jonckheere-Terpstra 选项：该检验对连续性资料或有序分类资料都适用，并且当分组变量为有序分类资料时，此法的检验效能要高于 Kruskal-Wallis 法。

第六节 两个相关样本与多个相关样本检验

两个相关样本检验是考察配对样本的总体分布是否相同，或者说差值总体是否以 0 为中心分布；多个相关样本检验用于多个配伍样本所在总体的分布是否相同，两者分别对应于配对 t 检验和配伍方差分析。由于它们在操作上没有什么差别，故一起叙述。

例 10-6 尿铅（μ mol/L）的传统测定方法比较烦琐，现希望用新方法代替原有方法，10 份样本分别采用两种方法进行了测定，结果见表 10-10，试分析两种方法的测定结果有无差别？

表 10-10 两种测定方法的尿铅测定结果

样本号	1	2	3	4	5	6	7	8	9	10
老方法	3.46	2.18	5.34	9.15	1.13	51.34	21.30	4.35	0.02	5.62
新方法	3.47	2.29	5.04	9.35	0.98	50.28	22.59	4.08	0.01	5.28

解 本例似乎可以直接求出两次测量结果的差值，然后采用单样本 t 检验来分析。但从数据表中可以看出，尿铅的波动范围非常大，大部分数据在 0~5 之间。因有两个非常大的极端值，且差值的分布很难说一定符合正态分布，因此，这里采用秩和检验分析方法。

● 数据录入

数据录入如图10-9所示,数据文件见"npara2.sav"。

● 统计分析

▲ 在SPSS数据编辑器中,点击菜单分析/非参数检验/2个相关样本…,打开图10-10所示的"两个关联样本检验"对话框。

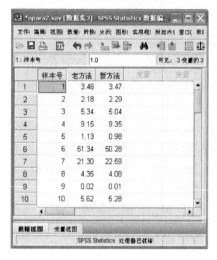

图 10-9 两相关样本非参数检验的数据录入

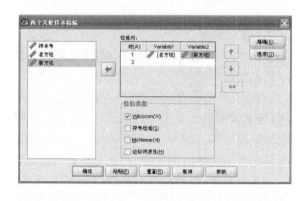

图 10-10 "两个关联样本检验"对话框

▲ 在"两个关联样本检验"对话框中,将左侧框中的变量"老方法"拖曳到右侧"检验对"框的"Variable1"列中,将"新方法"拖曳到"Variable2"列中,点击 确定 按钮。注意变量必须成对引入,可以同时指定多对,系统会分别进行分析。

注 "检验类型"组合框中有四种配对样本非参数检验方法。

Wilcoxon选项:为默认选项,是最常用的配对设计差值的秩和检验。

"符号检验"选项:秩和检验要用到次序大小,而符号检验只利用正负号,显然其效率较低,除非资料本身就是两分类,否则最好不要使用。

"McNemar"选项:即配对卡方检验,故只适用于二分类资料,检验的重点是两组间分类的差异,对相同的分类则忽略不计。该检验特别适合于自身对照设计,用于比较处理前后的变化情况。

"边际同质性"选项:是McNemar选项向多分类情形下的扩展,适用于有序分类资料。

▲ 在图10-9所示的对话框中,点击 确定 按钮。

● 统计推断结论

表10-11所示为秩和检验中用到的编秩情况列表,采用的是新方法与老方法的差值。可见负秩和值较大,即新方法的检测结果稍低,该差异有无统计学意义还需要看后面的检验结果。

表10-12所示为秩和检验的结果,为z统计量(-0.816)和近似的P值(0.415)。可见两组差异无统计学意义,因此可以用新方法代替老方法进行检测。

多个相关样本检验用于多组间的非参数检验,其操作界面和作法与两个相关样本检验没有本质区别,只是多个相关样本检验提供的比较方法与两个相关样本检验不同。

"Friedman"选项:为系统默认值,即最常用的随机区组设计资料的秩和检验,也称为M检验。

表 10-11 Wilcoxon 带符号秩检验（秩）

		N	秩均值	秩和
新方法 -老方法	负秩	6[a]	5.92	35.50
	正秩	4[b]	4.88	19.50
	结	0[c]		
	总数	10		

注：a. 新方法＜老方法；b. 新方法＞老方法；c. 新方法＝老方法

表 10-12 检验统计量[b]

	新方法-老方法
Z	−0.816[a]
渐近显著性（双侧）	0.415

注：a. 基于正秩；b. Wilcoxon 带符号秩检验

"Kendall 的 W"选项：该指标也称为 Kendall 和谐系数，表示的是多个指标间相互关联的程度（一致性程度），取值在 0～1 之间。

"Cochran 的 Q"选项：是两相关样本 McNemar 检验在多样本情形下的推广，只适用于二分类变量。

第七节　非参数检验中需要注意的问题

（1）在多数情况下，如果非参数检验结论为有统计学意义，相应正确的参数检验结论大多与之相同。当出现不一致的结论时，必须仔细考察参数检验的条件是否符合，多数情况下都是这方面存在问题。

（2）当结果变量为二分类或多分类时，仍然可以采用非参数检验方法分析，但此时也可以使用"交叉表"中的卡方检验，尤其是 χ^2CMH 统计量进行分析。该统计量与秩和检验实质上的区别只在于次序的评分方式不同，即秩和检验中有平均秩次的问题，而 χ^2CMH 统计量对相同数值都给予相同评分，不考虑重复数的多少。一般来说，它们的检验结果差别不会太大。

（3）如果大部分数据分布比较集中，只存在少数非常大或小的极端值，此时仅采用非参数分析方法尚不能完全概括信息，最好能在分析结束后单独对这些极端值给予描述，以充分反映样本特征。

（4）当进行多组比较后认为总体有差异时，还应当进行两两比较，但由于这方面还有一定争议，包括 SAS、SPSS 在内的所有权威统计软件均未提供该功能，因此遇到这种情况，可以采用两种对策：① 两两进行组间的非参数检验，但一定要调整 α 水准，以保证总的 α 比较水准控制在 0.05，否则就会犯与多组均数比较时采用两两 t 检验性质相同的错误；② 当各组例数较多时，可以采用秩变换分析，操作更加方便，而结论也更加准确。

第八节　秩变换分析方法

所谓秩变换分析方法，就是先求出原变量的秩次，然后用秩次代替原变量进行分析，当样本含量较大时，分析结果与相应的非参数方法基本一致。该方法可以充分利用已知的参数方法，如多组样本的两两比较、多元回归等，从而大大扩展了非参数分析方法的应用范围。

SPSS 中的"个案排秩"可以用来求出秩次，该过程默认得到的是 1～n 均匀分布的秩次，也可以自行指定生成正态分布的秩次。

例 10-7　某医生研究胸腺增生病人的增生情况与血清连接素抗体（TitinAb）的关系，共调查了 141 名病人，胸腺增生（度）和血清连接素抗体（TitinAb）的测定结果如表 10-13 所示。试分析血清连接素抗体随增生级别升高的变化趋势。

表 10-13　胸腺增生(度)和血清连接素抗体(TitinAb)的测定结果

度	抗体	度	抗体	度	抗体	度	抗体	度	抗体	度	抗体	度	抗体
1	0.52	1	1.05	2	2.19	2	1.62	4	2.81	4	1.46	5	1.16
1	0.53	1	1.06	2	1.72	2	1.66	4	3.18	4	1.46	5	1.19
1	0.57	1	1.07	2	0.57	2	1.73	4	2.86	4	1.47	5	1.31
1	0.61	1	1.08	2	0.58	2	1.82	4	2.90	4	1.53	5	1.34
1	0.61	1	1.09	2	0.70	2	2.02	4	2.44	4	1.55	5	1.40
1	0.63	1	1.09	2	0.76	2	2.31	4	0.94	4	1.58	5	1.42
1	0.69	1	1.10	2	0.81	2	2.68	4	1.10	4	1.65	5	1.47
1	0.69	1	1.18	2	1.05	2	2.73	4	1.11	4	1.72	5	1.51
1	0.73	1	1.19	2	1.05	3	2.18	4	1.15	4	1.72	5	1.66
1	0.75	1	1.20	2	2.42	3	1.20	4	1.82	4	1.82	5	1.90
1	0.81	1	1.25	2	1.10	3	2.56	4	1.22	4	1.89	5	2.01
1	0.81	1	1.34	2	1.11	3	1.08	4	1.25	4	1.93	5	2.83
1	0.87	1	1.38	2	1.14	3	1.10	4	1.30	4	1.99	5	2.97
1	0.88	1	1.42	2	1.20	3	1.12	4	1.31	4	1.99	5	3.54
1	0.89	1	1.44	2	1.21	3	1.23	4	1.35	4	2.38	5	3.56
1	0.94	1	1.50	2	1.22	3	1.29	4	1.36	4	2.48	5	1.17
1	0.95	1	1.57	2	1.23	3	1.40	4	1.38	4	3.38	5	1.11
1	0.96	1	1.77	2	1.35	3	1.65	4	1.41	4	2.06	5	1.11
1	0.97	1	1.87	2	1.41	3	2.00	4	1.42			5	1.14
1	1.04	1	1.92	2	1.44	3	2.02	4	1.44				
1	1.99	1	1.99	2	2.78			4	2.81				

解 本例为刻度测量资料(计量资料),采用秩变换方法来分析,首先求出变量"抗体"的秩次,然后进行方差分析。

● 数据录入

变量"度"表示胸腺增生情况,共分为 1~5 级;变量"抗体"为血清连接素抗体(TitinAb)的测量值,数据文件见"秩和检验.sav"。

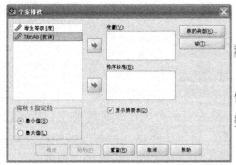

图 10-11　"个案排秩"对话框

● 秩变换

▲ 在数据编辑器中,点击菜单转换/个案排秩…,打开图 10-11 所示的"个案排秩"对话框。

▲ 在"个案排秩"对话框中,将左侧框中的变量"抗体"拖曳到"变量"框中,点击 确定 按钮,生成的结果在数据编辑器中默认以"R 抗体"为变量名称的列中。

● 统计分析

▲ 点击菜单分析/比较均值/单因素 ANOVA…,打开图 6-2 所示的"单因素方差分析"对话框。

▲ 在"单因素方差分析"对话框中,将左侧框中的变量"R 抗体"拖曳到"因变量列表"框中;将变量"度"拖曳到"因子"框中;点击 两两比较… 按钮,打开图 6-3 所示的"单因素 ANOVA:两两比较"对话框。

▲ 在"单因素 ANOVA：两两比较"对话框中，选中"LSD"选项，点击 继续 按钮。

▲ 在"单因素方差分析"对话框中，点击 确定 按钮。

● 统计推断结论

表 10-14 所示为秩次方差分析结果，可见秩次在五组间的差别有显著的统计学意义（$F=11.734, P=0.000$）。表 10-15 所示为使用 LSD 法进行五组间两两比较的结果，可见第 1 组与其他各组间均拒绝无效假设，接受备择假设，可以认为胸腺 1 度增生的血清连接素抗体浓度与 2、3、4、5 度增生的不同；第 2 组与 3、4、5 组间不拒绝无效假设；第 3 组与 2、4、5 组间不拒绝无效假设；第 4 组与 2、3、5 组间不拒绝无效假设。如果将结果与采用对数变换后的分析结果相比较，就会发现秩变换分析方法和对数变换分析方法得到的统计量、P 值都非常接近。

表 10-14　ANOVA(Rank of 抗体)

	平方和	df	均方	F	显著性
组间	59922.501	4	14980.625	11.734	0.000
组内	173626.999	136	1276.669		
总数	233549.500	140			

表 10-15　多重比较(Rank of 抗体；LSD)

(I)增生等级	(J)增生等级	均值差 (I-J)	标准误	显著性	95% 置信区间 下限	95% 置信区间 上限
1	2	−26.347701*	8.626700	0.003	−43.40753	−9.28788
	3	−43.041667*	11.695554	0.000	−66.17033	−19.91300
	4	−50.480769*	7.945564	0.000	−66.19361	−34.76793
	5	−43.574561*	9.878765	0.000	−63.11042	−24.03870
2	1	26.347701*	8.626700	0.003	9.28788	43.40753
	3	−16.693966	12.264264	0.176	−40.94729	7.55936
	4	−24.133068*	8.761174	0.007	−41.45882	−6.80731
	5	−17.226860	10.545908	0.105	−38.08204	3.62831
3	1	43.041667*	11.695554	0.000	19.91300	66.17033
	2	16.693966	12.264264	0.176	−7.55936	40.94729
	4	−7.439103	11.795092	0.529	−30.76461	15.88641
	5	−0.532895	13.175060	0.968	−26.58738	25.52159
4	1	50.480769*	7.945564	0.000	34.76793	66.19361
	2	24.133068*	8.761174	0.007	6.80731	41.45882
	3	7.439103	11.795092	0.529	−15.88641	30.76461
	5	6.906208	9.996410	0.491	−12.86230	26.67472
5	1	43.574561*	9.878765	0.000	24.03870	63.11042
	2	17.226860	10.545908	0.105	−3.62831	38.08204
	3	0.532895	13.175060	0.968	−25.52159	26.58738
	4	−6.906208	9.996410	0.491	−26.67472	12.86230

注：*. 均值差的显著性水平为 0.05

以上是秩变换方法最简单的应用。为了提高分析效率，可以采用更复杂的变换方式，使生成的秩次服从正态分布；在随机区组设计数据中，可以分组生成秩次等。

第十一章 直线回归与相关

在医学科学研究中,常要分析变量间的关系,如年龄与血压、吸烟与肺癌、药物剂量与动物死亡率、环境介质中污染物浓度与污染源的距离等,回归与相关就是研究这种关系的统计方法。

第一节 直线回归

一、直线回归的概念

直线回归是用方程式表示两个变量间依存关系的统计分析方法,属双变量分析的范畴。如果某一个变量随着另一个变量的变化而变化,并且它们的变化在直角坐标系中呈直线趋势,就可以用一个直线方程来定量地描述二者间的数量依存关系,这就是直线回归分析。

图 11-1 所示是两组资料根据两个变量 X 和 Y 所作的散点图。不难看出,两幅图中 X 和 Y 均有明显的直线趋势,或相关趋势。但左图的散点分布稀疏,右图中的散点分布较紧密,如果进行相关分析,左图数据的相关系数没有右图的大。

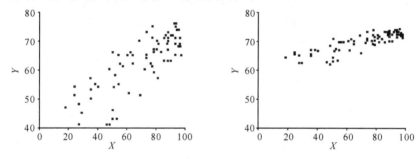

图 11-1 两变量间关系示意图

在医学领域中,回归问题很普遍,如某种金属在头发中的含量与血液中的含量有关系,人体表面积与身高体重有关系。

直线回归分析中两个变量的地位不同,其中一个变量是依赖另一个变量变化而变化的,因此分别称为因变量和自变量,习惯上分别用 Y 和 X 来表示。根据自变量 X 的取值方式不同,可将自变量分为两种类型:自变量 X 是规律变化的或是人为选定的一些数值(非随机变量),称为 I 型回归;自变量 X 是随机变量,则称为 II 型回归。

二、直线回归分析的应用条件

(1) 线性趋势　自变量 X 与因变量 Y 的变化趋势呈直线趋势,如果不是,则不能用线性回归来分析。二者是否具有直线趋势可以用散点图来直观地判断。

(2) 独立性　因变量 Y 的取值相互独立,它们之间没有联系,实质上是要求模型中残差相互独立,不存在自相关。

(3) 正态性　因变量 Y 属于正态随机变量,服从正态分布,实质上是要求模型中随机误差服从正态分布。

(4) 方差齐性　因变量 Y 的方差要齐同,实质上是要求模型中残差的方差齐。

对于Ⅰ型回归来说,要求每个选定的 X、Y 都有一个正态分布的总体,并且这些总体的方差都相等;对于Ⅱ型回归来说,要求 X、Y 服从双变量正态分布。不难看出,因变量的 Y 或自变量的 X 总是为连续型数据资料。

三、直线回归方程及其意义

直线回归方程的一般形式为

$$\hat{Y} = a + bX$$

式中,$\hat{Y}$ 为应变量的预测值;b 为回归系数,含义是当 X 每变化 1 个单位时,因变量 Y 平均变化的单位数。当 $b>0$ 时,直线呈左低右高状,即 Y 随 X 增大而增大;当 $b=0$ 时,直线是平行于 X 轴的水平线,即 x 与 y 无直线关系;当 $b<0$ 时,直线呈左高右低状,即 Y 随 X 增大而减小。a 为截矩,是回归直线(或其延长线)与 Y 轴交点的纵坐标值,表示自变量取值为 0 时 Y 的预测值。当 $a>0$ 时,直线与 Y 轴相交于原点的上方;当 $a=0$ 时,直线过坐标轴的原点;当 $a<0$ 时,直线与 Y 轴相交于原点的下方。

为使方程能较好地反映各点的分布规律,应该使各实测点到回归直线的纵向距离的平方和 $\left(\sum(Y-\bar{Y})^2\right)$ 最小,这就是最小二乘法原理。

四、回归分析的基本步骤

回归分析作为一个统计学模型,有其适用条件,在拟合前需要进行适用条件的判断。如果忽视了这一点,有可能得出错误的结果。

(1) 做出散点图,观察变量间的趋势。如果是多个变量,则还应当做出散点图矩阵、重叠散点图和三维散点图。具体作图方法请参见第十六章绘图部分。

图 11-2 所示依次为四幅散点图,可见第一幅图中两变量间关系基本呈线性,可进行分析;第二幅图中两变量间实际上呈曲线关系,应当进行曲线方程的拟合;第三幅图中两变量间虽然呈直线关系,但存在一个异常点,必须先对它进行考察后才能进行分析,并且在分析方法上可能要采用其他拟合方法;第四幅图中两变量间实际上存在的线性趋势非常微弱,但由于一个异常点的出现使得这种关系被虚假地增强,这种情况同样要先考察异常点,并考虑采用其他拟合方法来分析,此种情况应当引起注意,因为该异常点离线性趋势线不远,许多人都错误地把它当做是正常情况。从图 11-2 所示的这四幅图就可以看出,散点图是线性回归分析之前的必要步骤,不能省略。

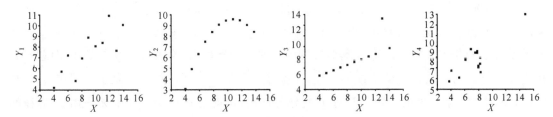

图 11-2　四种不同情况下的散点图

(2) 考察数据的分布,进行必要的预处理,即分析变量的正态性、方差齐性等。如果这一步骤中进行了变量变换,则应当重新绘制散点图,以确保线性趋势在变换后仍然存在。

(3) 直线回归分析包括变量的初筛、变量选择方法的确定等。

(4) 残差分析,即模型拟合完毕后的模型诊断过程。

残差间是否独立:采用 Durbin-Watson 残差序列相关性检验进行分析。

残差分布是否为正态:可以采用残差列表及一些相关指标来分析,但最重要和直观的方法为图示法。图 11-3 中的三幅残差图中,第一幅图中残差分布非常好,没有什么问题;第二幅图中残差虽然围绕均线均匀分布,但波动范围随着拟合值增大而增大,提示方差不齐,模型假设不成立,应当进行变量变换,或采用加权最小二乘法分析;第三幅图中残差随着拟合值的不同而有明显趋势,提示应变量与自变量间并非直线关系,应按曲线趋势进行拟合。

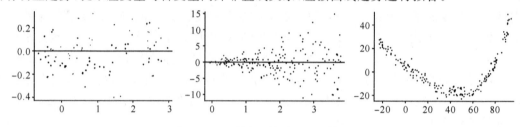

图 11-3　几种常见的残差分布情况

在现代统计学中,图形化分析是非常重要的统计分析方法,从变量分布、异常点的发现、交互作用的发现,以及变量之间空间关系的判定,都有极为重要的价值,这种价值甚至超过了其他统计量。

(5) 强影响点的诊断及多重共线性问题的判断。这两个步骤与残差分析往往混在一起,难以完全分出先后。

只有以上五步全部通过,才能认为得到的是一个统计学上无误的模型,还有最后一步是结合专业实际,将模型运用到实践中,在实践中进行检验,看看结果有无实用价值,或在应用中是否还存在其他问题。

五、直线回归方程的假设检验

直线回归方程的假设检验实质是对回归系数的检验,又称回归关系的检验,其目的是检验所求得的回归方程在总体中是否成立,即样本代表的总体是否也有直线回归关系。即使 X、Y 的总体回归系数为零,由于抽样误差的原因,其样本回归系数 b 也不一定为零,因此,须作总体回归系数是否为零的假设检验,方法有以下两种。

方差分析是将因变量 Y 的总变异分解为回归变异和剩余变异。即

$$总变异 = 回归变异 + 剩余变异$$

总变异即 $\sum(Y-\bar{Y})^2$,为应变量 Y 的离均差平方和。回归变异即 $\sum(\hat{Y}-\bar{Y})^2$,为回归平方和,它反映在 Y 的总变异中,由于自变量 X 与因变量 Y 的直线关系而使 Y 变异减小的部分,也就是在总平方和中可以用 X 解释的部分。回归变异越大,说明回归效果越好,即总变异中可用 X 与 Y 的线性关系解释的变异越多。剩余变异即 $\sum(Y-\hat{Y})^2$,为剩余平方和,它反映 X 对 Y 的线性影响之外的一切因素对 Y 变异的作用,也就是在总平方和中无法用 X 解释的部分。在散点图中,各实测点离回归直线越近,$\sum(Y-\hat{Y})^2$ 也就越小,说明直线回归的估计误差越小。

所以,总变异是由回归关系引起的回归变异和与回归无关的其他各种因素产生的剩余变异所构成。若回归直线与各实测点十分吻合,则回归变异将明显大于剩余变异。当全部实测值都在回归直线上时,总变异等于回归变异,剩余变异等于 0;反之,若回归直线拟合不好,回归变异相对较小,剩余变异则相对增大。可见回归变异与剩余变异之比反映回归的效果。

t 检验是利用样本的回归系数 b 与总体的回归系数进行比较来判断回归方程是否成立。

六、实例分析

例 11-1 某医生研究儿童体重与心脏横径的关系,测得 13 名 8 岁正常男童的体重与心脏横径,数据见表 11-1。试作回归分析。

解 以体重作为自变量,心脏横径作为因变量,试图以体重预测心脏横径的大小,以 SPSS 作直线回归分析。检验假设如下:

H_0:总体回归系数 $b=0$,即 8 岁男童心脏横径与体重之间不存在直线关系;

H_1:总体回归系数 $b \neq 0$,即 8 岁男童心脏横径与体重之间存在直线关系;

检验水准:$\alpha = 0.05$。

● 数据录入

设置以"体重"和"心径"为变量名称的两个变量,分别对应录入体重和心脏横径,数据文件见"直线回归.sav"。

● 统计分析

▲ 在 SPSS 数据编辑器中,点击菜单 分析/回归/线性…,打开图 11-4 所示的"线性回归"对话框。

▲ 在"线性回归"对话框中,将左侧框中的变量"体重"拖曳到"自变量"框中;将变量"心径"拖曳到"因变量"框中;点击 确定 按钮。

● 统计推断结论

表 11-2 所示是拟合过程中变量进入或退出模型的记录,由于本例只引入了一个自变量,所以只出现了一个模型 1(在多元回归中就会依次出现多个回归模型),该模型中"体重"为进入的变量,没有移出的变量,"进入/移去"方法为"输入",即为"进入"法。

表 11-3 所示是所拟合模型的拟合优度情况简报,显示在模型 1 中相关系数 R 为 0.893,而决定系数"R 方"为 0.798。"调整 R 方"又称校正的决定系数,为 0.779。

表 11-1 13 名 8 岁健康男童体重与心脏横径的关系

编号	体重(kg,X)	心径(cm,Y)
1	25.5	9.2
2	19.5	7.8
3	24.0	9.4
4	20.5	8.6
5	25.0	9.0
6	22.0	8.8
7	21.5	9.0
8	23.5	9.4
9	26.5	9.7
10	23.5	8.8
11	22.0	8.5
12	20.0	8.2
13	28.0	9.9

表 11-2 输入/移去的变量[b]

模型	输入的变量	移去的变量	方法
1	体重[a]		输入

注:a. 已输入所有请求的变量;b. 因变量:心径

表 11-3 模型汇总

模型	R	R 方	调整 R 方	标准估计的误差
1	0.893[a]	0.798	0.779	0.27763

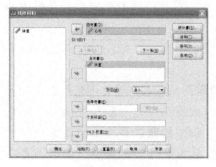

图 11-4 "线性回归"对话框

决定系数(R^2),即相关系数的平方,它反映因变量 Y 的全部变异中能够通过回归关系被自变量解释的比例。R^2 为 0.798,则说明回归关系可以解释因变量 79.8% 的变异。换言之,控制自变量的取值不变,因变量的变异程度会减少 79.8%。

表 11-4 所示是所用模型的检验结果,可以看到这是一个标准的方差分析表,从表中可见,所用的回归模型 F 值为 43.390,P 值为 0.000,$P<0.01$,按 $\alpha=0.05$ 水准,拒绝检验假设 H_0,接受备择假设 H_1,因此这个回归模型具有统计学意义,认为 8 岁健康男童心脏横径与体重之间存在直线关系,并可以继续察看系数检验结果。

由于回归模型只有一个自变量,因此模型的检验等价于系数的检验,在多元回归中这二者不同。

表 11-4 Anova[b]

模型		平方和	df	均方	F	Sig.
1	回归	3.344	1	3.344	43.39	0.000[a]
	残差	0.848	11	0.077		
	总计	4.192	12			

注:a. 预测变量:(常量),体重;b. 因变量:心径

表 11-5 系数[a]

模型		非标准化系数		标准系数	t	Sig.
		B	标准误差			
1	常量	4.212	0.723		5.828	0.000
	体重	0.204	0.031	0.893	6.587	0.000

注:a. 因变量:心径

表 11-5 列出了包括常量(即回归方程中的 a)项、自变量"体重"的系数及其 t 检验结果。可见"常量"和"体重"均有统计学意义。常量 $a=4.212$,回归系数 $b=0.204$,因此回归方程为

$$\hat{Y} = 4.212 + 0.204X$$

七、对话框介绍

1. "线性回归"对话框(见图 11-4)

(1) "因变量"框:用于选入回归分析的因变量,只能选入 1 个。

(2) "块 1 的 1"组合框:上一张 和 下一张 两个按钮,用于将其下面"自变量"框中的自变量分组。由于多元回归分析中自变量的选入方式有前进、后退、逐步等,如果对不同的自变量选入的方式不同,则用该按钮组将自变量分组选入即可。

(3) "自变量"框:用于选入回归分析的自变量,它们在分析过程中进入模型的方法可使用 上一张 和 下一张 按钮进行定义。

这里没有变量交互作用的定义方法,要进行交互作用分析时,可定义一个新变量,其大小等于相应交互作用变量的乘积,分析时将该变量纳入,该新变量的统计分析结果就是交互作用的结果。

(4) "方法"下拉列表:用于定义自变量选入模型的方式,该选项对当前自变量框中的所有变量均有效。

"进入"选项:在模型分析过程中,先将候选自变量全部纳入模型,不作任何筛选,为默认选项。

"逐步"选项:根据在"线性回归:选项"对话框中设定的纳入和排除标准进行变量筛选。具体做法是,首先分别计算各自变量对 Y 的贡献大小,由大到小挑选贡献最大的一个先纳入方程;随后重新计算各自变量对 Y 的贡献,并考察已在方程中的变量是否由于新变量的引入而不再有统计意义。如果是,则将它剔除,并重新计算各自变量对 Y 的贡献。如果仍有变量低于入选标准,则继续考虑剔除,直到方程内没有变量可被剔除,方程外没有变量可被引入为止。

"删除":强制删除法与向后法一样,也是只出不进,但它的筛选是以设定的"块"为单位。即按照移除标准将同一个"块"内的变量一次全部剔除。

"向后"选项:向后法,筛选步骤与逐步法类似,但只出不进,即对已纳入方程的变量按对 Y 的贡献大小由小到大依次剔除。每剔除一个变量,则重新计算各自变量对 Y 的贡献,直到方程中所有变量均符合选入标准,没有自变量可被剔除为止。

"向前"选项:向前法的筛选步骤与逐步法的类似,但只进不出,即对已纳入方程的变量不再考察其显著性,直到方程外变量均达不到入选标准,没有自变量可被引入方程为止。

如何选择适当的变量筛选方法涉及许多深层次的统计理论。不过简单的方法是,同一个数据用逐步法、向前法、向后法都做一遍,没区别就任选一种,有区别时,则重点考察有区别的是哪些变量。这时一是考察变量在数理方面的问题,二是要重点考察专业上的原因。

(5)"选择变量"框:用于选入一个要对数据进行筛选的变量,并利用右侧的 规则 按钮建立一个选择条件。这样,只有满足该条件的记录才会进入回归分析。当然,也可以先采用菜单 数据/选择个案… 来选择记录,二者是等价的。只不过"选择个案"中的定义在以后一直有效,而"选择变量"框中的定义仅在当前回归分析中有效。

(6)"个案标签"框:选择一个变量,它的取值将作为每条记录的标签。

(7)"WLS 权重"框:可利用该框进行加权最小二乘法的回归分析。在该框内选入权重变量即可,在分析时按照权重变量的大小给予每条记录不同的权重值,如果权重变量取值不是正值,则将该记录删除。

2. "线性回归:统计量"对话框(见图 11-5)

用于选择所需要的描述统计量,有如下选项。

(1)"回归系数"组合框:定义回归系数的输出。

"估计"选项:可输出回归系数 b 及其标准误,t 值和 P 值,还有标准化回归系数 b。

"误差条图的表征"选项:输出每个回归系数的 95% 可信区间。

"协方差矩阵"选项:输出各个自变量的相关矩阵和方差、协方差矩阵。

(2)"残差"组合框:用于选择输出残差诊断的信息,可选的有"Durbin-Watson"和"个案诊断"两项。如果选中"个案诊断"选项,则默认选中"离群值",以默认 3 倍标准差为标准确定离群观察值。

(3)"模型拟合度"选项:为默认选项,输出模型拟合过程中进入、退出的变量的列表,以及一些有关拟合优度的检验统计量,如复相关系数 R、决定系数 R^2、调整的 R^2、标准误及方差分析表。

(4)"R 方变化"选项:显示模型拟合过程中 R^2、F 值和 P 值的改变情况。

(5)"描述性"选项:提供一些变量描述性统计量,如有效例数、均数、标准差等,同时还给出一个自变量间的相关矩阵。

(6)"部分相关和偏相关"选项:显示自变量间的相关、部分相关和偏相关系数。

(7)"共线性诊断"选项:给出一些用于共线性诊断的统计量,如特征根、方差膨胀因子等。

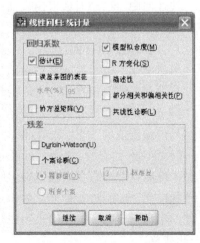

图 11-5 "线性回归:统计量"对话框

3. "线性回归:图"对话框(见图11-6)

图形可以直观地帮助验证正态性、线性和方差相等的假设。对于检测离群值、异常观察值和有影响的个案,图形也是很有用的。在将它们保存为新变量之后,在数据编辑器中可以使用预测值、残差和其他诊断构造图形。

(1)"散点1的1"组合框:用于选择需要绘制回归分析诊断或预测散点图,左侧框中列出了绘图时可用的中间变量,分别为因变量(DEPENDNT)、标准化预测值(*ZPRED)、标准化残差(*ZRESID)、剔除残差(*DRESID)、调整预测值(*ADJPRED)、学生化残差(*SRESID)、学生化已删除残差(*SDRESID)等七个。可以绘制以上各项中的任意两种组合的图形。

(2)"标准化残差图"组合框:绘制标准化残差图,可供选择的有"直方图"和"正态概率图",以获取标准化残差的直方图和正态概率图,将标准化残差的分布与正态分布进行比较。

(3)"产生所有部分图"选项:对每一个自变量绘出它与应变量残差的散点图,主要用于回归诊断。当根据其余自变量分别对两个变量进行回归时,显示每个自变量残差和因变量残差的散点图。要生成这些图形,方程中必须至少有两个自变量。

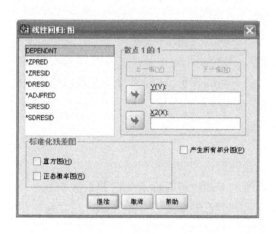

图11-6 "线性回归:图"对话框

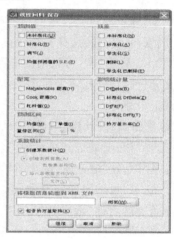

图11-7 "线性回归:保存"对话框

4. "线性回归:保存"对话框(见图11-7)

"线性回归:保存"对话框用来储存统计分析过程的中间结果,如残差、预测值等,这些数据在进一步的回归分析中可能会用得上。

(1)"预测值"组合框:包含了一组预测值。

"未标准化"选项:保存模型对因变量的原始预测值。

"标准化"选项:保存标准化后的预测值,此时均数为0,标准差为1。

"调节"选项:去掉当前记录时,当前模型对该记录因变量的预测值。

"均值预测值的S.E"选项:保存预测值的标准差。

(2)"残差"组合框:包含了可供储存的各种残差,可用于模型诊断。

"未标准化"选项:模型预测值对因变量观测值的原始残差。

"标准化"选项:进行标准化后的残差,此时均数为0,标准差为1。

"学生化"选项:标准化法采用的是u变换,此处是采用t变换,产生的是学生化残差,亦称史氏化残差。

"删除"选项:去掉当前记录时,当前模型中该记录应变量的预测值对因变量观测值的原始残差,通过观察它可以发现可疑的强影响点。

"学生化已删除"选项:保存上一个预测值进行 t 变换后的结果。

(3)"距离"组合框:保存一系列用于测量数据点离拟合模型距离的指标。

"Mahalanobis 距离"选项:马哈拉诺夫距离,表示记录值离样本平均值的距离,如果某条记录中多个自变量出现大的马氏距离,则该记录可能为离群值。

"Cook 距离"选项:表示如果将该记录去除,则模型残差会发生多大的变化。一般而言,Cook 距离大于 1,则该记录可能为离群值或强影响点。

"杠杆值"选项:用于测量该数据点的影响强度,如果该数值大于 $2k/N$,则该记录可能为强影响点。其中,k 为变量数,N 为样本量。

(4)"影响统计量"组合框:提供 5 个专门用于判断强影响点的统计量。

"DfBeta"选项:为 Difference in Beta 的缩写,表示去除该观察值后回归系数的变化值。

"标准化 DfBeta":标准化的 DfBeta 值,当它大于 $2/\text{sqrt}(N)$ 时,该点可能为强影响点。其中,Sqrt()为平方根函数。

"DfFit"选项:即 Difference in Fit value 的缩写,表示去除该观察值后预测值的变化值。

"标准化 DfFit"选项:标准化的 DfFit 值,当它大于 $2/\text{sqrt}(k/N)$ 时,该点可能为强影响点。

"协方差比率"选项:去除该观察值之后,协方差阵与含全部观察值的协方差阵的比率。它的绝对值大于 $3k/N$ 时,该观察值可能为强影响点。

(5)"预测区间"组合框:要求给出均值的可信区间或单值范围的上下界,默认为 95% 区间,可以自行设定。

(6)"将模型信息输出到 XML 文件":上述各项选择的结果是在当前数据集中建立新变量,本选项则可以将这些新变量存储到 XML 文件中,且默认包含协方差矩阵。

5. "线性回归:选项"对话框(见图 11-8)

该对话框设置回归分析的一些选项。

(1)"步进方法标准"组合框:设置纳入和删除标准,可按 P 值或 F 值来设置。

(2)"在等式中包含常量"选项:用于决定是否在模型中包括常数项,默认选中。

(3)"缺失值"组合框:用于选择对缺失值的处理方式,有"按列表排除个案"、"按对排除个案"、"使用均值替换"等选项。

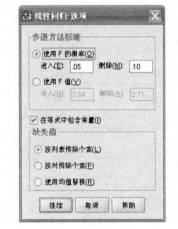

图 11-8 "线性回归:选项"对话框

八、例 11-1 的进一步分析

1. 使用方差分析模型拟合

实际上线性回归模型拟合与方差模型等价,所不同的是方差分析模型要求自变量为分类变量,所以模型拟合时,自变量"体重"需要以哑变量或协变量方式纳入,否则无法得到正确的结果。

● 统计分析

▲ 在数据编辑器中,点击菜单分析/一般线性模型/单变量…,打开图 6-7 所示的"单变量"对话框。

▲ 在"单变量"对话框中,将变量"心径"拖曳到"因变量"框中,将"体重"拖曳到"协变量"框中;点击 确定 按钮。

● 模型拟合结论

由表 11-6 可见,其结果与回归分析的方差分析表中统计量相同,但更详细。模型拟合结论认为,回归模型具有统计学意义。

2. 残差分析

使用图 11-5 所示的"线性回归:统计量"对话框中的"残差"组合框,选中"Durbin-Watson"选项,可以得到模型残差"Durbin-Watson"的统计结果。表 11-7 所示的模型汇总的最右侧给出了 Durbin-Watson 统计量。该统计量的取值在 0~4 之间,如果残差间相互独立,则取值在 2 附近。本例中 Durbin-Watson 为 1.450,接近 2,可见残差间没有明显的相关性。

使用图 11-5 所示的"线性回归:统计量"对话框中的"残差"组合框,选中"个案诊断"和"所有个案"选项,可以得到模型残差所有个案(记录或观察对象)的统计结果。表 11-8 中列出的是模型中每条记录相应的标准化残差、应变量值、应变量预测值和残差值。可见标准化残差值都在 $-2 \sim +2$ 之间,并无离群值出现。

表 11-6 主体间效应的检验(因变量:心径)

源	Ⅲ型平方和	df	均方	F	Sig.
校正模型	3.344[a]	1	3.344	43.39	0.000
截距	2.618	1	2.618	33.96	0.000
体重	3.344	1	3.344	43.39	0.000
误差	0.848	11	0.077		
总计	1044.630	13			
校正的总计	4.192	12			

注:a. R 方$=0.798$(调整 R 方$=0.779$)

表 11-7 模型汇总[b]

模型	R	R 方	调整 R 方	标准估计的误差	Durbin-Watson
1	0.893[a]	0.798	0.779	0.27763	1.450

表 11-9 残差统计量[a]

	极小值	极大值	均值	标准偏差	N
预测值	8.1925	9.9275	8.9462	0.52792	13
残差	-0.39248	0.39928	0.00000	0.26581	13
标准预测值	-1.428	1.859	0.000	1.000	13
标准残差	-1.414	1.438	0.000	0.957	13

注:a. 因变量:心径

表 11-8 案例诊断[a]

案例数目	标准残差	心径	预测值	残差
1	-0.782	9.20	9.4172	-0.21720
2	-1.414	7.80	8.1925	-0.39248
3	1.041	9.40	9.1110	0.28898
4	0.733	8.60	8.3966	0.20340
5	-1.135	9.00	9.3151	-0.31514
6	0.350	8.80	8.7028	0.09722
7	1.438	9.00	8.6007	0.39928
8	1.408	9.40	9.0090	0.39104
9	0.283	9.70	9.6213	0.07868
10	-0.753	8.80	9.0090	-0.20896
11	-0.730	8.50	8.7028	-0.20278
12	-0.341	8.20	8.2945	-0.09454
13	-0.099	9.90	9.9275	-0.02750

表 11-9 列出的是预测值、残差、标准化预测值和标准化残差的描述统计量,各项数据表明模型合理。

3. 残差的图形化分析

上面对残差的分析虽然详细,但并不直观,可以利用图 11-6 所示的"线性回归:图"对话框的功能做出残差分布图。

在"线性回归:图"对话框中,将图 11-6 左侧框中的"DEPENDNT"(因变量)拖曳到"图 1 的 1"组合框内"X2"框中作为 X 轴的变量,将"ZRESID"(标准化残差)拖曳到"Y"框中作 Y 轴的变量;选中"直方图"、"正态概率图"选项。

图 11-9 所示为残差的直方图,系统自动在其中添加了正态曲线以便于比较分布情况,图中残差分布勉强均匀,但由于例数少,此时主要关心有无极端值,因此这种分布还是可以接受的。

图 11-10 所示为因变量观测累计概率和模型预测累计概率间的正态 P-P 图,用于观察残差分布是否呈正态分布。可见散点基本呈直线趋势,且并未发现极端值。

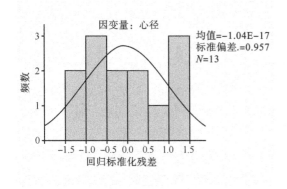
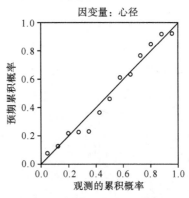

图 11-9　残差直方图　　　　　图 11-10　残差正态 P-P 图

图 11-11 所示为使用"心径"观测值为横轴,标准化残差为纵轴做出的散点图,用于观察残差是否有随因变量增大而改变的趋势。在图中我们似乎可以观察到有上升趋势,但同样由于记录数太少,这种趋势尚不能被确认。

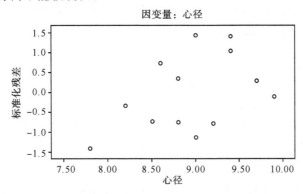

图 11-11　心脏直径与标准化残差（*ZRESID)的散点图

4. 个案参考值范围及均数可信区间的图形化分析

直线回归方程的重要用途之一就是进行预测和统计控制,利用均数、均数 95% 可信限、个案 95% 可信限制作统计图可以实现这一功能。

在数据编辑器中,点击菜单图形/图表构建程序…,打开"图表构建程序"对话框(见图 11-12)。选中对话框中部的"库"选项卡,在左下部的"选择范围"框中,点击选中"散点图/点图",右侧出现 8 个图形,将上排左侧第一个图形"简单散点图"拖曳到上部的"图表预览使用实例数据"的画布中,将左上侧框中的变量"体重"拖曳到右侧画布坐标轴横轴下面的"是否为 X 轴"框中,将"心径"拖曳到右侧画布坐标轴纵轴左侧的"是否为 Y 轴"的框中,点击 确定 按钮生成散点图。

在查看器中,双击生成的散点图,打开图 11-13 所示的图表编辑器。点击菜单元素/总计拟合线,打开图 11-14 所示的"属性"对话框。

在图 11-14 的"属性"对话框中,选择上部的"拟合线"选项卡(默认),确认选择了默认选项"线性",以生成均数的拟合线;在"置信区间"组合框中选中"均值","%:"框中取默认的"95",以生成均数的 95% 可信区间曲线;点击 应用 按钮;点击 关闭 按钮。

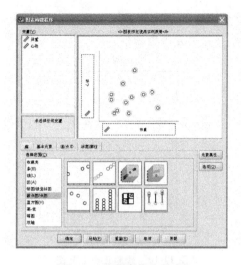

图 11-12　图表构建程序

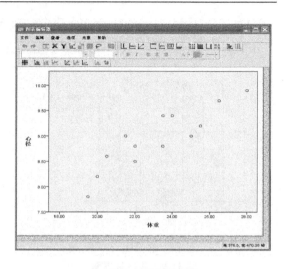

图 11-13　图表编辑器

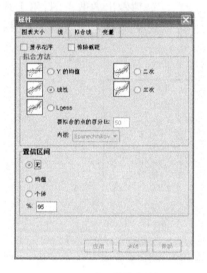

图 11-14　"属性"对话框

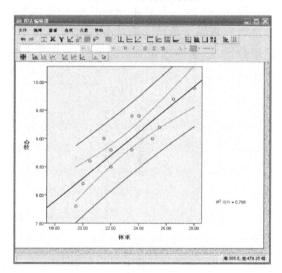

图 11-15　个体参考值范围及均数可信区间

再次在查看器中，双击生成的散点图，打开图 11-13 所示的图表编辑器。点击菜单元素/总计拟合线，打开图 11-14 所示的"属性"对话框。在"属性"对话框中，点击选中"个体"选项，以生成个案实测值的 95% 可信区间曲线；点击 应用 按钮，生成的回归拟合线如图 11-15 所示。

九、直线回归方程的应用

1. 定量描述两变量之间的依存关系

对回归系数 b 进行假设检验时，若 $P<\alpha$，可认为两变量间存在直线回归关系，则直线回归方程为两个变量间依存关系的定量表达式。

2. 利用回归方程进行预测

把预报因子（自变量 X）代入回归方程，对预报量（因变量 Y）进行估计，或在图 11-15 中找到相应的坐标点，可得到个体 Y 值的容许区间。例 11-1 的结果即体重为 25.0 kg 的 8 岁健康男童，估计其心脏横径均值为 9.312 cm；有 95% 的可能性在 8.669～9.961 cm 的范围内。

3. 利用回归方程进行统计控制

规定 Y 值的变化,通过控制 X 的范围来实现统计控制的目标,所以统计控制是利用回归方程进行的逆估计。

十、应用直线回归的注意事项

(1) 作回归分析要有实际意义,不能把毫无关联的两种现象随意进行回归分析,忽视事物现象间的内在联系和规律;如对儿童身高与小树的生长数据进行回归分析既无道理也无用途。另外,即使两个变量间存在回归关系时,也不一定是因果关系,必须结合专业知识作出合理的结论,并进行解释。

(2) 直线回归分析的资料,一般要求因变量 Y 是来自正态总体的随机变量,自变量 X 可以是正态随机变量,也可以是精确测量和严密控制的值。若稍偏离要求时,一般对回归方程中参数的估计影响不大,但可能影响到标准差的估计,也会影响假设检验时 P 值的真实性。

(3) 进行回归分析时,应先绘制散点图。若提示有直线趋势存在时,可作直线回归分析;若提示无明显线性趋势,则应根据散点分布类型,选择合适的曲线模型,经数据变换后,化为线性回归来解决。一般来说,不满足线性条件的情形下,去计算回归方程毫无意义,最好采用非线性回归方程的方法进行分析。

(4) 绘制散点图后,若出现一些特大或特小的离群值(异常点),则应及时复核检查,对由于测定、记录或计算机录入的错误数据,应予以修正和剔除。否则,异常点的存在会对回归方程中的系数 a、b 的估计产生较大影响。

(5) 回归直线不要外延。直线回归的适用范围一般以自变量取值范围为限,在此范围内求出的估计值$\hat{Y}$称为内插;超过自变量取值范围所计算的$\hat{Y}$称为外延。若未经超出自变量取值范围后直线回归关系仍成立的证实,应该避免外延。

第二节 直线相关分析

一、直线相关的概念

直线相关分析是描述两变量间是否是直线关系,以及直线关系的方向和密切程度的分析方法。直线回归分析方法是描述两变量间依存变化的方法。实际工作中有时并不要求由 X 估计 Y,或者先不考虑这个问题,而关心的是两个变量间是否确有直线相关关系,若有直线相关关系,那么它们之间的关系是正相关还是负相关,以及相关程度如何,此时可应用相关分析。

直线相关的定义:如果两个随机变量中,一个变量由小到大变化时,另一个变量也相应地由小到大(或由大到小)地变化,并且测得两变量组成的坐标点在直角坐标系中呈直线趋势,就称这两个变量存在直线相关关系。

直线相关又称简单相关,用于双变量正态分布资料,一般来说,两个变量都是随机变动的,不分主次,处于同等地位。两变量间的直线相关关系用相关系数(r)描述。直线相关的性质可由散点图(见图 11-16)直观地说明。

如图 11-16(a)所示,散点呈椭圆形分布,总的来说,两变量 X、Y 变化趋势是同向的,称为正线性相关或正相关($0<r<1$);图 11-16(b)中的 X、Y 间呈反向变化,称为负线性相关或负

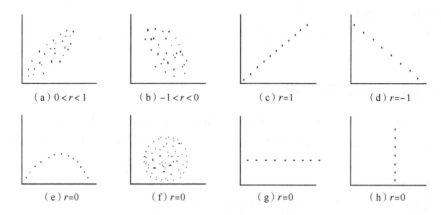

图 11-16　相关系数示意

相关($-1<r<0$)。图 11-16(c)中的散点在一条直线上,且 X、Y 是同向变化,称为完全正相关($r=1$);反之,图 11-16(d)中的 X、Y 呈反向变化,称为完全负相关($r=-1$)。图 11-16(e)~图 11-16(h)中,两变量间毫无联系或可能存在一定程度的曲线联系而没有直线相关关系,称为零相关($r=0$)。正相关或负相关并不一定表示一个变量的改变是另一个变量变化的原因,有可能同受另一个因素的影响。

二、相关系数的意义及计算

1. 相关系数的意义

相关系数亦称积差相关系数,用 r 表示样本相关系数,ρ 表示总体相关系数。它是说明有直线关系的两变量间相关关系密切程度和相关方向的统计指标。

相关系数没有单位,且 $-1 \leqslant r \leqslant 1$。当两变量呈同向变化时,$0<r<1$,为正相关;当两变量呈反向变化时,$-1<r<0$,为负相关;$r=0$,为零相关,表示无直线相关关系;两变量呈同向或反向变化,且点子分布在一条直线上,$|r|=1$ 为完全相关。完全相关属相关分析中的特例,由于医学研究中影响因素众多,个体变异不可避免,很少呈现完全相关。

2. 相关系数的计算及检验

计算出来的相关系数 r 是样本相关系数,它只是总体相关系数 ρ 的估计值。从同一总体中抽出的不同样本会提供不同的样本相关系数,因而,样本相关系数也存在变异性。所以,即使从 $\rho=0$ 的总体做随机抽样,由于抽样误差的影响,所得 r 值也不一定等于零。故计算 r 值时,同时应做 $\rho=0$ 的假设检验,以判断两变量的总体是否有直线相关关系。

例 11-2　根据例 11-1 资料,试计算 8 岁健康男孩体重与心脏横径的相关系数。

解　$H_0: \rho=0$,总体相关系数为 0,二者不相关;

$H_1: \rho \neq 0$,总体相关系数不为 0,二者相关;

检验水准:$\alpha=0.05$。

● 打开数据文件"直线回归.sav"

● 统计分析

▲ 在 SPSS 的数据编辑器中,点击菜单分析/相关/双变量…,打开图 11-17 所示的"双变量相关"对话框。

▲ 将左侧框中的两个变量"体重"、"心径"拖曳到右侧的"变量"框中作为待分析的变量。

▲ 点击 确定 按钮。

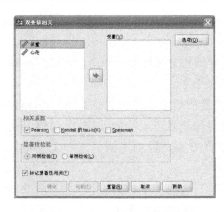

表 11-10 相关性

		体重	心径
体重	Pearson 相关性	1	0.893**
	显著性（双侧）		0.000
	N	13	13
心径	Pearson 相关性	0.893**	1
	显著性（双侧）	0.000	
	N	13	13

图 11-17 "双变量相关"对话框

- 统计推断结论

两变量的"Pearson 相关性"，即相关系数 $r=0.893$，$P=0.000$，拒绝检验假设 H_0，接受备择假设 $H_1:\rho\neq 0$，总体相关系数不为 0，二者相关，表明体重与心脏直径之间有相关关系（见表 11-10）。

3. 对话框介绍

1)"双变量相关"对话框（见图 11-17）

"相关系数"组合框：其中有三个选项，作用是根据数据的特征选择不同的分析方法。

"Pearson"选项：为默认选项，属 t 检验，该方法对数据的要求与 t 检验相同，变量是二元正态分布。

"Kendall 的 tau_b"选项：属非参数检验方法。

"Spearman"选项：属秩相关检验，该方法适用的资料性质为不服从双变量正态分布的资料、总体分布类型未知的资料、用等级表示的原始数据、数据一端或两端有不确定值的资料。

2)"双变量相关性：选项"对话框（见图 11-18）

在"双变量相关"对话框中点击 选项… 按钮，打开该对话框。

(1)"统计量"组合框：对于 Pearson 相关性检验，可以选择以下一项或两项。

"均值和标准差"选项：显示每个变量均值、标准差、非缺失值的个案数。无论缺失值设置如何，都将依变量处理缺失值。

"叉积偏差和协方差"选项：为每对变量显示叉积偏差和协方差。偏差的叉积等于校正均值变量的乘积之和，这是 Pearson 相关系数的分子。协方差是有关两个变量之间关系的一种非标准化度量，等于叉积偏差除以（$N-1$）。

(2)"缺失值"组合框：可以选择以下选项之一。

"按对排除个案"选项：排除计算相关系数的一对变量中的一个或两个含有缺失值的个案。由于系数是对具有有效代码的所有个案，因此在每次计算中都会使用可用的最大信息量。

"按列表排除个案"选项：从所有相关性中排除对任意变量有缺失值的个案。

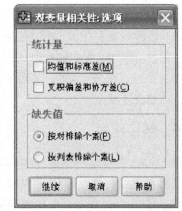

图 11-18 "双变量相关性：选项"对话框

三、直线相关分析时的注意事项

（1）并非任何有联系的两个变量都属线性联系，应在计算相关系数之前利用散点图判断两变量间是否具有线性联系，若为曲线联系时不能用直线相关分析。

（2）有些研究中，一个变量的数值随机变动，另一个变量的数值却是人为选定的。如研究药物的剂量-反应关系时，一般是选定 n 种剂量，然后观察每种剂量下动物的反应，此时得到的观察值就不是随机样本，算得的相关系数 r 会因剂量的选择方案不同而不同。故一个变量的数值是人为选定时不应作相关分析。

（3）作相关分析时，必须剔除异常点。异常点即为一些特大或特小的离群值，相关系数的数值受这些点的影响较大，有此点时两变量相关，无此点时可能就不相关了。所以，应及时复核检查，对由于测定、记录或计算机录入的错误数据，应予以修正或剔除。

（4）相关分析要有实际意义，两变量相关并不代表两变量间一定存在内在联系。如根据儿童身高与小树树高资料算得的相关系数，即是由于时间变量与二者的潜在联系，造成了儿童身高与树高相关的假象。

（5）分层资料不要盲目合并作直线相关分析，否则可能得到错误结论。

四、直线相关与回归分析的区别和联系

1. 区别

（1）资料要求不同　相关要求两个变量是双变量正态分布；回归要求因变量 Y 服从正态分布，而自变量 X 是能精确测量和严格控制的变量。

（2）统计意义不同　相关反映两变量间的伴随关系，这种关系是相互的、对等的，不一定有因果关系；回归则反映两变量间的依存关系，有自变量与因变量之分，一般将"因"或较易测定、变异较小者定为自变量。这种依存关系可能是因果关系或从属关系。

（3）分析目的不同　相关分析的目的是把两变量间直线关系的密切程度及方向用一统计指标表示出来；回归分析的目的则是把自变量与因变量间的关系用函数公式定量表达出来。

2. 联系

（1）变量间关系的方向一致　对同一资料，其 r 与 b 的正负号一致。

（2）假设检验等价　对同一样本，二者的概率值相同。

（3）r 与 b 值可相互转换。

（4）用回归解释相关　相关系数的平方（r^2）称为决定系数，是回归平方和与总的离均差平方和之比，故回归平方和是引入相关变量后总平方和减少的部分，其大小取决于 r^2。回归平方和越接近总平方和，则 r^2 越接近 1，说明引入相关的效果越好；反之，则说明引入相关的效果不好或意义不大。

五、等级相关

例 11-3　在肝癌病因研究中，某地调查了 10 个乡的肝癌死亡率（1/10 万）与某种食物中黄曲霉毒素相对含量（最高含量为 10），如表 11-11 所示。试作直线相关分析。

解　$H_0:\rho=0$，食物中黄曲霉与肝癌死亡率不相关；

　　　　$H_1:\rho\neq 0$，食物中黄曲霉与肝癌死亡率相关；

检验水准：$\alpha=0.05$。

● 数据录入

设置两个变量分别为"黄曲霉"和"肝癌",将表 11-11 中的数据对应录入,见数据文件"秩相关.sav"。

● 统计分析

▲ 在 SPSS 的数据编辑器中,点击菜单分析/相关/双变量…,打开图 11-17 所示的"双变量相关"对话框。

▲ 在"双变量相关"对话框中将左侧框中的两个变量"黄曲霉"、"肝癌"拖曳到右侧的"变量"框中作为待分析的变量。将"相关系数"组合框中的默认项"Pearson"去选,点击选中"Spearman"选项,以进行秩相关检验。

▲ 点击 确定 按钮。

● 统计推断结论

由表 11-12 可见,"Spearman 的 rho"相关系数 $r=0.745, P=0.013$,即 $P<0.05$,拒绝无效假设 H_0,接受备择假设 $H_1: \rho \neq 0$,相关系数具有统计学意义。表明食物中的黄曲霉毒素的含量与肝癌死亡率之间呈明显正相关关系。

表 11-11 肝癌死亡率与黄曲霉毒素相对含量

乡号	黄曲霉 X	肝癌 Y
1	0.7	21.5
2	1.0	18.9
3	1.7	14.4
4	3.7	46.5
5	4.0	27.3
6	5.1	64.6
7	5.5	46.3
8	5.7	34.2
9	5.9	77.6
10	10.0	55.1

表 11-12 相关系数

			黄曲霉	肝癌
Spearman 的 rho	黄曲霉	相关系数	1.000	0.745*
		Sig.(双侧)	.	0.013
		N	10	10
	肝癌	相关系数	0.745*	1.000
		Sig.(双侧)	0.013	.
		N	10	10

第三节 曲线拟合

实际工作中,变量间未必都有直线关系,如服药后血药浓度与时间的关系;疾病疗效与疗程长短的关系;毒物剂量与致死率的关系等常呈曲线关系。曲线拟合是指选择适当的曲线类型来拟合观测数据,并用拟合的曲线方程分析两变量间的关系。曲线拟合的方法很多,传统的方法是进行曲线直线化。SPSS 提供了曲线估计程序,为曲线拟合提供了方便。

一、曲线直线化方法

曲线直线化是曲线拟合的重要手段之一。对于某些非线性的资料可以通过变量变换使之直线化,然后用 SPSS 直线相关方法求出变换后变量的直线方程,曲线直线化可以利用 SPSS 中的某些数学函数来转换测量值。

1. 指数函数

$$\ln Y = \ln a + bX$$

当 $b>0$ 时,Y 随 X 增大而增大,如图 11-19(a)所示;当 $b<0$ 时,Y 随 X 增大而减少,如图 11-19(b)所示。当以 $\ln Y$ 和 X 绘制的散点图呈直线趋势时,可考虑采用指数函数来描述 Y 与 X 间的非线性关系,$\ln a$ 和 b 分别为截距和斜率。

2. 对数函数

$$Y = a + b\ln X \quad (X>0)$$

当 $b>0$ 时,Y 随 X 增大而增大,先快后慢,如图 11-19(c)所示;当 $b<0$ 时,Y 随 X 增大而减少,先快后慢,如图 11-19(d)所示。当以 Y 和 $\ln X$ 绘制的散点图呈直线趋势时,可考虑采用对数函数描述 Y 与 X 之间的非线性关系,式中的 b 和 a 分别为斜率和截距。

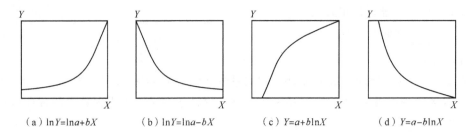

图 11-19 曲线示意图

3. 幂函数

$$\ln Y = \ln a + b\ln X \quad (a>0, X>0)$$

当 $b>0$ 时,Y 随 X 增大而增大;当 $b<0$ 时,Y 随 X 增大而减少。

所以,当以 $\ln Y$ 和 $\ln X$ 绘制的散点图呈直线趋势时,可考虑采用幂函数来描述 Y 与 X 间的非线性关系,$\ln a$ 和 b 分别是截距和斜率。

二、回归曲线估计拟合曲线

1. 散点图拟合曲线

用 SPSS 的图形/图表构建程序…,绘制散点图,根据散点的分布与曲线的吻合程度,选择接近的、合适的曲线类型,该方法拟合的曲线较少。

2. 用回归曲线估计方法

SPSS 的回归曲线估计方法可以拟合多种曲线,原则上只要两个变量间存在某种可以被它所描述的数量关系,就可以用该方法来分析。由于某些曲线拟合非常复杂,该方法不能全部包含所有类型的曲线,这时可以将曲线相关关系通过变量变换的方式转化为直线回归的形式来分析。

表 11-13 火箭电泳实验资料

IgA 浓度(μg)	火箭高度(mm)
0.2	7.6
0.4	12.3
0.6	15.7
0.8	18.2
1.0	18.7
1.2	21.4
1.4	22.6
1.6	23.8

例 11-4 某研究室以已知浓度的免疫球蛋白 A(IgA,μg)作火箭电泳,测得火箭高度(mm),结果见表 11-13。试求免疫球蛋白与火箭电泳高度的曲线回归方程。

解

● 数据录入

设置两个变量名称分别记录免疫球蛋白的"浓度"和记录火箭高度的"高度",对应录入表 11-13 中的数据,数据文件见"曲线拟合.sav"。

● 绘制散点图拟合

▲ 在数据编辑器中，点击菜单 图形/图表构建程序…，打开图 11-12 所示的"图表构建程序"对话框。选中对话框中部的"库"选项卡，在左下部的"选择范围"框中，点击选中"散点图/点图"，右侧出现 8 个图形，将上排左侧第一个图形"简单散点图"拖曳到上部的"图表预览使用实例数据"的画布中，将左上侧框中的变量"浓度"拖曳到右侧画布坐标轴横轴下面的"是否为 X 轴"的框中，将"高度"拖曳到右侧画布坐标轴纵轴左侧的"是否为 Y 轴"的框中，点击 确定 按钮生成散点图。

▲ 在查看器中，双击生成的散点图，打开图 11-13 所示的图表编辑器。点击菜单 元素/总计拟合线，打开图 11-14 所示的"属性"对话框。

▲ 在"属性"对话框中，选择上部的"拟合线"选项卡（默认），选中"二次"选项，以生成最吻合的拟合线；点击 应用 按钮，点击 关闭 按钮。

查看器中生成的散点拟合图形如图 11-20 所示，其图形与图 11-19(c)所示的相近，如作曲线直线化可用对数变换。

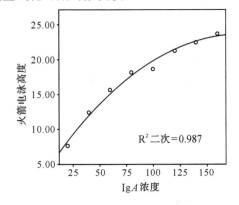

图 11-20　散点图拟合线

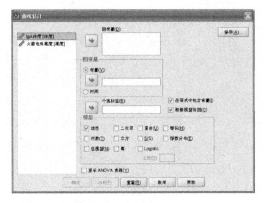

图 11-21　"曲线估计"对话框

● 用曲线估计程序拟合

▲ 在 SPSS 数据编辑器中，点击菜单 分析/回归/曲线拟合…，打开图 11-21 所示的"曲线估计"对话框；将左侧框中的变量"高度"拖曳到右侧顶部的"因变量"框中，作为 Y 轴的变量；将"浓度"拖曳到右侧"因变量"框下方"因变量"（**注**：此处应为"自变量"）组合框内"变量"选项下方的框中，作为 X 轴的变量；点击"模型"组合框中的"二次项"和"对数"两个选项；点击 确定 按钮。

"模型"组合框中的选项与对应的方程如下。

● "线性"选项：拟合直线方程，实际上与 回归/线性… 的直线回归方法相同；
● "二次项"选项：拟合二次方程 $Y=a+b_1X+b_2X^2$；
● "复合"选项：拟合复合曲线模型 $Y=a\times b_1^X$；
● "增长"选项：拟合等比级数曲线模型 $Y=e^{(a+b_1X)}$；
● "对数"选项：拟合对数方程 $Y=a+b_1\ln X$；
● "立方"选项：拟合三次方程 $Y=a+b_1X+b_2X^2+b_3X^3$；
● "S"选项：拟合 S 形曲线 $Y=e^{(a+b_1/X)}$；
● "指数分布"选项：拟合指数方程 $Y=a\times e^{b_1X}$；
● "逆模型"选项：数据按 $Y=a+b_1/X$ 进行变换；

- "幂"选项:拟合乘幂曲线模型 $Y=a\times X^{b_1}$;
- "Logistic"选项:拟合 Logistic 曲线模型 $Y=1/(1/u+a\times b_1^X)$,如选择该线形则要求输入上界,式中 u 代表上界。

▲ 曲线拟合结果

表 11-14 中列出了"对数"和"二次项"拟合模型的统计量,两个模型的 P 值均等于 0.000,具有统计学意义。

表 11-14　模型汇总和参数估计值(因变量:火箭电泳高度)

方程	模型汇总					参数估计值		
	R 方	F	df1	df2	Sig.	常数	b1	b2
对数	0.992	763.499	1	6	0.000	19.745	7.777	
二次	0.987	185.165	2	5	0.000	4.091	21.872	−6.116

对数模型为: $Y=a+b_1\ln X$,故 $Y=19.745+7.777\ln X$。

二次方模型为: $Y=a+b_1 X+b_2 X^2$,故 $Y=4.091+21.872X+(-6.116X^2)$。

由图 11-22 可见,两条拟合线近似,似乎对数拟合线更精确。

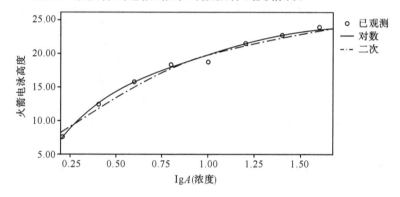

图 11-22　曲线拟合图

鉴于模型简洁性和拟合优度高低的兼顾考虑,此处选择参数较少,且拟合优度高的模型为佳,因此最终选择对数曲线模型。

第四节　多元直线回归分析

本章第一节中讲述了直线回归,它是回归分析的基础部分,旨在探讨单个因变量对单个自变量的依赖程度,并进行预测和预报。现实生活中,很难碰到只有一个因素影响另一个因素的情况,往往存在多个影响因素的情况,这就存在以下问题:哪些是影响因素?其影响作用的大小如何?因此,多元回归比单变量回归更为重要。其实在 SPSS 中,直线回归与多元直线回归并没有分开,而是在相同的菜单项和对话框下所进行的,不同的只是选择多个自变量而已,在此节讲述只是为了由简及繁,便于理解。

正如前所述,直线回归的模型为
$$\hat{Y}=a+bX$$

多元直线回归的模型为
$$\hat{Y}=a+b_1 X_1+b_2 X_2+\cdots+b_n X_n$$

$X_1, X_2, \cdots, X_n$ 为不同的自变量。

例 11-5 某医师为研究胰岛素和生长素对糖尿病人血糖的影响,测得 20 名糖尿病人的血糖(mmol/L)、胰岛素(mU/L)及生长素(μg/L)含量,见表 11-15。试作多元回归分析。

表 11-15 20 名糖尿病人的测定结果

编号	血糖(mmol/L)	胰岛素(mU/L)	生长素(μg/L)	编号	血糖(mmol/L)	胰岛素(mU/L)	生长素(μg/L)
1	12.21	15.2	9.51	11	6.44	25.1	5.10
2	14.54	16.7	11.43	12	9.49	16.4	4.53
3	12.27	11.9	7.53	13	10.16	22.0	2.16
4	12.04	14.0	12.17	14	8.38	23.1	4.26
5	7.88	19.8	2.33	15	8.49	23.2	3.42
6	11.10	16.2	13.52	16	7.71	25.0	7.34
7	10.43	17.0	10.07	17	11.38	16.8	12.75
8	13.32	10.3	18.89	18	10.82	11.2	10.88
9	19.59	5.9	13.14	19	12.49	13.7	11.06
10	9.05	18.7	9.63	20	9.21	24.4	9.16

解 根据专业知识可知血糖含量受胰岛素和生长素的影响,以血糖作因变量,胰岛素和生长素作为两个自变量,三个变量的数据均为连续型数据,适合于直线回归分析。

● 数据录入

设置"血糖"、"胰岛素"和"生长素"三个变量,对应录入 20 个元素的实测数据,数据文件见"多元回归.sav"。

● 统计分析

▲ 在 SPSS 数据编辑器中,点击菜单分析/回归/线性…,打开图 11-4 所示的"线性回归"对话框。

▲ 在"线性回归"对话框中,将左侧框中的变量"胰岛素"和"生长素"分别拖曳到"自变量"框中;将变量"血糖"拖曳到"因变量"框中;点击 确定 按钮。

● 模型分析结果

由表 11-16 可见,分析结果只有一个模型,R 方(确定系数)为 0.717,表明由模型引入的变量所解释该组病人的血糖变异占 71.7%。R 为复相关系数,它表示为引入模型中的 n 个变量共同对应变量线性相关的程度,其值在 0~1 之间。表中 $R=0.847$,因而由胰岛素解释血糖浓度的相关性很强。

表 11-16 模型汇总

模型	R	R 方	调整 R 方	标准估计的误差
1	0.847[a]	0.717	0.684	1.64540

注:a. 预测变量:(常量),生长素,胰岛素

由表 11-17 可见,模型的方差分析结果为 $F=21.537, P=0.000$,具有统计学意义。由表 11-18 可见,变量"生长素"的 t 检验为 $P=0.411, P>0.10$,超过了默认的排除标准,模型中不能接收;根据表中列出的模型方程的常数,模型的方程式为

$$\hat{Y} = a + b_1 X_1$$
$$\hat{Y} = 17.011 + (-0.406 X_{胰岛素})$$

表 11-17　Anova[b]

模型		平方和	df	均方	F	Sig.
1	回归	116.626	2	58.313	21.539	0.000[a]
	残差	46.025	17	2.707		
	总计	162.651	19			

注:a.预测变量:(常量),生长素,胰岛素;b.因变量:血糖

表 11-18　系数[a]

模型		非标准化系数		标准系数	t	Sig.
		B	标准误差			
1	(常量)	17.011	2.472		6.880	0.000
	胰岛素	−0.406	0.094	−0.743	−4.313	0.000
	生长素	0.098	0.116	0.145	0.843	0.411

注:a.因变量:血糖

第十二章 Logistic 回归分析

第十一章介绍的多元线性回归是分析一个连续性因变量（结果变量）与一组自变量之间的关系，但是在实际工作中，经常遇到因变量为分类变量的情况。诸如有病与无病、生存与死亡等为二分类变量；疾病的程度（轻度、中度、重度）、治疗效果（治愈、显效、好转、无效）等为多分类变量。要研究这些分类变量与一组自变量之间的关系，若以某事件发生率 P 为因变量，因变量与自变量之间通常不存在第十一章所描述的那种线性关系。因此，当因变量为分类变量时，线性回归分析不再适用。对于单个分类自变量的资料，可以选用卡方检验进行统计分析，但单因素分析结果的可靠性取决于所比较的两组之间是否具有可比性。当影响结果的混杂因素较多时，实际上往往难以满足均衡可比的要求，这时分析结果会带有偏性。分层卡方分析在控制混杂因素方面虽然有较大的作用，但这种分析方法也存在局限性。随着控制因素的增加，单元格被划分得越来越细，每格内的数据越来越少，使估计相对危险度变得困难。

本章介绍的 Logistic 回归模型成功地解决了上述问题，例如，在卫生服务研究中，研究患者是否就诊与年龄、性别、文化程度等的关系。该模型常用于流行病学中研究疾病的发生与危险因素之间的关系，它还可用于其他领域，研究某个二分类（或多分类有序、多分类无序）的因变量与自变量的关系。例如，在疗效试验中，研究疗效（分显效、有效、无效三个等级）与治疗方法、患者病情轻重等因素的关系。

Logistic 回归模型适用于因变量是分类变量，包括等级变量和名义变量。Logistic 模型有两个用途：第一是用作影响因素分析，求出各协变量对因变量的比数比；第二是作为判别分析方法，来估计各种自变量组合条件下因变量各类别的发生概率。

第一节 二项 Logistic 回归模型

一、模型介绍

二项 Logistic 回归模型是为二分类的因变量作一个回归方程。设 P 为某事件发生的概率，取值范围为 $0\sim1$，$1-P$ 为该事件不发生的概率，将比数 $P/(1-P)$ 取自然对数得 $\ln(P/(1-P))$，即对 P 作 logit 转换，记为 $\text{logit}(P)$，以 $\text{logit}(P)$ 为因变量，建立线性回归方程：

$$\text{Logit}(P) = a + b_1 x_1 + b_2 x_2 + \cdots + b_n x_n$$

模型中参数 a 是常数项，表示自变量 x_i 取值全为 0 时，比数（因变量 $Y=1$ 与 $Y=0$ 的概率之比）的自然对数值。参数 b_i 称为 Logistic 回归系数，表示当其他自变量取值保持不变时，该自变量取值增加一个单位引起比数比（OR）自然对数值的变化量。

该模型为 Logistic 回归模型的原形。由此可见，Logistic 回归模型实际上是普通多元线性回归模型的翻版。但它的误差项服从二项分布而非正态分布，因此在拟合时采用最大似然估计法进行参数估计。

模型中自变量 x 在 $(-\infty, +\infty)$ 内任意取值，因变量都有一个确定的 P 值与之对应，P 值的范围在 $(0,1)$ 的区间内。图 12-1 所示为该模型的几何图形，可以验证，当 $x=-\infty$ 时，$P=0$；

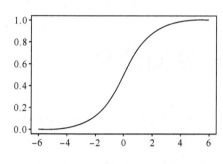

图 12-1　二项 Logistic 回归图形

当 $x=\infty$ 时,$P=1$;当 $x=a/b$ 时,$P=0.5$。

Logistic 回归模型对样本量也有着严格的要求,可以用经验方法来估计:首先选择因变量中较少的那一类,然后将该数值除以 10,这就是模型中可以分析的自变量数。例如,有 100 条记录,其中结局为患病 70 例、未患病 30 例,则模型中可分析的自变量数应为 30/10=3。如果希望分析四个自变量,就应增加样本量。但这毕竟是经验方法,估计的样本量为最低要求,也有可能仍然不够。如在分析时迭代不收敛、增删几例后参数估计值出现剧烈波动,或者出现极宽的可信区间等情况往往与样本量不足有关,因此还是尽可能使样本量大一些为好。

二、参数估计与假设检验

所谓参数估计,就是根据收集得到的自变量 X 和因变量 Y 的样本观察值,估计出 Logistic 回归模型中的常数 a、回归系数 b 及其标准误。Logistic 回归模型参数检验也是对回归系数 b 的假设检验:无效假设 $H_0:b_i=0$;备择假设 $H_1:b_i\neq 0$。常用的检验方法是 Wald 卡方检验,当 $P<0.05$ 时,在统计意义上可以拒绝零假设。即可以认为第 i 个 x 变量对 $y=1$ 的概率 P 有显著性影响,其犯第一类错误的可能性不超过 5%。

例 12-1　某医师为评价某新疗法的疗效(新疗法记为 1,传统疗法记为 0),随机抽取了 40 名某病患者(病情 0 为不严重,1 为严重),治疗后一定时间内观察其疗效(未康复记为 0,康复记为 1),记录如表 12-1 所示。请作统计分析。

表 12-1　40 名患者的病情、疗法与疗效记录

疗效	病情	疗法	疗效	病情	疗法	疗效	病情	疗法	疗效	病情	疗法
1	0	0	1	0	1	0	0	0	0	1	0
1	0	0	1	1	1	0	0	0	0	1	0
1	0	0	1	1	1	0	0	0	0	0	1
1	0	0	1	1	1	0	0	0	0	0	1
1	1	0	1	1	1	1	0	0	0	0	1
1	0	1	1	1	1	0	1	0	0	0	1
1	0	1	1	0	0	0	0	0	1	1	1
1	0	1	0	0	0	0	1	0	1	1	1
1	0	1	0	0	0	0	1	1	1	1	1
1	0	1	0	0	0	0	1	0	1	1	1

解　研究不同疗法对康复状况的作用有无差别,病情严重程度可能是影响因素,故将病情严重程度也作为自变量予以考虑。因变量"疗效"为二分类变量,自变量有两个,即"病情"严重程度和"疗法",均为二分类变量。根据研究目的及变量性质,可选用 logistic 回归进行分析。

- 数据录入

因变量 y 的名称为"疗效"("康复"=1,"未康复"=0),自变量 x1 的名称为"病情"严重程度(x1=0 表示不严重,x1=1 表示严重),自变量 x2 的名称为"疗法"("新疗法"=1,"传统疗法"=0),数据文件见"二项逻辑.sav"。

● 统计分析

▲ 在 SPSS 的数据编辑器中,点击菜单分析/回归/二元 Logistic…,打开图 12-2 所示的"Logistic 回归"对话框。

▲ 在"Logistic 回归"对话框中,将左侧框中的变量"疗效"拖曳到右侧的"因变量"框中;将"病情"和"疗法"两个变量拖曳到"协变量"框中;点击 确定 按钮。

● 统计推断结论

表 12-2 所示是数据处理情况汇总,包括多少例记录纳入分析,多少例缺失等。

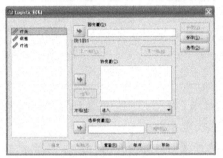

图 12-2 "Logistic 回归"对话框

表 12-2 案例处理汇总

未加权的案例[a]		N	百分比
选定案例	包括在分析中	40	100.0
	缺失案例	0	0.0
	总计	40	100.0
未选定的案例		0	
总计		40	100.0

注:a. 如果权重有效,请参见分类表以获得案例总数

表 12-3 因变量编码

初始值	内部值
未康复	0
康复	1

表 12-3 列出的是应变量赋值情况。"二元 Logistic"分析方法默认以因变量较大取值的概率 $P(Y=1)$,而不是以 $P(Y=0)$ 建立模型。观察分析结果时,有必要检查一下该部分的结果,以确证因变量的赋值情况,确保对分析结果的解释正确无误。

以下为模型拟合结果,首先给出的是模型不含任何自变量,而只有常数项(即无效模型)时的输出结果。表 12-4 输出预测分类结果,可见当模型中不包含自变量时,所有观察对象皆被预测为"未康复",总的预测准确率为 57.5%。

表 12-5 给出的是模型中各参数的检验结果,此处只有常数项,系数为 $a=-0.302$。由于是常数项,有无统计学意义关系不大。

表 12-6 反映的是如果将现有模型外的各个变量纳入模型,则整个模型的拟合优度改变是否有统计学意义。结果显示,若将变量"疗法"引入,则模型改变有统计意义($\chi^2=5.013$, $P=0.025$, $P<0.05$),而变量"病情"严重程度的作用则无统计意义($\chi^2=0.921$, $P=0.337$, $P>0.05$)。因此如果是手工筛选变量,下一步应当考虑引入变量"疗法"。

表 12-4 分类表[a,b](块 0:起始块)

已观测		已预测		
		疗效		百分比校正
		未康复	康复	
步骤 0	疗效 未康复	23	0	100.0
	康复	17	0	0.0
总计百分比				57.5

注:a. 模型中包括常量;b. 切割值为 0.500

表 12-5 方程中的变量(块 0:起始块)

		B	S.E.	Wals	df	Sig.	Exp(B)
步骤 0	常量	-0.302	0.320	0.893	1	0.345	0.739

表 12-6 不在方程中的变量(块 0:起始块)

			得分	df	Sig.
步骤 0	变量	病情	0.921	1	0.337
		疗法	5.013	1	0.025
	总统计量		6.427	2	0.040

从"块 1"开始输出模型中引入自变量后的结果。"方法=输入"用以说明在该块中自变量

筛选的方法采用默认的"进入"法,即强迫所有的自变量同时进入模型。

表12-7所示是模型总的全局检验(似然比检验)结果:"步骤"行的统计量为每一步与前一步相比的似然比检验结果;"块"行的统计量是指若将"块1"与"块0"相比的似然比检验结果;而"模型"行的统计量则是上一个模型与现在方程中变量有变化后模型的似然比检验结果。本例由于选择了默认的"进入"法,三个统计量及假设检验结果完全一致。$\chi^2 = 6.778$,$P = 0.034$,表明两个变量至少有一个的作用是有统计意义的。

表12-7 模型系数的综合检验(块1:方法=输入)

		卡方	df	Sig.
步骤1	步骤	6.788	2	0.034
	块	6.788	2	0.034
	模型	6.788	2	0.034

表12-8 模型汇总(块1:方法=输入)

步骤	−2 对数似然值	Cox & Snell R方	Nagelkerke R方
1	47.761[a]	0.156	0.210

表12-8所示为模型情况简报,可见"−2倍的似然对数值"为47.761,可用于统计推断及拟合优度检验。后面给出的两个指标类似于线性回归中的决定系数。

表12-9所示为现在模型对因变量的分类预测情况,从预测分类表可以看出,预测准确率由"块0"的57.5%上升到67.5%,说明新变量的引入对改善模型预测效果有意义。

表12-9 分类表[a](块1:方法=输入)

已观测		已预测		
		疗效		百分比校正
		未康复	康复	
步骤1	疗效 未康复	15	8	65.2
	康复	5	12	70.6
	总计百分比			67.5

表12-10 方程中的变量(块1:方法=输入)

		B	S.E.	Wals	df	Sig.	Exp(B)
步骤1[a]	病情	−0.909	0.724	1.576	1	0.209	0.403
	疗法	1.669	0.729	5.240	1	0.022	5.306
	常量	−0.741	0.579	1.637	1	0.201	0.477

表12-10所示是logistic回归分析结果中最重要的部分,包括最终引入模型的变量、常数项的系数值(B),标准误(S.E.),Wald卡方值,自由度(df)、P值(Sig.)及Exp(B),即OR值。由结果可以看出,变量"疗法"的系数为1.669,wald检验结果$P=0.022$,有统计学意义。比数比OR为5.306。这里的解释方式为自变量高水平和低水平相比,导致因变量向高水平发展的作用强度。结合实际含义,此处说明排除病情严重程度的混杂作用后,新疗法促使患者康复的能力为传统疗法的5.306倍。显然,新疗法比传统疗法疗效好。由变量"病情"严重程度的"Wals"检验结果$P=0.209$表明,病情严重程度对康复无影响。"常量"行"B"列中的值为方程式中的$a=-0.741$,Exp(B)值为0.477。

三、对话框介绍

1. "Logistic回归"对话框(见图12-2)

(1)"因变量"框:用于选入二分类的因变量,只能选入一个。

(2)"块1的1"组合框:上一张和下一张两个按钮用于将其下面"协变量"框中选入的自变量分组。多元回归分析中自变量的选入方式有前进、后退、逐步等方法,如果对不同的自变量选入的方法不同,则用该按钮组将自变量分组选入即可。

(3)"协变量"框:用于选入自变量,左侧的 >a*b> 按钮用于选入交互作用项。即先在左侧的变量候选框中同时选中两个或多个变量,然后单击该按钮,相应变量的交互作用就被纳入到了"协变量"框。

(4)"方法"下拉列表框:用于选择变量进入的方法,共有七种。

"进入"法:一种变量选择过程,一个块中的所有变量在一个步骤中输入。

"向前:条件"法:逐步选择法,实际上是逐步向前法,变量一律根据比分检验的概率大小依次进入方程,移出方程所采用的检验方法是依据条件参数似然比检验的结果剔除变量。

"向前:LR"法:向前选择(似然比)也是逐步向前法,依据偏似然比检验的结果剔除变量。

"向前:Wald"法:逐步选择方法,依据 Wald 检验的结果剔除变量。其中进入检验是依据得分统计量的显著性,移去检验是依据 Wald 统计的概率。

"向后:条件"法:根据一定标准和条件参数似然比检验的结果将变量依次移出方程。

"向后:LR"法:根据一定标准和偏似然比检验的结果将变量依次移出方程。

"向后:Wald"法:根据一定标准和 Walds 检验的结果将变量依次移出方程。

在以上方法中,选用哪一种均可,但尽量不要使用 Wald 检验。

(5) 规则 按钮:在"选择变量"中放入一个变量,该按钮被激活,单击该按钮打开图 12-3 的对话框。

2. "Logistic 回归:设置规则"对话框(见图 12-3)

该对话框将一个选入的变量,利用右侧的下拉列表选择一个规则,右侧的"值"框建立一个选择条件,只有满足该条件的记录才会进入回归分析。也可以先采用数据/选择个案菜单来选择记录,两者功能是等价的。菜单中的定义在以后一直有效,"设置规则"对话框中的定义仅在当前分析时有效。

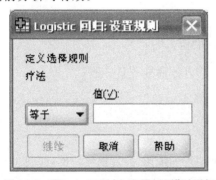

图 12-3 "Logistic 回归:设置规则"对话框

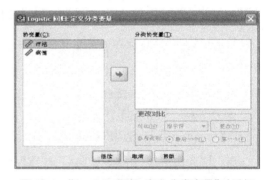

图 12-4 "Logistic 回归:定义分类变量"对话框

3. "Logistic 回归:定义分类变量"对话框(见图 12-4)

在图 12-2 所示的"Logistic 回归"对话框中点击 分类… 按钮,打开图 12-4 所示的对话框。

如果自变量为多分类变量(如血型等),由于多分类自变量与因变量之间通常不存在线性关系,须用哑变量的方式来分析,这时就要用该对话框将变量指定为分类变量,系统将自动产生 $K-1$ 个哑变量(K 为该变量的水平数)。

(1)"协变量"框:列出所有可用于指定为分类变量的数值型自变量。

(2)"分类协变量"框:用于选入分类变量。

(3)"更改对比"组合框:用于设置哑变量组中的取值和对照组。"对比"下拉列表用于选择哑变量的取值;"参考类别"用于设置对照,有"最后一个"和"第一个"两个选项。

"指示符"下拉选项:为默认选项,以第一分类或最后一分类为对照(用下方的"参考类别"

选项),其他每一分类都与对照比较。

"简单"下拉选项:除参考类别外,预测变量的每个类别都与参考类别相比较,反映的是三分类的平均效应。

"差值"下拉选项:除第一个类别外,预测变量的每个类别都与前面类别的平均效应相比较,也称为逆 Helmert 对比。

"Helmert"下拉选项:除最后一个类别外,预测变量的每个类别都与后面类别的平均效应相比较。

"重复"下拉选项:除第一个类别外,预测变量的每个类别都与它前面那个类别进行比较。

"多项式"下拉选项:为正交多项式对比,假设类别均匀分布。多项式对比仅适用于数值变量。

"偏差"下拉选项:除参考类别外,预测变量的每个类别都与总体效应相比较。

4. "Logistic 回归:保存"对话框(见图 12-5)

在图 12-2 所示"Logistic 回归"对话框中点击 保存… 按钮,打开该对话框,如图 12-5 所示。

该对话框的作用是将中间结果存储起来供以后分析,其中有预测值、影响强度因子和残差三大类。该对话框与线性回归中的保存对话框类似,不同的内容有以下几点。

(1) "预测值"组合框:可将预测结果作为新变量保存到数据窗口中,有预测"概率"值和根据预测概率值判定所属类别的"成员组"两个选项。

(2) "影响"组合框:保存反映影响强度的变量,有"Cook 距离"、"杠杆值"和"DfBeta"(即剔除某观察单位后 Beta 系数的变化值,包括回归方程中常数项在内的所有参数的差值)等选项。

(3) "残差"组合框:保存各种残差值。

"未标准化"选项:保存非标准化残差,即因变量实测值与预测值之差值。

"Logit"残差选项:保存 $\dfrac{\text{未标准化残差}}{\text{预测概率} \times (1-\text{预测概率})}$ 的值。

"学生化"残差选项:即从模型中剔除一条记录后,其方差的变化量。

"标准化"残差选项:即 Pearson 残差。

"偏差"选项:保存偏差残差。

5. "Logistic 回归:选项"对话框(见图 12-6)

在图 12-2 所示的"Logistic 回归"对话框中,点击 选项… 按钮,打开该对话框,如图 12-6 所

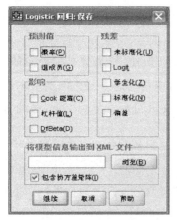

图 12-5 "Logistic 回归:保存"对话框

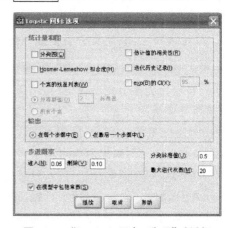

图 12-6 "Logistic 回归:选项"对话框

示。利用该对话框可以对模型作精确定义,还可以选择模型预测情况的描述方式。

(1)"统计量和图"组合框:可以选择几个重要的统计量和统计图。

"分类图"选项:绘出因变量实际分类与模型预测分类间关系的分类图,该图在研究模型预测性能时非常重要。

"Hosmer-Lemeshow 拟合度"选项:计算 Hosmer-Lemeshow 拟合优度指标,当自变量较多,或自变量中有连续性变量时该指标非常有用。

"个案的残差列表"选项:为每条记录列出非标准化的残差值、预测概率,以及因变量的实际分类和模型预测分类情况。此项下面有两个选项,若选择"外离群值",则会选择输出"标准差"值大于 2 的观测值的残差。若选择"所有个案",则会将所有的观测的残差值都列出。

"估计值的相关性"选项:列出模型中参数估计值的相关系数矩阵。

"迭代历史记录"选项:输出模型迭代过程中每一步迭代后的参数估计值和对数似然值,用于观察模型的迭代过程是否稳定。

"exp(B)的 CI"选项:输出 OR 值的 95% 可信区间,该数值实际上由 B 的 95% 可信区间换算而来。

(2)"输出"组合框:选择分析过程中是否为详细报告结果。

"在每个步骤中"选项:分析过程中拟合的所有模型都给出详细的分析结果。

"在最后一个步骤中"选项:只显示最后一个模型的详细统计分析结果。

(3)"步进概率"组合框:用于模型选择变量时的进入标准和排除标准设置。

(4)"分类标准值"框:设置模型预测时的概率分界点,模型将按该分界值对因变量进行预测。比如设置为 0.3,则概率大于 0.3 的为阳性,小于等于 0.3 的为阴性。系统默认的分界点为 0.5,即一半一半。

(5)"最大迭代次数"框:设定最大允许迭代次数,如果在迭代这么多次后仍未收敛,则认为模型拟合失败,迭代终止。

(6)"在模型中包括常数":一般要求模型包含常数项,为默认选项。

四、例 12-1 的进一步分析

1. 设置哑变量

例 12-1 的两个自变量都是分类变量,按说应当使用图 12-4 所示的"Logistic 回归:定义分类变量"对话框进行哑变量设置。但两者都是二分类,此时是否设置为哑变量结果是相同的。在"Logistic 回归:定义分类变量"对话框中,将左侧"协变量"框中的"疗法"和"病情"两变量拖曳到右侧的"分类协变量"框中,得到如下分析结果。

表 12-11 所示为哑变量编码表,可见变量"疗法"一共生成了一个哑变量,代表新疗法,传统疗法则作为基础对照水平。在"病情"严重程度中,"不严重"则作为基础对照水平。这是因为默认以最高取值为对照,"病情"严重的取值代码为 1,要高于"病情"不严重的 0。

表 12-12 所示为模型最终的拟合结果,从系数 B 的估计值、标准误、检验结果等可看出:该结果和不采用哑变量分析时的结论是等价的,只是由于对照组的变化,符号方向可能改变,变换一下即可。唯一不同的是常量,这是因为所采用的基础水平改变了的缘故,常量在 Logistic 模型中一般没有实际意义。

2. 分类图

前面的分析结果显示模型预测准确率为 67.5%,似乎还可以,还可以使用图 12-6 所示的

表 12-11　分类变量编码

		频率	参数编码(1)
疗法	传统疗法	20	1.000
	新疗法	20	0.000
病情	不严重	20	1.000
	严重	20	0.000

表 12-12　方程中的变量

		B	S.E.	Wals	df	Sig.	Exp(B)
步骤 1[a]	病情(1)	0.909	0.724	1.576	1	0.209	2.483
	疗法(1)	−1.669	0.729	5.240	1	0.022	0.188
	常量	0.018	0.550	0.001	1	0.973	1.019

"Logistic 回归：选项"对话框中的"分类图"选项，做出模型预测分类图，如图 12-7 所示，以便直观地察看。

在图 12-7 中，0 代表"未康复"，1 代表"康复"的病例，横轴表示根据模型计算出的康复概率。按照默认标准，可以从 0.5 处将其一分为二。从图中可以直观地看出，实际上 0、1 并未清楚地分开，即模型并不能完全将康复情况正确地预测出来，这说明该模型只是筛选出了有意义的自变量，不能用于对新病例进行结局预测。如果进一步分析该图，可以发现所有记录被分成四组，这代表了自变量的四种组合。可见左侧的一组大部分为 0，预测结果为未康复，可知该组

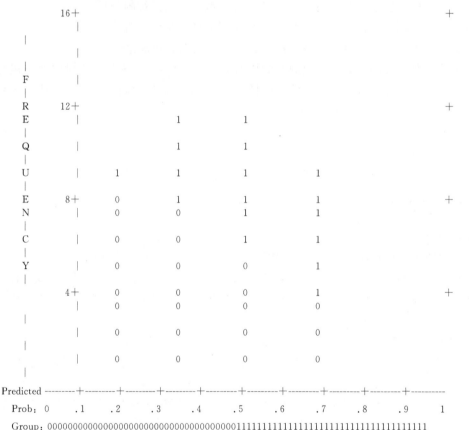

图 12-7　分类图

代表了病情严重者,且采用传统疗法的病例,可以预测这种情况下的疗效会很差;另外三种组合 0、1 均没有完全分开,没有太高的预测价值。

五、回归模型自变量的设置方法

上例中两个自变量都是二分类变量,实际上 Logistic 回归分析中自变量可以是多分类(无序,如血型;有序,如文化程度等),也可以是连续性的变量(如身高)。

1. 多分类无序自变量

一般来说,多分类无序自变量的各类别之间互相独立,它们只是在代码上有大小关系,与 Logit(P) 不存在线性关系,因此需用哑变量纳入模型。此时,只要将该变量定义为分类变量,并且指定相互比较的方法(即图 12-4 中的"指示符"、"简单"等)。系统将自动按指定的方法产生哑变量,如果要分析交互作用,也是按哑变量来进行分析的。

例 12-2 某医师研究 a、b、c 三种治疗方案对尿路感染的疗效,收集了 476 例病人资料,以 0 表示无并发症、1 表示有并发症,以 0 表示无效、1 表示有效,数据如表 12-13 所示。问:三种疗法对控制并发症的效果如何?疗法与并发症之间有无交互作用?

解 本例因变量"疗效"为二分类变量,自变量"并发症"为二分类变量,"疗法"为三分类变量。研究的目的是分析治疗方案间有无差别,同时两个自变量之间是否存在交互作用。由于变量"疗法"为字符型变量,系统默认为分类变量。该例题数据为频数格式,应进行权重转换。

表 12-13 476 例尿路感染疗效观察

并发症	疗法	疗效	例数
1	a	1	78
1	b	1	101
1	c	1	68
0	a	1	40
0	b	1	54
0	c	1	34
1	a	0	28
1	b	0	11
1	c	0	46
0	a	0	5
0	b	0	5
0	c	0	6

● 数据录入

变量设置与录入格式同表 12-13,数据文件见"逻辑回归2.sav"。

● 权重转换

在数据编辑器中,点击菜单数据/加权个案…;在"加权个案"对话框中,点击选中"加权个案"选项,将左侧框中的变量"例数"拖曳到"频率变量"框中;点击 确定 按钮。

● 统计分析

▲ 在数据编辑器中,点击菜单分析/回归/二元 Logistic…,打开图 12-2 所示的"Logistic 回归"对话框。

▲ 在图 12-2 所示的"Logistic 回归"对话框中,将左侧框中的变量"疗效"拖曳到右侧的"因变量"框中;将"并发症"和"疗法"拖曳到"协变量"框中,这时"疗法"后括号内注明了"(Cat)"。按住 Ctrl 键,点击左侧框中的变量"并发症"和"疗法",以同时选中两变量,点击 >a*b> 按钮,右侧"协变量"框中显示为"并发症*疗法(cat)"。

表 12-14 分类变量编码

		频率	参数编码	
			(1)	(2)
疗法	a	4	1.000	0.000
	b	4	0.000	1.000
	c	4	0.000	0.000

▲ 点击 确定 按钮。

● 分析结果

表 12-14 列出了哑变量的设置情况。表 12-15 显示:交互项"并发症*疗法"的 Wald 卡方值为 2.636, $P=0.268$,大于 0.10 的排除标准,表明治疗方案与并发症之间不存在交互作用,有无并发症不影响三种治

疗方案的效果。因此,表 12-16 所示是将交互作用项剔除后,默认相互比较的方法为"指示符",以最后一分类"疗法"=c 为对照的主效应分析结果。

表 12-15 方程中的变量

		B	S.E.	Wals	df	Sig.	Exp(B)
步骤 1[a]	并发症	−1.344	0.482	7.765	1	0.005	0.261
	疗法			1.008	2	0.604	
	疗法(1)	0.345	0.649	0.282	1	0.595	1.412
	疗法(2)	0.645	0.644	1.003	1	0.317	1.906
	并发症 * 疗法			2.636	2	0.268	
	并发 by 疗法(1)	0.289	0.711	0.165	1	0.685	1.335
	并发 by 疗法(2)	1.181	0.743	2.529	1	0.112	3.259
	常量	1.735	0.443	15.345	1	0.000	5.667

表 12-16 方程中的变量

		B	S.E.	Wals	df	Sig.	Exp(B)
步骤 1[a]	并发症	−0.962	0.300	10.288	1	0.001	0.382
	疗法			24.622	2	0.000	
	疗法(1)	0.585	0.264	4.902	1	0.027	1.795
	疗法(2)	1.561	0.316	24.401	1	0.000	4.762
	常量	1.418	0.299	22.551	1	0.000	4.131

注:a. 在步骤 1 中输入的变量:并发症,疗法

由表 12-16 可见,"并发症"的系数为 −0.962,Wald 卡方值为 10.288,$P=0.001$,说明并发症影响治疗效果,有并发症者比无并发症者更难治愈,比数比为 0.382。

变量"疗法"的 Wald 卡方值为 24.622,$P=0.000$,说明三种治疗方案的治愈率不相等或不全相等。"疗法(1)"的检验结果为 $P=0.027$,表明方案 a 与方案 c 相比,方案 a 的疗效更好,比数比为 1.795。"疗法(2)"的检验结果是方案 b 优于方案 c,比数比为 4.762。

以上给出了治疗方案 a 与方案 c、方案 b 与方案 c 相互比较的结果,而没给出方案 a 与 b 比较的结果。欲比较方案 a 与方案 b 的疗效有无差别,须在"Logistic 回归:定义分类变量"对话框中进行如下操作:将"分类协变量"框中的变量"疗法"点击选中,使"更改对比"组合框激活;点击选取"第一个"选项,将方案 a 疗法作为对比,点击 更改 按钮;点击 继续 按钮;点击 确定 按钮。结果如表 12-17 所示。

表 12-17 方程中的变量

		B	S.E.	Wals	df	Sig.	Exp(B)
步骤 1[a]	并发症	−0.962	0.300	10.288	1	0.001	0.382
	疗法			24.622	2	0.000	
	疗法(1)	0.976	0.331	8.692	1	0.003	2.654
	疗法(2)	−0.585	0.264	4.902	1	0.027	0.557
	常量	2.003	0.315	40.487	1	0.000	7.412

注:a. 在步骤 1 中输入的变量:并发症,疗法

此时,"疗法(1)"给出的是方案 b 与方案 a 比较的结果,$B=0.976$,$P=0.003$,表明方案 b 的疗效比方案 a 的好。"疗法(2)"是方案 c 与方案 a 的比较,其系数 B 与表 12-16 中"疗法(1)"的系数 B 绝对值相等,符号相反,同样说明方案 a 优于方案 c。由以上比较的结果看,三种治疗方案的优劣程度依次为:b、a、c。

2. 多分类有序自变量

有时,Logistic 回归中自变量是多分类有序自变量,也就是等级变量,如文化程度可分为文盲、小学、初中、高中、大学及以上。这种等级变量可以当做一个数值型变量引入模型,其前提条件是等级分组与 logit(P) 呈线性关系,亦即从文盲到大学及以上,其效应等比例增加(或降低)。如果该前提不能满足,则只好将等级变量当做多分类无序变量,用哑变量进行分析。因此,正式检验之前应先判定该前提是否成立,方法如下。

(1) 在其他自变量固定的条件下,先将等级变量作为一个数值型变量引入模型,求得其"−2 对数似然值"。

(2) 在上一个模型的基础上,将其作为分类变量引入模型,利用哑变量进行分析,同样求得"−2 对数似然值"。

(3) 利用两个模型的"−2 对数似然值"之差进行似然比检验。若 $P>0.05$,则两个模型无差别,说明线性的前提成立,可以将该变量作为一个数值型变量引入模型进行分析;若 $P<0.05$,说明线性的前提不成立,应将该变量看做分类变量,利用哑变量分析。

以上是最简单的分析步骤,如果希望对有序分类间效应的变化情况进行精确设置,则大致分析步骤如下。

(1) 在其他自变量固定的条件下,将其作为分类变量引入模型,利用哑变量进行分析,求得"−2 对数似然值",并观察不同水平系数的变化情况。

(2) 根据不同水平系数的变化,估计出效应的大致变化规律,如线性、暴露水平分组线性、曲线关系,据此设置哑变量取值,重新进行拟合,必要时还可以手工生成哑变量。

(3) 利用两个模型"−2 对数似然值"的差进行似然比检验。若 $P>0.05$,则两个模型无差别,说明模型的假设成立;否则应当重新估计变化规律,或只使用全哑变量模型来分析。

3. 连续性自变量

连续性变量通常直接放入模型,与二分类变量所产生结果有所不同的是,其 $Exp(B)$ 值,即 OR 值是指自变量增加一个单位(如身高增加 1 cm)比数比自然对数值的变化量。

也可以人为地将连续性自变量分成几组,如将年龄按 10 岁间隔分组,再引入模型,此时的 $Exp(B)$ 值,即 OR 值是指年龄每增加 10 岁比数比自然对数值的变化量。特殊情况下,连续性变量或分组后的变量与 logit(P) 不呈直线关系。如研究年龄与冠心病的关系中,年轻时年龄增加 10 岁,与年老时年龄增加 10 岁,患病风险变化或 OR 值不会相同。这种情况下,应将连续性变量分组,然后作为分类变量,用哑变量进行分析。得到分析结果后估计大致的变化趋势,然后决定是回到连续性变量拟合,还是进行多次项的曲线关系分析。要注意的是,将连续性变量分组作为分类变量会损失大量的信息。

六、模型诊断

以上所举例子只对最终结果中自变量的作用是否有统计意义作了讨论。若要对数据及所建立的模型有更深入的认识,尤其是要利用所建立的模型进行预测时,必须了解一些模型诊断的知识。例 12-1 模型的预测准确率只有 67.5%,用这样的模型进行预测,准确性很差。

模型拟合的好坏可以从拟合优度上反映出来,拟合优度包含两个方面:第一,因变量的变异有多少可以由模型中的自变量所解释,还有多少变异不能由自变量所解释,如果因变量绝大部分变异可由自变量所解释,表明模型拟合良好,反之若有大量变异不能由自变量所解释,则拟合效果较差;第二,根据模型得到的预测结果与实际情况的接近程度(卡方检验的基本思想),若预测结果与实际情况很接近(预测效果准确),表明模型拟合良好,反之拟合效果较差。

Pearson拟合优度检验、偏差拟合优度检验对样本含量的要求如下:

(1) 每一自变量组合的样本例数不少于10;

(2) 80%的预测频数不小于5;

(3) 所有预测频数大于2,尤其不能为0。

根据以上要求,当自变量很多,或自变量中包含连续性变量时,每个自变量组合包含的样本例数往往很少,只有一两例,达不到上述要求,也就不能用Pearson拟合优度检验、偏差拟合优度检验进行拟合优度检验。此时可用以下介绍的两种拟合优度检验方法。

1. 似然比检验

似然比检验是很常用的一种拟合优度检验方法。根据研究目的建立Logistic回归模型后,再向模型中引入另外的变量(通常为现有自变量的二次项或交互作用项),重新拟合模型。两模型的"−2对数似然值"之差即为似然比统计量,若模型拟合良好,则新引入的变量或交互作用应当对模型没有改善作用,似然比统计量应当无统计学意义。

下面用例12-2说明如何运用似然比检验考察模型拟合情况。例中样本含量满足偏差及Pearson拟合优度检验的要求,但SPSS在此没有输出这两种检验的结果,而且似然比检验也适应于样本例数足够大的情况。故应用似然比检验是合理的。

● 操作方法

▲ 在数据编辑器中,点击菜单**分析/回归/二元Logistic…**,打开图12-2所示的"Logistic回归"对话框。

▲ 在"Logistic回归"对话框中,将左侧框中的变量"疗效"拖曳到右侧的"因变量"框中;将"并发症"和"疗法"拖曳到"协变量"框中,这时"疗法"后括号内注明了"(Cat)"。

▲ 在"块1的块"组合框中,点击 下一张 按钮,按住 Ctrl 键,点击左侧框中的变量"并发症"和"疗法",以同时选择两变量,点击 >a*b> 按钮,右侧"协变量"框中显示为"并发症*疗法(cat)"。

▲ 在图12-2所示的"Logistic回归"对话框中,点击 确定 按钮。

● 分析结果

输出结果中"块0"和"块1"的部分与前述相同,"块2"的输出结果如表12-18所示。其中列出的即为似然比检验,由于选择了默认的"输入法",即强迫所有自变量同时进入模型,"步骤"统计量及"块"统计量的检验结果一致,皆为两模型"−2对数似然值"之差。卡方值为2.515,$P=0.284$,原模型拟合良好,没必要再引入交互作用项。这也说明了交互作用项的作用没有统计意义,与前述分析结果吻合。

2. Hosmer-Lemeshow检验

该方法根据模型预测概率的大小将所有观察单位分为十等份,然后根据每一组中因变量各种取值的实测值与理论值计算Pearson卡方,自由度为组数减2,组数通常为10,但有时根据自变量组合及样本含量情况,组数可能小于10。该方法通常用于自变量很多,或自变量中包含连续性变量的情况。但它也适用于各自变量组合样本含量足够大的情况。

在例 12-1 中考虑到年龄对结果的影响，在自变量中又加入一项"年龄"（数据文件为"逻辑回归.sav"）。由于年龄变量为连续性变量，"偏差"及 Pearson 方法不再适应。在"Logistic 回归:选项"对话框中，选中"Hosmer-Lemeshow 拟合度"选项。结果如表 12-19 所示，其卡方值为 4.249，自由度 df=8，P=0.834，模型拟合良好。表 12-20 列出了每一组中因变量不同取值的实测值和理论值。

表 12-18 模型系数的综合检验

		卡方	df	Sig.
步骤 1	步骤	2.515	2	0.284
	块	2.515	2	0.284
	模型	44.473	5	0.000

表 12-19 Hosmer 和 Lemeshow 检验

步骤	卡方	df	Sig.
1	4.249	8	0.834

表 12-20 Hosmer 和 Lemeshow 检验的随机性表

		疗效=未康复		疗效=康复		总计
		已观测	期望值	已观测	期望值	
步骤	1	4	3.667	0	0.333	4
	2	3	3.373	1	0.627	4
	3	3	3.082	1	0.918	4
	4	3	2.829	1	1.171	4
	5	2	2.513	2	1.487	4
	6	2	2.125	2	1.875	4
	7	3	1.905	1	2.095	4
	8	1	1.636	3	2.364	4
	9	2	1.176	2	2.824	4
	10	0	0.695	4	3.305	4

3. Pearson 与偏差

Pearson 与偏差常用于识别异常点。一般认为残差值超过 2，则提示可能为异常点。

残差值是基于自变量组合而计算的。自变量组合是 Logistic 回归中十分重要的概念。如果观察单位的自变量取值均相同，则称它们具有相同的自变量组合。具有相同自变量组合的观察单位的统计信息可由自变量组合方式、该组合的观察单位数及阳性数来概括。如果模型中有连续型变量，自变量组合数将会接近观察单位数，并有可能等于观察单位数。

数据文件"逻辑回归 3.sav"中包含年龄这一连续型自变量。对其进行 Logistic 回归分析时，如果在"Logistic 回归:保存"对话框中选中"标准化"和"偏差"选项，则运行后在数据编辑器中会增加两个变量："RE_1"和"DEV_1"，分别代表 Pearson 残差和"偏差"残差。可以看出，"编号"为 4 的观察单位的 Pearson 残差值为 2.31，超过 2，提示该例可能为异常点。其他各观察单位的残差值属正常范围。

对已识别出的异常点，经查证确属数据搜集和录入中的错误时，可以删除。但多数情况却并非如此，异常点常是未知因素的外在表现，简单删除不可取。因此，对异常点的处理须持慎重态度，要根据专业知识和数据搜集录入的实际情况作深入分析后再作处理。

第二节 "有序"Logistic 回归模型

一、模型拟合

医学科研中常常会遇到多分类有序因变量的资料，这种变量的分类水平大于 2，且水平之间有等级关系。如临床试验的疗效评价分为显效、有效和无效三个等级，疾病严重程度评价为轻、中、重三个等级。这种资料的 logistic 回归分析，需拟合"水平数−1"个 logit 模型，称为累加 logit 模型。这种模型实际上是依次将因变量划分为两个等级，不管模型中因变量的分割点在什么位置,模型中各自变量的系数 b 都保持不变,所改变的只是常数项 a。此时求出的 OR 值是自变量每改变一个单位,应变量提高一个及一个以上等级的比数比。

例 12-3 某医师研究两种治疗方法(传统治疗方法记为 0,新治疗方法记为 1)与性别(男记为 0,女记为 1)对某病疗效的影响,疗效的评价分为三个等级(显效记为 1、有效记为 2、无效记为 3)。数据如表 12-21 所示,试作 logistic 回归分析。

解 本例的两个自变量均为二分类变量,因变量为三分类有序变量,且有等级关系,适用"有序"Logistic 回归模型。

● 数据录入

变量设置及数据录入同表 12-21,数据文件见"有序逻辑回归.sav"。变量"例数"为频数格式,转换如下:

在 SPSS 数据编辑器中,点击菜单**数据/加权个案…**,打开"加权个案"对话框;点击选中"加权个案"选项,将左侧框中的变量"例数"拖曳到"频率变量"框中;点击 确定 按钮。

● 统计分析

▲ 在 SPSS 数据编辑器中,点击菜单**分析/回归/有序…**,打开"Ordinal 回归"对话框,如图 12-8 所示。

表 12-21 两种治疗方法的疗效

性别	疗法	疗效	例数
1	1	1	16
1	1	2	5
1	1	3	6
1	0	1	6
1	0	2	7
1	0	3	19
0	1	1	5
0	1	2	2
0	1	3	7
0	0	1	1
0	0	3	10

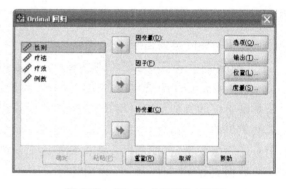

图 12-8 "Ordinal 回归"对话框

▲ 在"Ordinal 回归"对话框中,将左侧框中的变量"疗效"拖曳到右侧的"因变量"框中。

▲ 将"性别"、"疗法"拖曳到"因子"框中,点击 确定 按钮。

表 12-22 警告

有 1(8.3%)个频率为零的单元格(即通过合并预测变量值构成的因变量水平)

● 统计推断结论

首先给出的是警告:有一个单元格的频数为 0(男、传统疗法、有效),这可能对模型拟合有影响(见表 12-22)。

表 12-23 所示为数据汇总。表 12-24 所示为对模型进行的似然比检验结果。"显著性"为 0.000,可见模型有统计学意义。

表 12-25 所示为拟合优度检验结果,Pearson $\chi^2 = 1.910, P = 0.752, P > 0.05$;偏差检验 $\chi^2 = 2.712, P = 0.607$,同样 $P > 0.05$,因此,模型拟合良好。

表 12-26 列出的是伪决定系数。表 12-27 列出的是参数估计结果,共给出 4 个参数,前两个是常数项 $a_1 = 0.449$、$a_2 = 1.303$(Wald 检验结果表明,"性别"的 P 值为 0.013,$P < 0.05$;"疗

表 12-23　案例处理摘要

		N	边际百分比
疗效	显效	28	33.3%
	有效	14	16.7%
	无效	42	50.0%
性别	男	25	29.8%
	女	59	70.2%
疗法	旧疗法	43	51.2%
	新疗法	41	48.8%
有效		84	100.0%
缺失		0	
合计		84	

表 12-24　模型拟合信息

模型	−2 对数似然值	卡方	df	显著性
仅截距	43.484			
最终	23.598	19.887	2	0.000

表 12-25　拟合度

	卡方	df	显著性
Pearson	1.910	4	0.752
偏差	2.712	4	0.607

注：联结函数：Logit。

表 12-26　伪 R 方

Cox 和 Snell	0.211
Nagelkerke	0.243
McFadden	0.117

表 12-27　参数估计值

		估计	标准误	Wald	df	显著性	95% 置信区间	
							下限	上限
阈值	[疗效=1]	0.449	0.365	1.509	1	0.219	−0.267	1.165
	[疗效=2]	1.303	0.392	11.060	1	0.001	0.535	2.071
位置	[性别=0]	1.319	0.529	6.210	1	0.013	0.282	2.356
	[性别=1]	0ᵃ	.	.	0	.	.	.
	[疗法=0]	1.797	0.473	14.449	1	0.000	0.871	2.724
	[疗法=1]	0ᵃ	.	.	0	.	.	.

法"的 P 值为 0.000，$P<0.01$；由此表明两个自变量对疗效的作用都有统计学意义）。性别和疗效的"估计"栏为 OR 值自然对数的指数形式，应用时要进行转换。女性比男性疗效好，OR 值为 $e^{1.319}=3.798$；新疗法比传统疗法疗效好，OR 值为 $e^{1.797}=6.032$。

二、对话框介绍

1. "Ordinal 回归"对话框（见图 12-8）

(1) "因变量"框：选入有序多分类的因变量。

(2) "因子"框：用于选入分类自变量，可以是有序或无序多分类，系统会自动为它们生成哑变量。

(3) "协变量"框：用于选入连续型的自变量。

2. "Ordinal 回归：选项"对话框（见图 12-9）

在图 12-8 所示的"Ordinal 回归"对话框中点击 选项… 按钮，打开"Ordinal 回归：选项"对话框。使用该对话框可以调整迭代估计算法中所使用的参数，选择参数估计值的置信度并选择关联函数。

(1) "迭代"组合框：用于设置模型收敛标准。

(2) "置信区间"框：用于设置所输出的参数可信区间的范围。

(3) "Delta"框：该数值用来对频数为 0 的单元格进行校正，在其中输入一个 0~1 之间的数值即可,系统会将该数值计为0单元格的频数,这样可以使模型拟合比较稳定。

(4) "奇异性容许误差"下拉列表:用于检查具有高度依赖性的预测变量,设置奇异值的检测标准。

(5) "链接"下拉列表:用于选择模型的连接函数,此项默认为"Logit",一般不要更改。

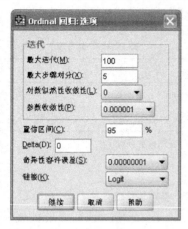

图 12-9 "Ordinal 回归:选项"对话框

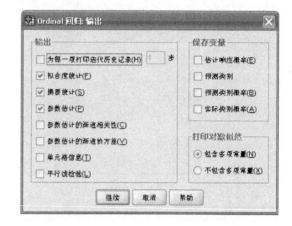

图 12-10 "Ordinal 回归:输出"对话框

3. "Ordinal 回归:输出"对话框(见图 12-10)

使用"Ordinal 回归:输出"对话框可以定制查看器的结果输出,或将数据保存到当前工作文件中。

(1) "输出"组合框:为以下项目以表格形式输出到查看器中。

"为每一项打印迭代历史记录"选项:为第一个和最后一个迭代输出对数似然估计值和参数估计值。

"拟合度统计"选项:默认选项,根据变量列表中指定的分类输出 Pearson 和似然比卡方统计量。

"摘要统计"选项:默认选项,输出 Cox 和 Snell、Nagelkerke 和 McFadden R^2 统计量。

"参数估计"选项:默认选项,输出参数估计值、标准误和置信区间。

"参数估计的渐进相关性"选项:输出参数估计相关系数的矩阵。

"参数估计的渐进协方差"选项:输出参数估计协方差的矩阵。

"单元格信息"选项:输出观察的和期望的频率、累积频率,频率和累积频率的 Pearson 残差、观察到的和期望的概率,以及以协变量模式表示的观察到的和期望的每个响应类别的累积概率。

注 对于具有许多协变量模式的模型(连续型协变量),该选项可能会生成非常大的、很难处理的表。

"平行线检验"选项:输出在多个因变量水平上位置参数都相等的假设检验结果,仅对定位模型可用。

(2) "保存变量"组合框:将以下变量保存到当前工作文件中。

"估计响应概率"选项:将因子或协变量模式分类成响应类别的估计概率,概率与响应类别的数相等。

"预测类别"选项:具有因子或协变量模式中最大估计概率的响应类别。

"预测类别概率"选项:将因子或协变量分类成预测类别的估计概率,该概率是因子或协变量模式的估计概率的最大值。

"实际类别概率"选项:将因子或协变量分类成实际类别的估计概率。

(3)"打印对数似然"组合框:控制对数似然估计的显示。"包含多项常量"可以提供似然估计的完整值。若要在不包含该常数的乘积之间比较结果,可以选择将该常数排除的"不包含多项常量"。

4. "有序回归:位置"对话框(见图12-11)

使用该对话框可以指定分析的位置模型。

(1)"指定模型"组合框:"主效应"模型包含协变量和因子的主效应,但不包含交互效应。选中"设定"选项可以创建自定义模型以指定因子交互效应或协变量交互效应的子集。

(2)"因子/协变量"框:列出可用的因子和协变量。

(3)"位置模型"框:该框用于放置要生成主效应变量和交互效应的变量组合。

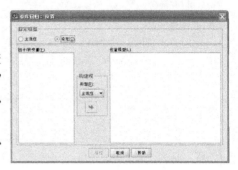

图 12-11 "有序回归:位置"对话框

第三节 Probit 分析

一、模型介绍

在医学研究中,尤其是毒理学研究中,常需进行剂量-反应关系研究。例如,研究某种药物的剂量与病人副反应之间的关系、某种药物的剂量与某病的疗效之间的关系等。此时,研究者往往选择半数有效量(ED_{50})或半数致死量(LD_{50})来反映药物的作用。所谓半数有效量或半数致死量,是指全部实验对象有50%产生某种特定效应或死亡所需要的剂量。

Probit 分析,即概率单位回归分析,是专用于这种剂量-反应关系的分析,从而求得半数有效量或半数致死量的方法。

例 12-4 某研究者要测定某湖水中微囊藻毒素的毒力,将微囊藻制成干粉剂,以五种剂量(mg/kg/体重)饲喂小白鼠,剂量以 1.25:1 的倍数增加,为对数等间距性质。试验后 1 小时,观察小鼠的死亡情况见表 12-28。求微球藻毒素的 LD_{50}。

解 数据资料性质符合 SPSS 的 Probit 分析。

● 数据录入

变量设置及数据录入格式与表12-28所示的相同,数据文件见"probit.sav"。

表 12-28 微囊藻毒素毒性试验结果

剂量/(mg/kg 体重)	死亡数	总数
128	0	10
160	2	10
200	5	10
250	7	10
312	10	10

● 统计分析

▲ 在 SPSS 数据编辑器中,点击菜单**分析/回归/Probit…**,打开"Probit 分析"对话框,如图12-12所示。

▲ 在"Probit 分析"对话框中,将左侧框中的变量"死亡数"拖曳到"响应频率"框中;将"总数"拖曳到"观测值汇总"框中;将"剂量"拖曳到"协变量"框中;在"模型"组合框中,保留

默认的"概率"选项;点击 确定 按钮。

● 统计推断结论

表 12-29 所示是模型分析概况,采用的是正态概率的 Probit 变换。显示在迭代 17 次后模型收敛,得到最优结果。

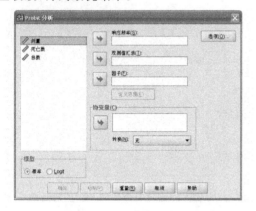

图 12-12 "Probit 分析"对话框

表 12-29 收敛信息

	迭代数	找到最优解
PROBIT	17	是

表 12-30 所示为参数估计结果,模型的截距为 -4.347,系数为 0.021。因此模型方程式为

$$\mathrm{PROBIT}(P) = -4.347 + 0.021X_{剂量}$$

表 12-31 所示为模型拟合优度检验的结果,Pearson 拟合优度检验结果表明模型拟合良好。下方的文字说明:由于检验结果无统计学意义(P 值大于预设的 0.15),故在可信区间计算时将不进行异质性校正。

表 12-30 参数估计值

	参数	估计	标准误	z	Sig.	95%置信区间	
						下限	上限
PROBIT[a]	剂量	0.021	0.005	4.202	0.000	0.011	0.030
	截距	-4.347	1.028	-4.230	0.000	-5.375	-3.320

注:a. PROBIT 模型;PROBIT(p)=截距+BX

表 12-31 卡方检验

		卡方	df[a]	Sig.
PROBIT	Pearson 拟合度检验	1.685	3	0.640[b]

注:a. 基于单个个案的统计量与基于分类汇总个案的统计量不同;b. 由于显著性水平大于 0.150,因此在置信限度的计算中未使用异质因子

表 12-32 所示为各剂量组的观测值与期望值,并给出了残差与概率(期望值占总观测数的百分比)。

表 12-33 列出不同死亡概率所对应的剂量及其 95%可信区间。死亡概率的范围从 1%~99%,为了节省篇幅,删除了一部分输出。可见半数致死量 LD_{50} 为 210.015 mg 干重/kg 体重,95%可信区间为(186.892,236.865)mg 干重/kg 体重。

响应曲线(见图 12-13)是不同药物剂量所对应的相应概率的散点图,由于在样本的五条记录中,只有三条记录的响应率在 50%~100%之间,因此图中只有三个点。

表 12-32 单元计数和残差

	数字	剂量	主体数	观测的响应	期望的响应	残差	概率
PROBIT	1	128.000	10	0	0.448	−0.448	0.045
	2	160.000	10	2	1.503	0.497	0.150
	3	200.000	10	5	4.179	0.821	0.418
	4	250.000	10	7	7.961	−0.961	0.796
	5	312.000	10	10	9.826	0.174	0.983

表 12-33 置信限度(PROBIT)

概率	剂量的 95% 置信限度		
	估计	下限	上限
0.010	97.626	0.591	135.897
0.100	148.102	91.625	173.880
0.200	169.355	128.007	191.822
0.300	184.681	152.450	206.551
0.400	197.776	171.351	221.121
0.450	203.944	179.451	228.788
0.500	210.015	186.892	236.865
0.550	216.086	193.823	245.450
0.600	222.255	200.394	254.647
0.650	228.631	206.754	264.584
0.700	235.350	213.063	275.449
0.800	250.676	226.355	301.329
0.900	271.929	243.244	338.764
0.990	322.405	280.364	430.660

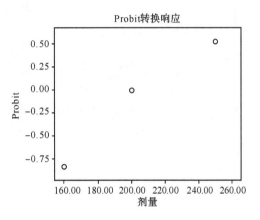

图 12-13 响应曲线图

二、对话框介绍

1. "Probit 分析"对话框(见图 12-12)

(1) "响应频率"框：选入响应频数变量，该变量用来表示对实验刺激作出反应(如死亡)的观察对象的数目，其取值不能为负。

(2) "观测值汇总"框：选入总观察单位例数。该变量用来表示接受实验刺激的观察单位总例数(包括作出反应的和没有作出反应的总例数)，其取值不能为负，也不能小于响应频数变量的取值。

(3) "因子"框：选入分组变量，程序运行时将按该变量的取值分别计算 LD_{50}，如果选择了分组变量，则必须通过 定义范围… 按钮打开"Probit 分析,定义范围"对话框给出确定的取值范围。

(4) "协变量"框：选入至少一个协变量，该(组)变量用来表示不同的实验刺激条件。其下方的"转换"下拉列表用来选择对协变量的变量变换方法，分别有以下几种。

"无"：不进行转换，为系统默认。

"对数底为10":以常用对数转换。
"自然对数":以自然对数转换。
(5)"模型"组合框:选择响应比例的转换方式。
"概率"选项:默认选项,用累积标准正态函数的逆函数进行转换,此时进行的是 Probit 分析。

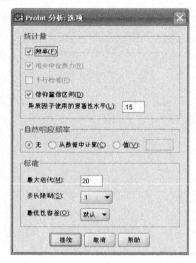

图 12-14 "Probit 分析:选项"对话框

"Logit"选项:对响应比例作 Logit 转换,此时进行的实际上就是 Logistic 回归分析。

2. "Probit 分析:选项"对话框(见图 12-14)

在图 12-12 所示的对话框中点击 选项… 按钮,可以打开该对话框,在此可以为 Probit 分析指定下列选项。

(1)"统计量"组合框:允许选择频率、相对中位数强度、平行检验及信仰置信区间等统计量。

如果选择了多个协变量,则"信仰置信区间"和"相对中位数强度"不可用。只有在选择了因子变量的情况下,相对中位数强度和平行检验才可用。

(2)"自然响应频率"组合框:指定自然响应频率,即使在没有刺激的情况下也可以指定。可用选项为"无"、"从数据中计算"、"值"三项。

第十三章 生存分析

第一节 生存分析的基本概念

一、生存资料的特点

生存资料又称失效时间资料,这类资料的因变量(结果变量)除具有连续型数据特征外,主要是为观测对象生存的时间。当然,生存时间是广义的,可以是在通常意义上的生物体的生存时间,也可以是所关心的某现象,如疾病治愈后持续的时间。如果生存时间是准确观测到的,则称为完全数据,但生存数据常常包含不完全数据,也称为截尾数据、删失数据、终检数据,这类资料称为删失资料。对于删失数据,既不能简单地弃去,又不能像对待完全数据那样不折不扣地利用,而是需要采取一些技术处理,这种处理就是生存分析。

导致数据删失的原因很多,最常见的有失访和研究截止。研究过程中病人搬家、随访信件丢失、意外死亡等都是造成失访的原因。由随机因素引起的称为随机删失;若由事先就规定了截止日期所造成的,则称为定期删失,也称为Ⅰ型删失;若由事先就规定了观察完多少例就截止研究所造成的,则称为定数删失,也称为Ⅱ型删失。

二、生存分析方法的主要研究内容

(1) 描述生存过程:研究人群生存状态的规律,如生存时间的分布特点,计算某个时间点的生存率、生存率曲线的变动趋势等。

(2) 生存过程的影响因素分析:比较不同亚人群的生存状况,进行两组或多组生存率比较,以了解哪些因素会影响目标人群的生存过程,这是生存分析方法最重要的研究内容,在临床医学中应用得非常广泛。

三、基本术语

(1) 失效事件:也称为"死亡"事件或失败事件,表示观察到随访对象出现了所规定的结局。失效事件的认定是生存分析的基石,必须绝对准确。失效事件是由研究目的所决定的,因此必须在设计时明确规定,并在研究中严格遵守。如乳腺癌病人手术后复发、肾移植病人肾功能衰竭、白血病患者化疗后的复发等。说明失效事件并非一定是指死亡,而死亡也并非一定是发生了失效事件,如肺癌患者死于其他疾病。

(2) 起始事件:是反映生存时间起始特征的事件,如疾病的确诊、某种疾病治疗的开始、接触毒物等,设计时需要事先明确规定。

(3) 截尾值:在随访中,由于某种原因未能观察到病人的明确结局(终止事件),所以不知道该病人的确切生存时间,所提供的关于生存时间的信息是不完全的。尽管不知道其真正能生存多长时间,但提示该病人至少在已经观察的时间长度内没有死亡,真实的生存时间只能长于现在观察到的时间,而不会短于这个时间。产生截尾现象的原因有以下几点。

生存但中途失访：包括拒绝访问、失去联系或中途退出试验。

死于其他与研究无关的原因：如肺癌患者死于心肌梗死、自杀或车祸等意外，终止随访时间为死亡时间。

随访截止：随访研究结束时观察对象仍存活。

（4）生存时间：即随访观察持续的时间，按失效事件发生或失访前最后一次的随访时间记录（常用 t 表示）。一般情况下较小的时间单位准确性较高，应尽量以个体为单位采用较小的时间单位来记录。但在许多大型的随访中，不可能做到按个体记录，常见的是按固定的时间段，如一月一次，或一年一次，记录有多少人失访、多少人发生失效事件，此时收集到的资料称为分组生存资料。

（5）生存率：实际上应当是生存概率，指某个观察对象活过 t 时刻的概率，常用 $P(x>t)$ 表示。根据不同随访资料的失效事件，生存率可以是缓解率、有效率等。

第二节 寿 命 表

一、生成寿命表

寿命表亦称生命表，寿命表反映的是一代人在整个生命历程中的死亡过程，即在某个特定的年龄段内有多少人死亡，通过计算可以得知人群在该时点的死亡概率为多少，预期寿命为多少，等等。或者当样本量较大（如 $n>50$）时，可以把资料按不同时间段分成几组，观察不同时间点的生存率。

寿命表的基本思想是将整个观测时间划分为很多小的时间段，对于每个时间段，计算所有活到某时间段起点的人在该时间段内死亡（出现结局）的概率。因此，当资料是按照固定的时间间隔收集（比如随访 1 次/月、1 次/年）时，随访结果只有该年或该月期间的若干观察人数、发生失效事件人数（即出现预期观察结果的人数）和截尾人数（删失人数），无法知道每一位患者的确切生存时间，这类资料就应当使用寿命表法来分析。

例 13-1 某医生对 114 例男性胃癌患者术后生存情况进行了 11 年随访，结果如表 13-1 所示，"术后年数"中的数据为起始年数，"生存情况"中的 0 表示失访，1 表示死亡。请据此计算男性胃癌患者术后各年的生存率。

解 本资料是典型的寿命表数据。

● 数据录入

数据文件见"寿命表.sav"。所有病例的结局都是定期观察的，在数据录入时要注意以下规则。

▲ 分组情况为 0~1 年、1~2 年这种方式，为了便于录入，一律使用组段的起始年数，第一个组段用 0 表示，最后一个组段为 10~11，录入时是以 10 来表示，不应当出现 11。

▲ 在第 11 年随访结束时仍有人存活，但随访到此已经截止，因此时间跨度也应到 11 为止，不能超过此限。

表 13-1 114 例胃癌术后生存情况

术后年数	人数	生存情况	术后年数	人数	生存情况
0	5	0	0	3	1
1	4	0	1	9	1
2	1	0	2	10	1
3	0	0	3	22	1
4	2	0	4	2	1
5	2	0	5	8	1
6	2	0	6	12	1
7	1	0	7	10	1
8	0	0	8	5	1
9	1	0	9	3	1
10	1	0	10	11	1

▲ 所有资料都是一年收集一次,所以生存概率的计算也应以1年为间隔。

● 权重转换

资料为频数方式录入,分析之前需先转换频数变量。点击菜单数据/加权个案…,在打开的"加权个案"对话框中,点击选中"加权个案"选项,将左侧框中的变量"人数"拖曳到"频率变量"框中,点击 确定 按钮。

● 统计分析

▲ 在数据编辑器中,点击菜单分析/生存函数/寿命表…,打开"寿命表"对话框,如图13-1所示。

▲ 在图13-1所示的"寿命表"对话框中,将左侧框中的变量"术后年数"拖曳到"时间"框中;在"显示时间间隔"组合框的"0到"后的框中填入"10",在"步长"框中填入"1",分别表示分析的时间为10年,时间间隔为1年。

▲ 在图13-1所示的"寿命表"对话框中,将左侧框中的变量"生存情况"拖曳到"状态"框中;点击 定义事件… 按钮,打开"寿命表:为状态变量定义事件"对话框,如图13-2所示。

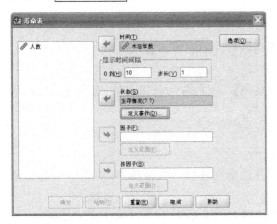

图 13-1 "寿命表"对话框

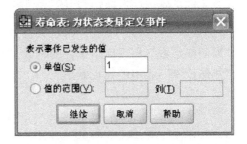

图 13-2 "寿命表:为状态变量定义事件"对话框

▲ 在图13-2所示的对话框中,在"单值"选项后的框内填入"1",表示事件已发生的值等于1,即"死亡";点击 继续 按钮。

▲ 在"寿命表"对话框中,点击 选项… 按钮,打开"寿命表:选项"对话框,如图13-3所示。

▲ 在"寿命表:选项"对话框中,除选中默认的"寿命表"选项外,在"图"组合框中,选中"生存函数"选项;点击 继续 按钮。

▲ 在"寿命表"对话框中,点击 确定 按钮。

● 统计推断结论

表13-2列出的是胃癌病人的寿命表。表后的一句注释表明"中位生存时间为5.713"年,即术后胃癌病人死亡人数达到一半的时间为5.713年。寿命表中给出的部分指标含义如下。

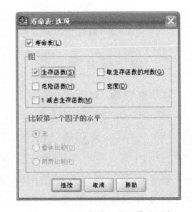

图 13-3 "寿命表:选项"对话框

表 13-2 年限表[a]

期初时间	期初记入数	期内退出数	历险数	期间终结数	终结比例	生存比例	期末的累积生存比例	期末累积生存比例的标准误	概率密度	概率密度标准误	风险率	风险率标准误
0	114	5	111.500	3	0.03	0.97	0.97	0.02	0.027	0.015	0.03	0.02
1	106	4	104.000	9	0.09	0.91	0.89	0.03	0.084	0.027	0.09	0.03
2	93	1	92.500	10	0.11	0.89	0.79	0.04	0.096	0.029	0.11	0.04
3	82	0	82.000	22	0.27	0.73	0.58	0.05	0.213	0.040	0.31	0.07
4	60	2	59.000	2	0.03	0.97	0.56	0.05	0.020	0.014	0.03	0.02
5	56	2	55.000	8	0.15	0.85	0.48	0.05	0.082	0.028	0.16	0.06
6	46	2	45.000	12	0.27	0.73	0.35	0.05	0.128	0.034	0.31	0.09
7	32	1	31.500	10	0.32	0.68	0.24	0.04	0.111	0.033	0.38	0.12
8	21	0	21.000	5	0.24	0.76	0.18	0.04	0.057	0.025	0.27	0.12
9	16	1	15.500	3	0.19	0.81	0.15	0.04	0.035	0.020	0.21	0.12
10	12	1	11.500	11	0.96	0.04	0.01	0.01	0.000	0.000	0.00	0.00

注：a 表示中位数生存时间为 5.7413

"期初时间"：生存时间的组段下限。

"期初记入数"：进入该组段的观察例数，即活到该组段下限的例数。

"期内退出数"：该组段的删失例数。

"历险数"：暴露于危险因素的例数，即有效观察例数，有的称为校正人数，等于进入该组段的观察例数减去二分之一删失人数（失访者打五折）。

"期间终结数"：出现终结事件的例数，即死亡例数。

"终结比例"：各组的死亡概率。

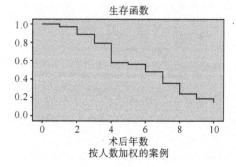

图 13-4 累计生存率曲线

"生存比例"：各组的生存概率，等于（1－死亡概率）。

"期末的累积生存比例"：至本组段上限的累积生存率，为各组的生存概率累积相乘所得。

"概率密度"：所有个体在时点 t 后，单位时间内死亡概率的估计值。

"风险率"：个体在时点 t 后，单位时间内死亡概率的估计值。

图 13-4 所示为累计生存率曲线。

二、对话框介绍

1. "寿命表"对话框（见图 13-1）

（1）"时间"框：用于选入生存时间变量。

（2）"显示时间间隔"组合框：键入在寿命表中欲输出的生存时间范围及组距。在"0 到"后面的框内填入生存时间上限。在后面的"步长"框内填入生存时间的组距，以保证结果列出每年的生存率。如果数据是按每两年一次收集的，则应当填入 2，依此类推。注意在设置时间的上限及其组距时，既要从专业角度出发，也要有实际意义。

（3）"状态"框：选入生存状态变量，并定义失效事件的标记值。选入变量后，定义事件…

按钮被激活,需要单击该按钮来定义标记值。对于二分类的结果变量,一般以死亡、复发、恶化等表示失效事件。如本例以死亡为失效事件,其标记值为1,故在图13-2所示的"寿命表:为状态变量定义事件"对话框的"单值"后的框内填入"1"。若失效事件为某个取值范围,如高血压治疗中舒张压大于等于110就认为是治疗失败,则要选中"值的范围"选项,并在下面的两个框中填入范围值。

"因子"框:定义第一分组因素,系统将为每一组单独计算出寿命表。第一分组因素往往是希望研究的因素。选入变量后,定义范围…按钮被激活变黑,需要使用它定义分组变量的取值范围,如果不希望分析某些组,将它们排除在范围外即可。注意,因素取值必须为整数。

"按因子"框:定义第二分组因素,一般该因素为混杂变量。同样,因素取值也必须为整数。

2. "寿命表:选项"对话框(见图13-3)

用于选择需要输出的寿命表、各种曲线、图表及做统计学检验。除默认选项"寿命表"外,还有五种图形选项和比较选项。

五种曲线为累积生存率曲线、对数累积生存率曲线、累积风险率散点图、密度函数散点图、生存率被1减后的曲线。

第三节 Kaplan-Meier 生存分析

一、生存分析

Kaplan-Meier生存分析是用乘积极限法估计生存率,并对一个影响因素进行检验。它适用于以个体为来单位收集信息的未分组生存资料,是最基本的一种生存分析方法。

例13-2 某研究者研究四种细胞类型肺癌的生存时间,收集了68名肺癌病例的数据,数据文件见"肺癌寿命.sav"。变量有:"肺癌"指肺癌类型,以1代表腺癌,2代表大细胞癌,3代表小细胞癌,4代表鳞癌;"时间"指生存时间(天);"状态"指生存状态,0表示失访,1表示死亡;"健康"指病人入院时的身体健康指数,取值在0~100之间;"诊治间隔"指从诊断为肺癌到开始治疗的时间间隔(月);"年龄"指病人的年龄;"性别"中1表示男,2表示女。试比较各种病理类型肺癌病人的生存曲线是否相同。

解 由于本例要求比较四种病理类型肺癌病人的生存率,还需要额外指定一个影响因素,操作步骤如下。

● 数据格式

本例数据为枚举格式,无需权重转换。

● 统计分析

▲ 在数据编辑器中,点击菜单分析/生存函数/Kaplan-Meier…,打开"Kaplan-Meier"对话框,如图13-5所示。

▲ 在图13-5所示的"Kaplan-Meier"对话框中,将左侧框中的变量"时间"拖曳到"时间"框中;将"状态"拖曳到"状态"框中。

▲ 在图13-5所示的"Kaplan-Meier"对话框中,点击定义事件…按钮,打开图13-6所示的

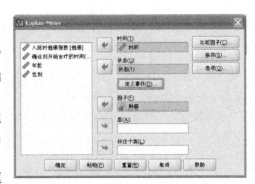

图13-5 "Kaplan-Meier"对话框

"Kaplan-Meier:定义状态变量"对话框。

▲ 在图 13-6 所示的"Kaplan-Meier:定义状态变量"对话框中,点击选中"单值"选项,在其后的框中填入数字"1",代表"状态"变量中的死亡事件。点击 继续 按钮。

▲ 在图 13-5 所示的"Kaplan-Meier"对话框中,将变量"肺癌"拖曳到"因子"框中。

▲ 在图 13-5 所示的"Kaplan-Meier"对话框中,点击 比较因子… 按钮,打开图 13-7 所示的"Kaplan-Meier:比较因子水平"对话框,点击选中"对数秩"选项;点击 继续 按钮。

▲ 在图 13-5 所示的"Kaplan-Meier"对话框中,点击 确定 按钮。

● 统计分析结论

表 13-3 所示为四种肺癌的总数、事件数、删失数据情况。表 13-4 所示为四种肺癌患者的生存分析表,因为例数太多,列出的为省略后的表。表头中的"时间"指各患者被观察的时间,"状态"指生存状态。

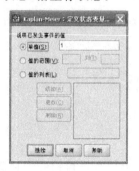

图 13-6 "Kaplan-Meier:定义状态变量"对话框

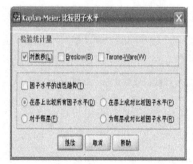

图 13-7 "Kaplan-Meier:比较因子水平"对话框

表 13-3 个案处理摘要

肺癌	总数	事件数	删失	
			N	百分比
腺癌	18	17	1	5.6%
大细胞癌	12	12	0	0.0%
小细胞癌	18	17	1	5.6%
鳞癌	20	18	2	10.0%
整体	68	64	4	5.9%

表 13-4 生存表

肺癌		时间	状态	此时生存的累积比例		累积事件数	剩余个案数
				估计	标准误		
腺癌	1	7.000	死亡	0.944	0.054	1	17
	2	8.000	死亡	0.889	0.074	2	16
	⋮	⋮	⋮	⋮	⋮	⋮	⋮
	17	140.000	死亡	0.069	0.066	16	1
	18	186.000	死亡	0.000	0.000	17	0
大细胞癌	1	15.000	死亡	0.917	0.080	1	11
	2	19.000	死亡	0.833	0.108	2	10
	⋮	⋮	⋮	⋮	⋮	⋮	⋮
	11	340.000	死亡	0.083	0.080	11	1
	12	378.000	死亡	0.000	0.000	12	0
小细胞癌	1	2.000	死亡	0.944	0.054	1	17
	2	7.000	死亡	0.889	0.074	2	16
	⋮	⋮	⋮	⋮	⋮	⋮	⋮
	17	99.000	死亡	0.056	0.054	17	1
	18	103.000	失访	.	.	17	0

肺癌		时间	状态	此时生存的累积比例		累积事件数	剩余个案数
				估计	标准误		
鳞癌	1	1.000	死亡	.	.	1	19
	2	1.000	死亡	0.900	0.067	2	18
	⋮	⋮	⋮	⋮	⋮	⋮	⋮
	19	991.000	死亡	0.061	0.059	17	1
	20	999.000	死亡	0.000	0.000	18	0

表 13-5 所示为生存时间集中趋势的估计,"均值"是平均生存时间,"中位数"是中位生存时间。表 13-6 所示为四种细胞类型肺癌间整体上的生存曲线比较,结果显示四种细胞类型患者的生存率曲线分布差别有统计学意义,对数秩(Mantel-Cox)法检验统计量 $\chi^2=18.41, P=0.000$。生存天数从低到高依次是小细胞癌、腺癌、大细胞癌、鳞癌。

表 13-5 生存表的均值和中位数

肺癌	均值[a]				中位数			
	估计	标准误	95%置信区间		估计	标准误	95%置信区间	
			下限	上限			下限	上限
腺癌	62.056	12.081	38.376	85.735	48.000	6.364	35.527	60.473
大细胞癌	132.333	35.777	62.211	202.455	53.000	51.095	0.000	153.147
小细胞癌	47.167	8.476	30.554	63.779	25.000	3.536	18.070	31.930
鳞癌	293.362	75.673	145.043	441.681	201.000	88.239	28.051	373.949
整体	142.061	27.023	89.097	195.026	52.000	14.202	24.164	79.836

注:a 表示如果估计值已删失,那么它将限制为最长的生存时间

表 13-6 整体比较

	卡方	df	Sig.
Log Rank(Mantel-Cox)	18.410	3	0.000

二、对话框介绍

1. "Kaplan-Meier"对话框(见图 13-5)

(1)"时间"框:选入生存时间变量。

(2)"状态"框:选入生存状态变量,并定义终结事件的标记值。详细用法与"寿命表"的完全相同。

(3)"因子"框:定义希望进行比较的研究因素。

(4)"层"框:定义分层因素。即要加以控制的混杂因素,系统在运算时会照分层方式给出结果。

(5)"标注个案"框:指定标签变量。当要特别关心每名患者在研究队列中的情况时,可在此框中选入相应的姓名变量,以便在生存寿命表中输出各个患者的姓名。

2. "Kaplan-Meier:定义状态变量"对话框(见图 13-6)

与"因子"框中的变量结合使用,用于定义死亡事件的取值。

(1)"单值"选项:指定某个具体的数据代表死亡事件,具体数值在右侧框中输入。

(2)"值的范围"选项:某个取值范围内都为失效事件,如高血压治疗中舒张压大于等于110就认为是治疗失败事件。

(3)"值的列表"选项:若干个离散的取值都被认为是发生了失效事件,如在肝癌生存研究中,死于肝破裂、肝衰竭都看作为出现了结局。

3. "Kaplan-Meier:比较因子水平"对话框(见图13-7)

该对话框用于定义对选中的研究因素的比较方法。

(1)"检验统计量"组合框:用于选择具体的统计学检验方法。

"对数秩"选项:检验各组生存率曲线分布是否相同,各时间点权重一样。此法最为常用。

"Breslow"选项:检验各组生存率曲线分布是否相同,以各时间点的观察例数为权重。

"Tarone-Ware"选项:检验各组生存率曲线分布是否相同,以各时间点观察例数的平方根为权重。

(2)"因子水平的线性趋势"选项:进行分组因素水平间的线性趋势检验。这个选择项只有当"因子"框中选入因素是有序的,比如疗效:痊愈、好转、无效,此时作线性趋势检验才有实际意义。在这种情况下,SPSS假定因素各水平间效应是等距的,即痊愈、好转之差别与好转、无效之差别是相同的。

(3)"在层上比较所有因子水平"选项:默认选项,在单次检验中比较所有因子水平,以检验生存曲线的相等性。

(4)"在层上成对比较因子水平"选项:比较每一个相异的因子水平对,不提供成对趋势检验。

(5)"对于每层"选项:对每层的所有因子水平的相等性执行一次单独的检验。如果没有分层变量,则不执行检验。

(6)"为每层成对比较因子水平"选项:比较每一层的每一个相异的因子水平对,不提供成对趋势检验。如果没有分层变量,则不执行检验。

4. "Kaplan-Meier:保存新变量"对话框(见图13-8)

该对话框非常简单,用于将计算结果保存为新变量,可供保存的变量有:"生存函数"即累积生存率估计值;"生存函数的标准误"即累积生存率估计的标准误;"危险函数"即累积风险率估计值;"累积事件"即终结事件的累积频数。SPSS在输出结果时,在研究因素与混杂因素各种取值水平组合内,即每一亚群内,把病例按生存时间的长短和生存状态排序。

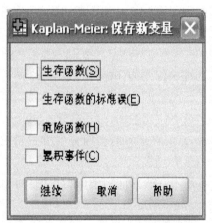

图13-8 "Kaplan-Meier:保存新变量"对话框

5. "Kaplan-Meier:选项"对话框(见图13-9)

(1)"统计量"组合框:提供为计算的生存函数显示统计量,包括"生存分析表"、"均值和中位数生存时间"及"四分位数"。如果包含因子变量,则会为每组生成单独的统计量。

(2)"图"组合框:通过图可以直观地检查"生存函数"、"1减去生存函数"、"危险函数"和"对数生存"函数。如果包含因子变量,则会为每组绘制函数图。

三、对例 13-2 进一步分析

1. 绘出生存曲线

本例可以在图 13-9 所示的"Kaplan-Meier:选项"对话框中,选中"生存函数"选项,绘出生存曲线图,如图 13-10 所示。

为了标记得更清楚,对图 13-10 进行了一些编辑,所以会与直接用 SPSS 做出的不太一样。从图中可以更直观地看出,鳞癌组病人的生存状况明显要好得多,其次是大细胞癌,而腺癌和小细胞癌病人的预后最差。

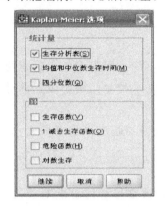

图 13-9 "Kaplan-Meier: 选项"对话框

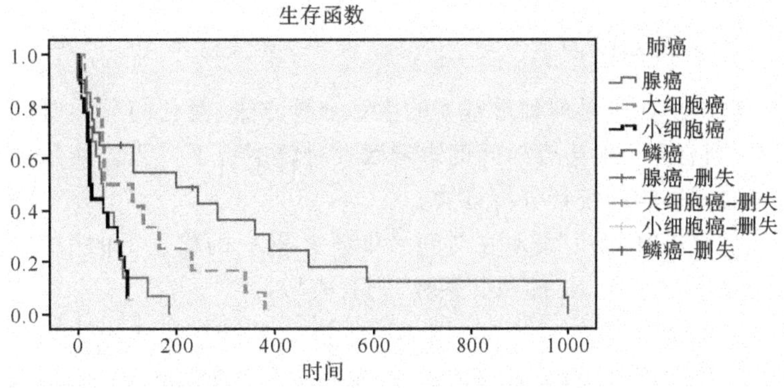

图 13-10 各种肺癌病人累积生存率曲线

2. 水平间的两两比较

整体比较显示差别有统计学意义,还不能明确肯定是两两之间有差别,还是某些亚型之间有差别。在图 13-7 所示的"Kaplan-Meier:比较因子水平"对话框中选中"在层上成对比较因子水平"选项,可以得到比较结果,如表 13-7 所示。

表 13-7 成对比较

肺癌	腺癌		大细胞癌		小细胞癌	
	卡方	Sig.	卡方	Sig.	卡方	Sig.
大细胞癌	3.465	0.063				
小细胞癌	0.209	0.648	5.316	0.021		
鳞癌	9.007	0.003	2.883	0.090	11.401	0.001

表 13-7 列出的是查看器中的表经删除重复数据后的结果,结果显示腺癌和鳞癌($\chi^2 = 9.007, P = 0.003$)、小细胞癌和大细胞癌($\chi^2 = 5.316, P = 0.021$)、小细胞癌和鳞癌($\chi^2 = 11.401, P = 0.001$)之间的生存情况有差异,其余的两两之间无差异。

3. 控制"性别"混杂因素

除不同肺癌对生存的影响外,研究者还想探索性别、年龄、健康指数、诊断与治疗时间间隔等因素对生存的影响。如果要研究性别的影响,可以在图 13-5 所示的"Kaplan-Meier"对话框中,将变量"性别"拖曳到"层"框中,作为分层因素;在图 13-7 所示的"Kaplan-Meier:比较因子水平"对话框中选中"在层上比较所有因子水平"选项,得到的结果如表 13-8 所示。

由表 13-8 可见,由于调整了一个混杂因素,统计结果与先前的不太一样,但仍然显示四种

表 13-8　整体比较[a]

	卡方	df	Sig.
Log Rank (Mantel-Cox)	16.507	3	0.001

肺癌亚型的生存情况有差别。

Kaplan-Meier 只能对一个混杂因素加以控制，而且只能是分类变量，本例中的健康指数、年龄等连续变量无法分析。如果需要同时分析多个变量，就要使用第四节讲述的 Cox 比例风险模型。

第四节　Cox 回归分析

一、模型简介

前面所述的是两种最基本的生存分析方法，但它们只能研究一至两个因素对生存时间的影响，当有多个对生存时间的影响因素时就不行了。Cox 回归分析是一种专门用于多变量对生存时间影响的统计分析方法。

如果以"$Rh(t)$"表示在时间 t 和协变量 X 的作用下的个体风险率与基准风险率之比，又以 b_i 表示协变量 X_i 的回归系数，则有模型：

$$\lg[Rh(t)] = b_1 X_1 + b_2 X_2 + \cdots + b_n X_n$$

b_i 的实际含义是：当变量 X 改变一个单位时，引起的死亡风险改变倍数的自然对数值。"$Rh(t)$"有一个重要的性质，即与时间无关，不随时间 t 变化而变化。

该模型与多元线性回归模型非常类似，因此称为 Cox 回归模型，也称为比例风险模型。

Cox 比例风险模型的样本含量不宜过小，一般大于 40。如果协变量增加，样本量也应适当增加，要求为协变量的 5~20 倍。如果在两组间进行比较，要求两组的例数要基本相同，避免相差太大。

该模型对数据性质的要求是：时间变量应是连续型变量，状态变量可以是分类或连续变量。自变量(协变量)可以是连续变量或分类变量。

仍以第三节的肺癌亚型的数据为例，见数据文件"肺癌寿命.sav"。试筛选出对生存时间有影响的其他变量。

● 在 SPSS 中，打开数据文件"肺癌寿命.sav"
● 统计分析
▲ 在数据编辑器中，点击菜单分析/生存函数/Cox 回归…，打开图 13-11 所示的"Cox 回归"对话框。
▲ 在"Cox 回归"对话框中，将左侧的变量"时间"拖曳到"时间"框中，将"状态"拖曳到"状态"框中，点击 定义事件… 按钮，打开图 13-12 所示的对话框。
▲ 在图 13-12 所示对话框的"单值"后的框中，填入数字"1"代表死亡事件，点击 继续 按钮。
▲ 在图 13-11 所示的"Cox 回归"对话框中，分别将左侧的变量"肺癌"、"健康"、"诊治时间"、"年龄"、"性别"等拖曳到"协变量"框中；在"方法"下拉列表中选择"向前 LR"；点击 分类… 按钮，打开图 13-13 所示的"Cox 回归:定义分类协变量"对话框。
▲ 在图 13-13 所示的"Cox 回归:定义分类协变量"对话框中，将"协变量"框中的"肺癌"拖曳到"分类协变量"框中；点击 继续 按钮。

▲ 在图 13-11 所示的"Cox 回归"对话框中,点击 绘图… 按钮,打开图 13-14 所示的"Cox 回归:图"对话框,选中"生存函数"选项;点击 继续 按钮。

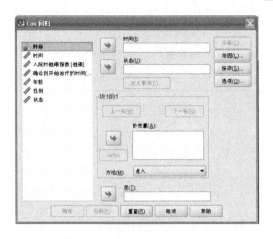

图 13-11 "Cox 回归"对话框

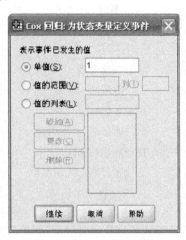

图 13-12 "Cox 回归:为状态变量定义事件"对话框

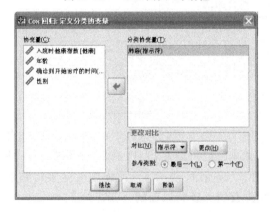

图 13-13 "Cox 回归:定义分类协变量"对话框

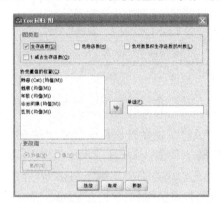

图 13-14 "Cox 回归:图"对话框

▲ 在图 13-11 所示的"Cox 回归"对话框中,点击 选项… 按钮,打开图 13-15 所示的"Cox 回归:选项"对话框,选中"CI 用于 exp(B)"选项;点击 继续 按钮。

▲ 在图 13-11 所示的"Cox 回归"对话框中,点击 确定 按钮。

● 统计推断结论

表 13-9 列出了总例数、删失例数、失访例数及各自百分比,并列出了三种删除的记录。表 13-10 列出了各种病理类型肺癌的例数,以及 SPSS 对分类变量的哑变量编码情况,编码方法是以鳞癌作为基线水平,对另三种亚型进行哑变量编码。表 13-11 所示是对模型中所有的协变量回归系数(常数项除外)是否全为 0 进行统计学检验。"步骤 2"行的整体(得分)卡方值为 48.765,自由度 df = 4, P = 0.000;"从上一块开始更改"的对数似然比检验卡方值为 48.197, P = 0.000。均说明 b_i 不全为 0。

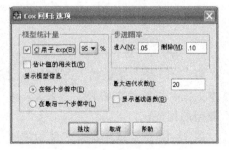

图 13-15 "Cox 回归:选项"对话框

表 13-9　案例处理摘要

		N	百分比
分析中可用的案例	事件[a]	64	94.1%
	删失	4	5.9%
	合计	68	100.0%
删除的案例	带有缺失值的案例	0	0.0%
	带有负时间的案例	0	0.0%
	层中的最早事件之前删失的案例	0	0.0%
	合计	0	0.0%
合计		68	100.0%

注：a. 因变量：时间

表 13-10　分类变量编码

		频率	(1)	(2)	(3)
肺癌[a]	1＝腺癌	18	1	0	0
	2＝大细胞癌	12	0	1	0
	3＝小细胞癌	18	0	0	1
	4＝鳞癌	20	0	0	0

表 13-11　模型系数的综合测试[c,d]

步骤	－2 倍对数似然值	整体（得分）			从上一步骤开始更改			从上一块开始更改		
		卡方	df	Sig.	卡方	df	Sig.	卡方	df	Sig.
1[a]	386.404	37.422	1	0.000	34.059	1	0.000	34.059	1	0.000
2[b]	372.267	48.765	4	0.000	14.138	3	0.003	48.197	4	0.000

表 13-12 所示是回归方程各参数的估计，各指标依次为 b 值、标准误、Wald 卡方值、自由度、P 值、RR 值[Exp(B)]、RR 值 95% 可信区间。从 RR 值可以看出：腺癌、大细胞癌和小细胞癌的死亡风险都要比鳞癌高得多，分别是 3.75 倍、2.26 倍和 4.41 倍；而入院时健康状况越好，则生存情况越好；健康指数每上升一分，死亡风险大约下降到以前的 0.961 倍。

表 13-12　方程中的变量

		B	SE	Wald	df	Sig.	Exp(B)	95.0% CI 用于 Exp(B)	
								下部	上部
步骤 1	健康	－0.042	0.007	34.387	1	0.000	0.959	0.946	0.973
步骤 2	健康	－0.040	0.007	29.020	1	0.000	0.961	0.947	0.975
	肺癌			12.173	3	0.007			
	肺癌(1)	1.322	0.437	9.140	1	0.003	3.750	1.592	8.835
	肺癌(2)	0.819	0.414	3.911	1	0.048	2.268	1.007	5.108
	肺癌(3)	1.485	0.444	11.172	1	0.001	4.417	1.849	10.554

表 13-13 所示是被纳入方程的各变量的"得分"检验结果，步骤 2 中的 P 值都在 0.1 以上，基本上没有继续挖掘的必要。表 13-14 列出了各个自变量的均数。各哑变量的均数实质是相应亚型的构成比。

图 13-16 所示是在各自变量均值水平时的累积生存函数曲线，表明研究样本所在的总体人群总的生存率变化情况，可见肺癌确诊人群大约在 250 天后的生存率很低。

表 13-13 不在方程中的变量[a,b]

		得分	df	Sig.
步骤 1	诊治间隔	0.145	1	0.703
	年龄	0.334	1	0.563
	性别	1.029	1	0.310
	肺癌	13.009	3	0.005
	肺癌(1)	2.062	1	0.151
	肺癌(2)	0.038	1	0.846
	肺癌(3)	4.475	1	0.034
步骤 2	诊治间隔	0.507	1	0.476
	年龄	1.909	1	0.167
	性别	0.785	1	0.376

注:a. 残差卡方＝带有 6 df Sig 的 17.011°＝0.009;
b. 残差卡方＝带有 3 df Sig 的 4.268°＝0.234

表 13-14 协变量均值

	均值
健康	57.926
诊治间隔	8.897
年龄	59.118
性别	1.279
肺癌(1)	0.265
肺癌(2)	0.176
肺癌(3)	0.265

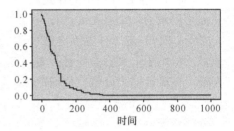

图 13-16 基于各协变量均值的生存曲线

二、对话框介绍

1. "Cox 回归"对话框(见图 13-11)

(1)"时间"框:用于选入生存时间变量。

(2)"状态"框:用于选入生存状态变量。

(3)"协变量"框:用于选入自变量(或称协变量),协变量是认为可能对生存时间有影响的变量。当需要定义某几个变量之间的交互作用时,先在左侧框中选中一个变量,然后按住 Ctrl 键,再用鼠标点击左侧框中的其他待选变量,以同时选中交互作用的变量;点击 >a*b> 按钮,所定义的交互作用就会出现在"协变量"框中。选入变量后,下一张 按钮激活。该按钮用于确定不同自变量进入 Cox 回归方程的方法。

对特别注重的某个变量或某几个变量,首先将其选入"协变量"框中,点击 下一张 按钮,再依次选入其他要筛选的变量,并在"方法"下拉列表中挑选相应的变量进入模型的方式。

(4)"方法"下拉列表:用于选择自变量进入 Cox 回归方程的方法。

"进入"法:强制"协变量"框内的所有变量均进入回归模型。

"向前:条件"法:基于条件参数估计的向前逐步回归法。

"向前:LR"法:基于偏最大似然估计的向前逐步回归法。

"向前:Wald"法:基于 Wald 统计量的向前逐步回归法。

"向后:条件"法:基于条件参数估计的后退法。

"向后:LR"法:基于偏最大似然估计的后退法。

"向后:Wald"法:基于 Wald 统计量的后退法。

向前逐步回归法,即通常所称的逐步回归法。SPSS 根据某一方法(以"条件"法为例)中的标准对所有的变量进行筛选,将 P 值最小的那个变量先纳入模型,然后再计算剩下的变量的 P 值。将剩下变量中 P 值满足条件且最小的那个纳入模型。此时,先前纳入模型的变量有可能受后面进入模型的变量的影响而变得无统计学意义。因此每当模型中纳入新变量后,再对模型内的变量逐个筛选,看哪个或哪几个可以剔除。如此反复进行,直到模型外无新的变量可以纳入模型,模型中再也无可以剔除的变量,此时得到最终结果。

后退法则是先把所有变量放入模型,然后按照相应的标准一个接一个地剔除。对于分类变量产生的哑变量,它们将共进退,同时进入模型或同时被剔除。

基于条件参数估计和偏最大似然估计筛选方法都比较可靠,尤以后者最佳。基于 Wald 法的检验实际上未考虑各变量的综合作用,当变量间存在共线性时,结果可靠性较差。

(5)"层"框:定义分层因素,将数据分层进入 Cox 模型。如果基准风险率在某变量的不同层中不同,而协变量在各层中的作用相同时,则将该变量选入"层"框作为分层变量。此时的缺陷是该分层因素的效应将无法估计。

2. "Cox 回归:定义分类协变量"对话框(见图 13-13)

该对话框用于定义分类变量。系统把字符型变量默认为分类变量,数字型变量默认为连续型变量。该对话框可以将数值型变量指定为分类变量。对于分类变量,则自动将其拆分为 $n-1$ 个哑变量进行分析(n 为该变量的水平数),各哑变量的编码情况列于 SPSS 输出的结果中。当研究该变量与另一变量的交互作用时,其交互作用也将以相应的哑变量模式表示。

当协变量是二分类变量时,可以不对其进行定义,不影响分析结果。但是,如果编码顺序改变(如将存活和死亡倒过来定义),或者编码间隔改变(编码差不等于 1,而是 0、10 这种二分类方式,即编码差为 9),此时计算出来的 b 值将发生符号改变,或者大小发生成倍数的改变。此时应当进行换算,才能得到真实的结果。

具体的分类方法参见二项 Logistic 回归模型的相关内容。

3. "Cox 回归:图"对话框(见图 13-14)

(1)"图类型"组合框:有"生存函数"曲线图、"危险函数"曲线图、"负对数累积生存函数的对数"曲线图和"1 减去生存函数"曲线图四种。

(2)"协变量的位置"列表:列出各协变量在绘图时的取值情况。

(3)"单线"框:要求按照指定变量的不同取值分别作图。此分类变量必须包括在其左侧的"协变量值的位置"框中。

(4)"更改值"组合框:默认在作图时使用各协变量的均数,反映的是整个人群总的生存情况,该曲线的含义是基于均数的基线风险函数。

对于分类变量来讲,各哑变量的均数是相应分类在样本中所占的构成比。此时作出来的曲线是该样本所有病例作为一个总体时的生存率变化情况。若希望采用其他水平作图,则选定该变量后,点击选中"值"选项,在其右边的框内输入要用于作图的值,然后单击 更改 按钮。对于分类变量,若选中了某个取值,该取值相应的哑变量就纳入方程,而其余哑变量均为 0。

4. "Cox 回归:选项"对话框(见图 13-15)

(1)"模型统计量"组合框。

"CI 用于 exp(B)"选项:输出相对危险度的可信区间,系统默认 95% 可信区间。

"估计值的相关性"选项:输出回归系数的相关矩阵。

"在每一步骤中"选项:默认选项,进行逐步回归时,输出每一步的模型信息。

"在最后一个步骤中"选项:进行逐步回归时,输出最后一步的模型信息。

(2)"步进概率"组合框:模型保留变量的显著性水平,默认进入标准为 $P \leqslant 0.05$,移除标准为 $P > 0.10$。

(3)"最大迭代次数"框:默认为 20 次。

(4)"显示基线函数"选项:为所有记录输出基线风险函数(各协变量取值为 0 时的风险函数值)、基于各协变量均值的生存函数及其标准误、累积风险函数。

5."Cox 回归:保存"对话框(见图 13-17)

用于选择将一些指标保存为新变量。

(1)"生存函数"组合框:提供了累积生存"函数"、累积生存率估计值的"标准误"、"负对数累积生存函数的对数"、"危险函数"、"偏残差"、"DfBeta"和"X * Beta"等 7 种。

"DfBeta"是回归系数在剔除某一观察单位(病例)后,重新进行 Cox 回归所得的回归系数变化量,可用于诊断该条记录是否为极端值,若变化量很大,说明这条记录是极端值。此时并不能简单剔除,而应分析产生极端值的原因,看是系统误差(如实验操作错误、试剂污染),还是随机误差。如果是前者,就应剔除此记录,否则就只有保留。

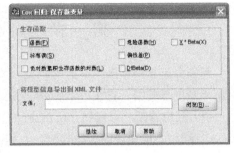

图 13-17 "Cox 回归:保存"对话框

三、Cox 模型分析的注意事项

(1)寿命的影响因素要稳定,不随时间变化。例如,观察癌症术后放疗的治疗效果时,如果观察期超过若干年,则其治疗作用已经逐渐消失,从而不满足要求。

(2)模型的解释应慎重。选入模型的有关变量是统计学上的有关变量,不一定与寿命有真正的因果关系,其中某些变量可能只有伴随关系而已;未选入模型的变量不一定全是无关变量,要考虑是否模型内的某些变量代替了它的作用,或因例数不够,或试验中对该因素进行了控制所致。

(3)多方案筛选变量。现实情况中,由于某些变量之间存在相关性,导致筛选出来的模型不易用专业知识所解释,这时要用多种方案筛选变量,再结合专业知识综合考虑。

第十四章 判别分析

第一节 判别分析的模型及用途

判别分析是根据已经掌握的一批分类明确的样品，制定出一个分类标准，并以此分类标准对新样品进行归类。它在医学研究、疾病防治及临床诊断上得到了较多的应用。

（1）疾病诊断　用判别分析的方法诊断疾病称为计量诊断。它包括临床诊断、化验诊断、X射线诊断、心电图诊断、超声波诊断、脑电图诊断等。这些诊断方法都是在计算机下应用的，不仅使诊断速度加快，而且还可以同时利用多个症状、体征、化验指标综合得出诊断结论。例如，根据胃部X光片的各项特征判别病种、病型。

（2）疾病预报　可以综合多种流行因素进行流行病预报，结合早期非典型症状、体征对诸如心肌梗死、中风等多种疾病进行早期预报和预防。

（3）预后估计　可用于疾病的预后、治疗方法的疗效、恶性肿瘤的生存期等方面的估计。

（4）病因估计　可用于研究引起疾病的原因，分析其中的主要因素。

（5）环境污染程度的鉴定及保护措施的效果估计等。

一个事物有多个方面的特征，有些特征是事物的本质特征，有些特征则属于非本质的特征。本质特征多数情况下不止一个，往往为多个，特征在多数情况下还有程度上的差别。例如，一种疾病的判别，即诊断过程是根据病人的症状、体征、化验和仪器检查等多方面的结果进行综合分析。判别分析的目的就是从现有的、已知类别的样本数据中，分析出一个判别函数，对以后未知类别的数据用此判别函数判断其所属的类别。判别函数的一般形式为

$$Y = a_1 X_1 + a_2 X_2 + \cdots + a_n X_n$$

式中，Y 为判别指标，根据所用方法的不同，可以是概率，也可以是坐标值或分值；$X_1, X_2, \cdots, X_n$ 为反映研究对象特征的变量；$a_1, a_2, \cdots, a_n$ 为各变量的系数，也称判别系数。

为了建立该函数，必须使用一个训练样本。所谓训练样本就是已知实际分类，且各指标的观测值也已经测得的样本。由于该样本是建立判别函数的标准，因此，必须是由"金标准"确立的分类，如果中间出现一例错分，就会导致判别函数的判别效果下降。

判别函数的自变量可以是任意测量尺度，甚至无序分类也可以作为自变量。

第二节　常用判别分析方法

一、常用判别分析方法

判别分析的方法可分为参数法和非参数法，也可以根据资料的性质分为定性资料的判别分析和定量资料的判别分析。下面的分类是根据采用的判别准则分出的几种常用方法，除第一种外，其余几种均适用于连续性资料。

1. 最大似然法

最大似然法用于自变量均为分类变量的情况,该方法建立在独立事件概率乘法定理的基础上,根据训练样本信息,求得自变量各种组合情况下样品被分为任何一类的概率。当新样品进入时,则计算它被分到每一类中去的条件概率(似然值),概率最大的那一类就是它最终评定的归类。

2. 距离判别

距离判别是由训练样本得出每个分类的重心(中心)坐标,然后对新样品求出它们离各个类别重心的距离远近,从而归入距离的最近的分类。最常用的距离是马氏距离,偶尔也采用欧氏距离。

距离判别的特点是直观、简单,适合于对自变量均为连续变量的情况进行分类,且它对变量的分布类型无严格要求,特别是并不严格要求总体协方差矩阵相等。

3. Fisher 判别

Fisher 判别也称典则判别,该方法的基本思想是假定考查两个症状 X_1 和 X_2,对 A 类疾病观察 p 个病例,对 B 类疾病观察 q 个病例,将每一例病人的两个症状数值在平面上表示一个点。由于疾病和症状的内在规律性,不同类型的疾病有不同的症状,同类型的疾病表现出相近的症状。因此,A 类疾病的点集在平面上应相对地集中在一起,B 类的点集在平面上也相对地集中在一起。如果找到一条分割直线,使每一类的类内离差尽可能小,且使不同类的类间离差尽可能大。

在过程上,Fisher 判别首先提取出各组有最大可能多重相关的变量的线性组合(第一典型变量),然后再提取第二典型变量;第二典型变量最多有 $n-1$ 个,即 $n-1$ 个判别函数,但多数情况下两至三维即可,其余能提供的信息量非常少。每个典型变量就代表了各类别在该维度上的区分信息。然后使用典型变量计算出各类别在低维空间中的重心坐标,给出的判别式也是用于计算各样品的坐标值。最后用各观测点离各类别重心距离的远近来作出所属类别的判断。由于可以证明该方法实际上与典型相关分析等价,因此它又称为典型判别或典则判别。Fisher 判别法的优势在于对分布、方差等都没有什么限制,应用范围较广。

4. Bayes 判别

通常情况下,人们对各类别的比例分布情况有一定的先验信息,Bayes 判别就是利用这种先验信息,如果所有 P 个类别都是空间中互斥的子域,则每个观测都是空间中的一个点。在考虑先验概率的前提下,利用 Bayes 公式按照一定准则构造一个判别函数,分别计算该样品落入各个子域的概率,所有概率中最大的一类就被认为是该样品所属的类别。Bayes 判别擅长进行多类判别,但是它要求总体呈多元正态分布。

二、判别分析的适用条件

与其他统计分析方法一样,判别分析也有其适用条件。

(1) 各自变量为连续性或有序分类变量,如果是无序多分类变量,可用哑变量方式纳入。

(2) 样本来自一个多元正态总体,实际上该前提几乎是做不到的。

(3) 各组的协方差矩阵相等,该条件类似于方差分析中的方差齐。

(4) 变量间独立,无共线性。但该问题在判别分析中的影响不是特别严重,这是因为判别分析关心的重点是对因变量的判别效果,而不是自变量的影响程度。存在共线性可能使方程系数和变量发生改变,但不会对判别效果产生太大影响。当然,如果共线性问题使得方程拟合波动太大,手工去除次要的一个即可。

应当指出,尽管有这些适用条件的要求,但判别分析在违反这些适用条件时显得较为稳健,它们对结果的影响其实不大。

由于判别分析的目的是建立准确有效的判别函数,除了以上使用条件外,它对样本量也有一定的要求。一般而言,样本量 n 在所使用的自变量个数 p 的 10～20 倍以上时,函数才比较稳定。自变量个数 p 在 8～10 个之间时,函数的判别效果才比较理想。当然,在实际工作中判别函数的自变量个数往往会超过 10 个,但个数越多并不代表效果越好。

三、判别函数效果的验证方法

首先,判别分析是以假设存在不同类别的总体为前提的,如果各类别的总体之间在统计学上无显著性差异,无论用什么判别方法都不能把这些类别区分开来。就判别函数的准确度而言,常用的验证方法有如下几种。

(1) 自身验证　即将训练样本依次代入判别函数,来看看错判情况是否严重。但是自身验证的效果好,不能说明该函数判别外部数据的效果也好,因此自身验证的实用价值有限。

(2) 外部数据验证　即判别函数建立后,重新再收集一部分样本数据,用判别函数进行判别,看看错判是否严重。这种验证方法理论上虽好,但再收集样本数据的工作量大,有些浪费,而且很难保证两次收集的样本是同质的。

(3) 样本二分法　是外部数据验证的改进,先采用随机函数将所用样本分为两部分,一般是按 2:1 的比例拆分,例数多的部分用于建立判别函数,剩余的用于验证。这种做法可以保证验证用样本和训练用样本的同质性,是最为理想的。但它要求设计时预留该部分的样本量,否则建立的判别函数不稳定。

(4) 交互验证　这是近年来逐渐发展起来的一种非常重要的判别效果验证技术。它在样本二分法的基础上,在建立判别函数时依次去掉一例,然后用建立起来的判别函数对该例进行判别,用这种方法可以非常有效地避免强影响点的干扰。在 SPSS 中已经提供了交互验证功能,可直接使用对话框操作。

(5) Bootstrap 法　该方法在交互验证的基础上又进了一步,其基本思想是:在原始数据的范围内做有放回的抽样,样本含量仍为 n,原始数据中每个观察单位每次被抽到的概率相等,为 $1/n$,所得样本称为 Bootstrap 样本。从该样本可以得到一个判别分析结果,重复抽取这样的样本若干次,可以建立一系列判别函数,相应的每个系数都有一系列取值。通过 Bootstrap 方法可以求出最"稳健"的判别函数,可以非常充分地利用样本信息,求得的判别函数可以有效地避免强影响点的干扰。但其缺点是,各个 Bootstrap 样本中都含有相同个体,严格地讲这并不符合验证的要求。

第三节　实例分析

一、判别函数的建立

例 14-1　某医师研究肝癌的计算机辅助鉴别诊断,在四种血清蛋白(表 14-1 中,pa 代表 PA 血清蛋白,ag 代表 α_1-AG 血清蛋白,at 代表 α_1-AT 血清蛋白,hp 代表 HP 血清蛋白)中,探讨哪些指标对区别正常人、肝硬化、肝癌(AFP 阴性和阳性)有鉴别诊断价值。将 25 例正常人作为第一组,40 例血清甲胎球蛋白阳性的肝癌病例作为第二组,20 例血清甲胎球蛋白阴性的肝癌病例作为第三组,15 例肝癌病例作为第四组。测定了四种血清蛋白含量,数据如表 14-1 所示,请据此建立判别函数。

表 14-1 正常人、肝癌和肝硬化患者的四种血清蛋白含量

组别	pa	ag	at	hp	组别	pa	ag	at	hp
1	13.73	36.43	327.13	128.13	2	7.70	178.93	608.43	637.48
1	22.15	90.36	230.51	158.50	2	7.71	170.01	472.49	43.73
1	22.90	86.85	266.17	441.53	2	8.27	62.11	519.37	275.71
1	24.44	73.17	266.17	210.94	2	8.27	86.85	375.96	34.52
1	26.02	45.03	244.53	122.32	2	8.27	159.22	598.26	306.47
1	26.02	47.99	288.47	146.12	2	8.84	76.54	436.35	190.69
1	26.02	60.22	280.96	110.86	2	8.84	106.61	671.20	290.92
1	26.02	69.89	288.47	354.83	2	9.42	152.69	793.21	924.79
1	26.02	90.36	223.61	204.13	2	9.42	161.27	671.20	171.17
1	26.83	76.54	319.23	238.93	2	9.42	251.48	568.06	405.93
1	27.64	60.22	296.03	204.13	2	10.01	39.24	288.47	39.08
1	28.46	39.24	273.54	441.53	2	10.61	188.04	418.71	338.42
1	28.46	73.17	244.53	4.72	2	13.09	97.55	509.86	253.45
1	28.46	76.54	251.66	371.58	2	13.73	108.61	418.71	275.71
1	29.29	51.01	244.53	306.47	2	13.73	116.24	410.00	298.65
1	30.12	57.1	327.13	290.92	2	14.38	121.58	500.4	691.17
1	30.12	60.22	303.68	246.16	2	15.72	132.01	899.72	975.17
1	30.12	79.92	280.96	545.55	2	16.40	66.60	311.44	140.08
1	30.12	90.36	335.07	397.25	2	17.08	107.45	770.34	354.83
1	31.86	73.17	296.03	122.32	2	17.78	39.07	327.13	164.79
1	32.69	54.01	288.47	231.86	2	19.96	80.75	463.36	140.08
1	33.57	60.22	303.68	314.34	2	20.66	231.17	538.61	746.73
1	33.57	86.85	296.03	260.79	2	21.39	144.27	427.5	371.58
1	33.57	90.36	311.44	363.18	2	21.39	231.17	703.58	516.29
1	37.14	60.22	266.17	210.94	2	22.15	144.27	454.28	468.98
2	0.15	50.97	335.07	34.52	2	22.9	97.55	472.49	691.17
2	2.56	73.17	335.07	0.79	2	25.23	101.20	436.35	298.65
2	4.52	47.99	418.71	0.79	2	26.02	124.05	427.50	43.73
2	5.02	77.56	558.17	238.96	2	26.83	79.92	375.96	616.52
2	5.02	328.04	781.70	371.58	2	28.46	47.99	335.07	204.13
2	7.15	136.05	608.46	39.08	2	28.46	108.61	327.13	405.93

续表

组别	pa	ag	at	hp	组别	pa	ag	at	hp
2	30.12	83.34	427.5	423.59	3	24.44	60.22	294.03	53.23
2	41.82	97.55	367.64	88.83	3	26.02	47.46	335.07	8.75
2	45.72	124.05	335.07	358.74	3	29.29	63.39	244.53	21.32
3	5.02	36.34	351.19	34.52	3	34.45	124.05	280.96	423.59
3	7.15	57.10	251.66	53.23	4	10.61	174.44	375.96	397.25
3	8.27	36.43	233.61	4.24	4	11.22	144.27	500.4	506.69
3	8.27	44.61	343.10	25.64	4	12.46	93.93	319.23	140.08
3	10.01	36.43	266.17	17.05	4	15.72	50.32	303.68	423.59
3	10.01	86.85	319.23	128.13	4	17.08	86.85	280.96	210.94
3	11.83	76.54	445.29	197.36	4	18.49	136.24	375.96	839.62
3	12.46	28.34	367.64	4.24	4	20.15	8.43	410.00	152.26
3	15.05	100.58	392.84	432.51	4	20.66	13.20	273.54	330.32
3	15.72	69.89	355.07	43.73	4	20.66	33.63	223.61	0.79
3	16.40	28.34	300.68	63.02	4	24.44	93.93	311.44	506.69
3	16.40	66.22	311.44	171.17	4	26.02	41.84	258.89	231.86
3	17.08	30.91	244.53	39.08	4	28.46	41.84	266.17	134.03
3	17.78	30.91	327.13	25.64	4	29.39	63.39	296.03	204.13
3	18.49	39.24	343.10	34.52	4	35.34	28.34	266.17	238.96
3	22.15	42.11	258.89	48.43	4	38.99	33.63	258.89	140.08

解 由于未确定四个自变量 pa、ag、at、hp 是否都对结果有诊断价值,不能一次建立判别函数(选择默认的"一起输入自变量"选项),而要应用"使用步进式方法"选项。

● 数据录入

按照表 14-1 中五个列的名称在 SPSS 中录入数据,数据文件见"判别.sav"。

● 统计分析

▲ 在数据编辑器中,点击菜单分析/分类/判别…,打开图 14-1 所示的"判别分析"对话框。

▲ 在图 14-1 所示的"判别分析"对话框中,将左侧框中的变量"组别"拖曳到右侧上方"分组变量"框中。点击下方已激活的 定义范围… 按钮,打开图 14-2 所示的"判别分析:定义范围"对话框。在"最小值"框中输入"1"(正常人的标签值),在"最大值"框中输入"4"(肝硬化患者的标签值);点击 继续 按钮。

▲ 在图 14-1 所示的"判别分析"对话框中,分别将左侧框中的四个变量 pa、ag、at、hp 拖曳到"自变量"框中;点击选中"使用步进式方法"。

▲ 在图 14-1 所示的"判别分析"对话框中,点击 统计量… 按钮,打开图 14-3 所示的"判别分析:统计量"对话框。在图 14-3 所示的对话框中,点击选中"Fisher"选项,以输出"分类函数系数"表;点击 继续 按钮。

第十四章 判别分析

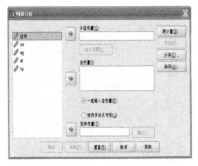 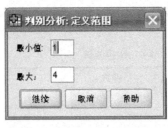 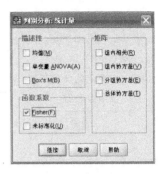

图 14-1 "判别分析"对话框　　图 14-2 "判别分析:定义范围"对话框　　图 14-3 "判别分析:统计量"对话框

▲ 在图 14-1 所示的"判别分析"对话框中,点击 确定 按钮。

● 统计推断

在 SPSS 的查看器中,表 14-2 所示是逐步判别分析的运行记录,可见第一步纳入了 at 变量,第二步纳入了 pa 变量,其"Wilks 的 Lambda"检验结果显示 $P=0.000$(即 Sig.),$P<0.01$,有显著性差异。说明两步纳入判别函数的变量对正确判断分类是有作用的。

表 14-2 输入的变量[a,b,c,d]

步骤	输入的变量	Wilks 的 Lambda				精确 F			
		统计量	df1	df2	df3	统计量	df1	df2	Sig.
1	at	0.539	1	3	96.000	27.395	3	96.000	0.000
2	pa	0.439	2	3	96.000	16.141	6	1.900E2	0.000

注:在每个步骤中,输入了最小化整体 Wilks 的 Lambda 的变量。a.步骤的最大数目是 8;b.要输入的最小偏 F 是 3.84;c.要删除的最大偏 F 是 2.71;d.F 级、容差或 VIN 不足以进行进一步计算

表 14-3 中列出了分析中提取的两个维度的典型判别函数,第一个函数解释了所有变异的 82.3%,第二个判别函数解释剩下的 17.7%。

表 14-4 列出的是对所建立的判别函数的统计学检验结果,可见两个典型判别函数的 P 值均为 0.000,小于 0.01,具有显著的统计学意义。

表 14-3 特征值

函数	特征值	方差百分比/(%)	累积百分比/(%)	正则相关性
1	0.908[a]	82.3	82.3	0.690
2	0.195[a]	17.7	100.0	0.404

表 14-4 Wilks 的 Lambda

函数检验	Wilks 的 Lambda	卡方	df	Sig.
1	0.439	79.090	6	0.000
2	0.837	17.085	2	0.000

表 14-5 列出了两个判别函数中的各个变量的标准化系数,它可用来判断两个函数分别主要受哪些变量的影响及其大小。根据该系数可以写出标准化的判别函数式为

典型判别函数式 1:$D_1=0.882$at(α_1-AT 血清蛋白)-0.281pa(PA 血清蛋白)

典型判别函数式 2:$D_2=0.561$at(α_1-AT 血清蛋白)$+1.006$pa(PA 血清蛋白)

函数式计算的是各观测在各个维度上的坐标值,据此可以确定观测值的具体空间位置,再以此计算各中心点的距离,但计算较为烦琐。

表 14-6 列出的是从大到小排列的各变量与主成分间的相关系数。

表 14-7 列出的是各类别重心在空间中的坐标位置，本例为二维。例如，正常人重心为 $(-1.08, 0.48)$。

表 14-5 标准化的典型判别式函数系数

	函数	
	1	2
pa	−0.281	1.006
at	0.882	0.561

表 14-6 结构矩阵

	函数	
	1	2
at	0.963*	0.269
ag^a	0.497*	0.183
hp^a	0.394*	0.391
pa	−0.537	0.844*

表 14-7 组质心处的函数

组别	函数	
	1	2
正常人	−1.080	0.480
肝癌(AFP检测阳性)	1.108	0.126
肝癌(AFP检测阴性)	−0.419	−0.781
肝硬化	−0.597	−0.094

表 14-8 列出的是 Fisher 判别函数系数，据此写出函数式为

正常人：$Y = -14.414 + 0.539 pa(\alpha_1\text{-AT} 血清蛋白) + 0.038 at(PA 血清蛋白)$

肝癌(AFP+)：$Y = -18.28 + 0.424 pa(\alpha_1\text{-AT} 血清蛋白) + 0.055 at(PA 血清蛋白)$

肝癌(AFP−)：$Y = -10.203 + 0.366 pa(\alpha_1\text{-AT} 血清蛋白) + 0.037 at(PA 血清蛋白)$

肝硬化：$Y = -12.582 + 0.45 pa(\alpha_1\text{-AT} 血清蛋白) + 0.039 at(PA 血清蛋白)$

表 14-8 分类函数系数

	组别			
	正常人	肝癌(AFP检测阳性)	肝癌(AFP检测阴性)	肝硬化
pa	0.539	0.424	0.366	0.455
at	0.038	0.055	0.037	0.039
(常量)	−14.414	−18.280	−10.203	−12.582

二、利用 Fisher 判别函数进行判别

1. 自身验证

将"判别.sav"数据集中的第一例正常人的测定值(pa=13.73, at=327.13)代入 Fisher 判别函数式，即

正常人：　　　$Y = -14.414 + 0.539 \times 13.73 + 0.038 \times 327.13 = 5.417$

肝癌(AFP+)：　$Y = -18.28 + 0.424 \times 13.73 + 0.055 \times 327.13 = 5.534$

肝癌(AFP−)：　$Y = -10.203 + 0.366 \times 13.73 + 0.037 \times 327.13 = 6.926$

肝硬化：　　　$Y = -12.582 + 0.45 \times 13.73 + 0.039 \times 327.13 = 6.355$

函数判别式计算的结果是观测值属于各类别的评分，得分最高的一类就是该观测单位所应归属的类别。上述计算结果是肝癌(AFP−)得分最高(6.926)，结果是第一例正常人应归属肝癌甲胎球蛋白检测阴性组，这一结论属于误判。可以仿效此方法对数据集中的各观测单位进行自身验证。

2. 对新观测值进行类别判断

对某人的测定值为：pa=8.11, at=221.21，请对其作类别判断。

正常人：　　　$Y = -14.414 + 0.539 \times 8.11 + 0.038 \times 221.21 = -1.63673$

肝癌(AFP+)：　$Y = -18.28 + 0.424 \times 8.11 + 0.055 \times 221.21 = -2.67481$

肝癌（AFP−）： Y= −10.203+0.366×8.11+0.037×221.21=0.95003
肝硬化： Y= −12.582+0.45×8.11+0.039×221.21=−0.30531

计算结果是肝癌（AFP−）得分最高（0.95003），即该观察单位（病例）应归属于肝癌胎甲球检测阴性类别。

三、判别函数的交互验证

在图14-5所示的"判别分析：分类"对话框中，点击选中"不考虑该个案时的分类"选项，在结果查看器中输出交互验证的结果，如表14-9所示。

表14-9 分类结果[b, c]

组别			预测组成员				合计
			正常人	肝癌（AFP检测阳性）	肝癌（AFP检测阴性）	肝硬化	
初始	计数	正常人	21	0	1	3	25
		肝癌（AFP检测阳性）	6	25	9	0	40
		肝癌（AFP检测阴性）	3	1	13	3	20
		肝硬化	5	2	5	3	15
	%	正常人	84.0	0.0	4.0	12.0	100.0
		肝癌（AFP检测阳性）	15.0	62.5	22.5	0.0	100.0
		肝癌（AFP检测阴性）	15.0	5.0	65.0	15.0	100.0
		肝硬化	33.3	13.3	33.3	20.0	100.0
交叉验证[a]	计数	正常人	21	0	1	3	25
		肝癌（AFP检测阳性）	6	25	9	0	40
		肝癌（AFP检测阴性）	3	1	13	3	20
		肝硬化	5	2	5	3	15
	%	正常人	84.0	0.0	4.0	12.0	100.0
		肝癌（AFP检测阳性）	15.0	62.5	22.5	0.0	100.0
		肝癌（AFP检测阴性）	15.0	5.0	65.0	15.0	100.0
		肝硬化	33.3	13.3	33.3	20.0	100.0

注：a.仅对分析中的案例进行交叉验证，在交叉验证中，每个案例都是按照从该案例以外的所有其他案例派生的函数来分类的；b.已对初始分组案例中的62.0%个进行了正确分类；c.已对交叉验证分组案例中的62.0%个进行了正确分类

表14-9中的第一部分为"初始"，它是使用普通方法对训练样本中每条记录进行判别的结果，可见错判为肝癌AFP检测阴性1例，错判为肝硬化3例。第二部分为交互验证的结果，该结果与普通方法完全相同，因此，该判别函数较为稳定。

第四节 判别分析对话框介绍

一、"判别分析"对话框（见图14-1）

（1）"分组变量"框：用于选择已知的类别变量，该变量对判别函数的建立非常重要，必须

是由金标准确立的分类,如果其中出现一例错误分类,由此生成的判别函数的效能就大大降低。选入类别变量后,应使用下方的 定义范围… 按钮打开图 14-2 所示的"判别分析:定义范围"对话框,以设置变量的取值范围。

(2)"自变量"框:用于选入建立判别函数所需的变量(自变量)。这些变量可以是确定的对结果判别有用的变量,也可以是可疑变量,当选入可疑变量时,应使用逐步法进行筛选。

(3)"一起输入自变量"选项:默认选项,选中此项时,所有自变量同时进入判别函数。

(4)"使用步进式方法"选项:为逐步判别法,按照所指定的纳入或排除标准,依次引入和剔除变量,直到方程稳定为止。当选择此选项时, 方法… 按钮激活,通过该按钮可以打开图 14-4 所示的"判别分析:步进法"对话框。

(5)"选择变量"框:定义记录选择条件。默认为无效状态,当选择一个变量进入框中时,右侧的 值… 按钮激活,在打开的"判别分析:设置值"对话框中可填入一个数值,这样可对记录进行筛选,只有选定变量的取值等于该值的记录才纳入分析。

二、"判别分析:统计量"对话框(见图 14-3)

用于设置查看器中输出的统计量。

(1)"描述性"组合框:提供三个统计量选项。

"均数"选项:输出各组(或称为分类)所有自变量的均数和标准差。

"单变量 ANOVA"选项:输出所有自变量单因素方差分析的统计量,以便查看各组间有无差别。

"Box's M"选项:输出组间协方差齐性检验,这是判别分析的适用条件,只有该检验 P 值大于 α 水准的数据才可进行判别分析。但由于实际满足此条件的数据有限,一般对此不予重视。

(2)"函数系数"组合框:默认情况下,系统输出的是采用 Bayes 方法建立的标准化判别函数系数,如果需要使用其他方法表示的系数,则在此框中选择。可用的选项有 Fisher 的分类系数和未标准化的系数。

"Fisher"系数:显示可以直接用于分类的 Fisher 分类函数系数。为每个组获得一组单独的分类函数系数,将一个个案分配给该组,该个案对此组具有最大判别分数(分类函数值)。

"未标准化"系数:显示未标准化的判别函数系数。

(3)"矩阵"组合框:可用的自变量系数矩阵有"组内相关"矩阵、"组内协方差"矩阵、"分组协方差"矩阵和"总体协方差"矩阵等四个选项。

"组内相关"选项:显示汇聚的组内相关矩阵,获取该矩阵的方法是在计算相关性之前,求得所有组的单个协方差矩阵的平均值。

"组内协方差"选项:显示汇聚的组内协方差矩阵,该矩阵与总协方差矩阵可能不同。获取该矩阵的方法是,求得所有组的单个协方差矩阵的平均值。

"分组协方差"选项:显示每个组的分离协方差矩阵。

"总体协方差"选项:显示来自所有个案的协方差矩阵,就好像它们来自一个样本一样。

三、"判别分析:步进法"对话框(见图 14-4)

在图 14-1 所示"判别分析"对话框中,如果选择了"使用步进式方法"选项,则可以通过方法… 按钮打开"判别分析:步进法"对话框。

(1)"方法"组合框:一种用于逐步判别分析的变量选择方法。

"Wilks 的 Lambda"法:系统默认为方法,该法的统计量为组内离均差平方和与总离均差平方和的比值,它基于变量能在多大程度上降低"Wilks 的 Lambda"来选择要输入到方程中的变量。在每一步都是输入能使总体"Wilks 的 Lambda"最小的变量。

"未解释方差"法:在每一步中输入使组间未解释变动合计最小的变量。

"Mahalanobis 距离"法:自变量中个案的值与所有个案的平均值相异程度的测量。大的 Mahalanobis 距离表示个案在一个或多个自变量上具有极值。

"最小 F 值"法:逐步分析中的变量选择方法,它基于组间 Mahalanobis 距离计算得到的 F 值最大。

"Rao's V"法:组均值之间的差分的测量,也称为 Lawley-Hotelling 轨迹。在每一步中能使"Rao's V"增加最大的变量选进来。选择此选项之后,还要在"V 至输入"框中输入一个数值,该值是要进入分析的变量必须具有的最小值。

(2)"标准"组合框:用于设定纳入或剔除的标准(F 或 P 值),其中的默认数值可以更改。

(3)"输出"组合框:"步进摘要"选项显示每一步方法完成后所有变量的统计量;"两两组间距离的 F 值"选项是要求输出各比较组之间的 F 值。

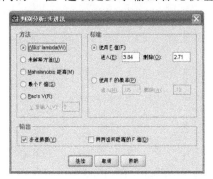

图 14-4 "判别分析:步进法"对话框

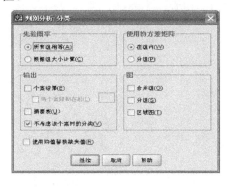

图 14-5 "判别分析:分类"对话框

四、"判别分析:分类"对话框(见图 14-5)

(1)"先验概率"组合框:此选项确定对于组成员身份的先验知识,是否调整分类系数。

"所有组相等"选项:假设所有组的先验概率相等。

"根据组大小计算"选项:样本中的观察组大小决定组的成员身份的先验概率。例如,如果分析中包括 50% 的观察值属于第一组,25% 属于第二组,25% 属于第三组,则会调整分类系数以增加第一组相对于其他两组的成员身份可能性。

(2)"输出"组合框。

"个案结果"选项:为每个个案显示实际组的代码、预测组、后验概率和判别得分。

"摘要表"选项:在判别分析时,正确地和不正确地指定给每个组的个案数,有时称为"混乱矩阵"。

"不考虑该个案时的分类"选项:分析中的每个个案,由除该个案之外的所有个案生成的函数来进行分类,也称为"U 方法"。

(3)"使用均值替换缺失值"选项:选择该选项时,仅在分类阶段用自变量的均值代替缺失值。

(4)"使用协方差矩阵"组合框。

"在组内"选项:默认选项,是用汇聚的组内协方差矩阵来对个案分类。

"分组"选项:以分组协方差矩阵分类。由于分类基于判别函数(而非基于原始变量),因此该选项并不总是等同于二次判别。

(5)"图"组合框。

"合并组"选项:创建前两个判别函数值的所有组的散点图。如果只有一个函数,则显示一个直方图。

"分组"选项:创建前两个判别函数值的分组散点图。如果只有一个函数,则转而显示直方图。

"区域图"选项:用于基于函数值将个案分类到组的边界图。其个数对应于个案分类到的组数。每个组的均值在其边界内用一个星号表示。如果只有一个判别函数,则该图不会显示。

五、"判别分析:保存"对话框(图略)

将模型信息在活动数据文件中以添加新变量的形式保存。可用的选项有"预测组成员"身份(单个变量)、"判别得分"(解中每个判别函数均有一个变量)和已给出判别得分的"组成员概率"(每一组有一个变量)。

第十五章 聚 类 分 析

分类学是用"物以类聚"的方法,将客观世界中纷纭繁杂的事物分门别类,使之系统化和条理化的一门科学,它是认识客观世界的基础。如疾病分类,在同一种疾病中,由于不同的病理、生理和临床表现,又可将其分为不同的"型"。在事物发展的过程中,各个发展阶段表现出不同的特点,如何科学地划分这些阶段,即是聚类问题。过去人们主要凭专业知识和经验来分类,近年来在计算机的帮助下,使多变量形成正确的分类系统成为可能。聚类分析不同于判别分析,判别分析必须事先知道各种判别的类型,并有一批来源于已知类别的样品。聚类分析恰好相反,事先不知道客观事物的分类,它需要根据事物的各种数量再现来进行聚类和建立类别。

根据分析的性质,聚类分析可以分为两种:一种是对样品聚类,例如,根据疾病的多种临床表现把它分为轻型、一般型和重型等,这是对作为一个整体的病人来分类;另一种是对指标聚类,如在儿童的生长发育研究中,把以形态学为主的指标归于一类,以机能为主的指标归于另一类等。

第一节 K 均值聚类分析

一、概念及特点

K 均值聚类法,也称快速聚类法、逐步聚类法,它是一种非系统聚类方法。其聚类算法有以下三种。

(1) 按指定分类数聚类:按某种原则或人为指定某些观测作为凝聚点,以此作为各类的初始核心。

(2) 就近凝聚:按就近原则将其余观测向凝聚点凝聚,这样得到一个初始分类方案,并计算出各个初始分类的中心位置(均值)。

(3) 计算中心位置重新聚类:在计算过程中,各观测的分类情况不断改变,分类完毕后再次计算各类的中心位置。如此反复,直到凝聚点位置改变很小,达到收敛标准时为止。

快速聚类法的计算量较小,可以有效地处理多变量、大样本数据,在分析中可以人为指定初始中心位置,或将曾做过的聚类分析结果作为初始位置引入分析。本方法要求事先知道需要将样品分为多少类,只能对记录进行聚类,而不能对变量进行聚类,所使用的变量必须都是连续型变量,对变量的多元正态性、方差齐性的条件要求较高。

二、实例分析

例 15-1 某医师对某小学 10 名 9 岁男生进行了 6 个项目的智力测验,其得分记录列于表 15-1 中,请用系统聚类法对 10 名小学生的智力状况进行聚类分析。

解 除"编号"外,各变量均为连续型变量,假定呈多元正态分布、方差齐,用快速聚类分析。

● 数据录入

数据录入格式同表 15-1,数据文件见"聚类.sav"。

● 统计分析

▲ 在 SPSS 数据编辑器中，点击菜单分析/分类/K-均值聚类…，打开图 15-1 所示的"K 均值聚类分析"对话框。

表 15-1 某小学 10 名男生 6 项智力测验得分记录

编号	常识	算术	理解	填图	积木	译码
1	14	13	28	14	22	39
2	10	14	15	14	34	35
3	11	12	19	13	24	39
4	7	7	7	9	20	23
5	13	12	24	12	26	38
6	19	14	22	16	23	37
7	20	16	26	21	38	69
8	9	10	14	9	31	46
9	9	8	15	13	14	46
10	9	9	12	10	23	46

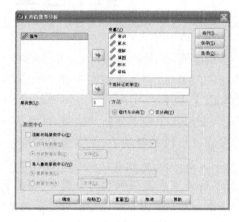

图 15-1 "K 均值聚类分析"对话框

▲ 在图 15-1 所示的"K 均值聚类分析"对话框中，将左侧框中的连续型变量"常识"、"算术"、"理解"、"填图"、"积木"、"译码"拖曳到右侧的"变量"框中。将"聚类数"框中的默认值"2"改为"3"（拟分为 3 类，意思是将智力分为好、中、差）。

▲ 在图 15-1 所示的"K 均值聚类分析"对话框中，点击 保存… 按钮，打开图 15-2 所示的 "K-means 群聚：保存新…"对话框，点击选中"聚类成员"选项；点击 继续 按钮。

▲ 在图 15-1 所示的"K 均值聚类分析"对话框中，点击 选项… 按钮，打开图 15-3 所示的 "K-均值聚类分析：选项"对话框，点击选中"ANOVA 表"选项，对变量分类作 F 检验。

▲ 在图 15-1 所示的"K 均值聚类分析"对话框中，点击 确定 按钮。

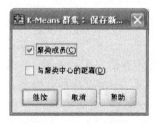

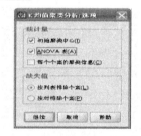

图 15-2 "K-means 群聚：保存新…"对话框

图 15-3 "K-均值聚类分析：选项"对话框

● 统计推断

表 15-2 列出的是初始聚类中心，对照表 15-1 可见，三个初始类的中心分别为原始记录的第 7、8、4 号。表 15-3 所示为迭代记录，可见第 2 次迭代中心改变值为 0，迭代 2 次后收敛。

表 15-4 所示为最终的聚类中心，可见第 2 类的中心值发生了改变，第 1、3 类中心值没有发生变化。表 15-5 列出了三个类别中的观测数，第 1、3 类仅 1 个观测值（个案），第 2 类有 8 个观测值。表 15-6 列出的是 6 个变量类别间的方差分析结果，由 Sig. 列可见，变量"填图"和"译码"的 P 值分别为 0.016 和 0.001，具有显著性差异，表明这两个变量对分类起着关键作用。其他 4 个变量 P 值均大于 0.05，对分类不起关键作用。

表 15-2 初始聚类中心

	聚类		
	1	2	3
常识	20	9	7
算术	16	10	7
理解	26	14	7
填图	21	9	9
积木	38	31	20
译码	69	46	23

表 15-3 迭代历史记录[a]

迭代	聚类中心内的更改		
	1	2	3
1	0.000	10.609	0.000
2	0.000	0.000	0.000

表 15-4 最终聚类中心

	聚类		
	1	2	3
常识	20	12	7
算术	16	12	7
理解	26	19	7
填图	21	13	9
积木	38	25	20
译码	69	41	23

表 15-5 每个聚类中的案例数

聚类	1	1.000
	2	8.000
	3	1.000
有效		10.000
缺失		0.000

表 15-6 ANOVA

	聚类		误差		F	Sig.
	均方	df	均方	df		
常识	44.700	2	12.214	7	3.660	0.082
算术	20.250	2	5.143	7	3.938	0.071
理解	93.863	2	31.411	7	2.988	0.115
填图	40.513	2	5.125	7	7.905	0.016
积木	96.313	2	36.554	7	2.635	0.140
译码	551.050	2	20.500	7	26.880	0.001

注:F 检验应仅用于描述性目的,因为选中的聚类将被用来最大化不同聚类中的案例间的差别。观测到的显著性水平并未据此进行更正,因此无法将其解释为是对聚类均值相等这一假设的检验。

三、对话框介绍

1. "K 均值聚类分析"对话框(见图 15-1)

(1)"变量"框:用于选入快速聚类的变量,变量应为连续型。

(2)"方法"组合框:有"迭代与分类"、"仅分类"两个算法的选项。默认为在初始类中心的基础上迭代和更换中心位置,从而将观察单位分配到最近的类别中。也可以只使用初始类中心对观察单位进行分类,一般应用迭代和分类法为佳。

(3)"聚类数"框:系统默认的聚类数为2,该数值应根据使用者的实际需要加以调整,如果结果要分为3类就要改为相应的数字3。

2. "K-means 群聚:保存新…"对话框(见图 15-2)

在图 15-1 中点击 保存… 按钮,打开该对话框。

(1)"聚类成员"选项:在数据文件中记录每一观察单位所属的类别,默认的变量名为 QCL_1。

(2)"与聚类中心的距离"选项:在数据文件中记录每一观察单位与所在类中心的距离,默认变量名为 QCL_2。

3. "K-均值聚类分析:选项"对话框(见图 15-3)

在图 15-1 中点击 选项… 按钮时,打开该对话框。

(1)"统计量"组合框:可选的统计量有"初始类中心"、"ANOVA 表"、"每个个案的聚类信息"。"ANOVA 表"统计量是以聚类结果为自变量,以分析中的变量为因变量的单因素方差分析,可以用来判断相应变量对聚类所起的作用。"每个个案的聚类信息"列出最终分类结果,以及离所属类别中心的距离。

(2)"缺失值"组合框:选择对缺失值的处理方式,有"按列表排除个案"、"按对排除个案"两种。

4. "K-均值聚类分析:写入文件"对话框(见图 15-4)

在图 15-1 中点击 迭代… 按钮时,打开该对话框。只有从"K-均值聚类分析"对话框中选择了"迭代和分类"选项的情况下,这些选项才有用。

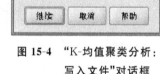

图 15-4 "K-均值聚类分析:写入文件"对话框

(1)"最大迭代次数"框:限制 K 均值算法中的迭代次数。即使尚未满足收敛准则,达到迭代次数之后迭代也会停止。此数字必须在 1~999 之间,默认为 10。

(2)"收敛性标准"框:确定迭代何时停止。它表示初始聚类中心之间的最小距离的比例,因此必须大于 0 且小于等于 1。尽管显示为 0,但系统默认值是 0.02。此标准为 0.02 时,表示完整的迭代无法将任何聚类中心移动任意初始聚类中心之间最小距离的 2% 时,迭代停止。

(3)"使用运行均值"选项:可以在分配了每个个案之后更新聚类中心。如果不选择此选项,则会在分配了所有个案之后计算新的聚类中心。

第二节 系统聚类分析

一、系统聚类分析原理

系统聚类分析的原理是先将所有 n 个变量或观测看成不同的 n 类,然后将性质最接近(距离最近)的两类合并为一类;再从这 $n-1$ 类中找到最接近的两类加以合并,依此类推,直到所有的变量或观测被合并为一类。得到该结果后,再根据具体问题和聚类结果来决定应当分为几类。显然,在系统聚类法中,一旦观测或变量被划定在一个类别中,以后它的分类结果就不会再进行更改,这是它与非系统聚类法的显著区别。

系统聚类法的优点是:可以对变量(样品)和记录(指标)两者进行聚类;变量可以是连续型或分类型;距离测量方法和结果的表示形式多样。

关于聚类分析中的几个问题说明如下。

(1) 距离测量方法　系统聚类法默认的几种距离测量方法和距离指标是比较常用的,如果不清楚其含义,可以不作更改,使用默认值即可。

(2) 变量选择　在做聚类分析前,应从专业角度考虑尽量删去对分类不起作用的变量,并非变量越多越好。因为无关变量的存在可能会影响真实分类的发现,有时会引起严重的错分。原则上应当只引入在不同类间有显著差别的变量,可以在得出分类结果后,对变量进行方差分析,选择有显著性差异的变量,再结合专业知识来判断。

(3) 共线性问题　在进行记录聚类时,如果变量间存在较强共线性,则可能会对结果有较大的影响,因为这相当于某个变量的权重远远高于其他变量。如果候选变量中的确存在共线性,最好先进行预处理(剔除,或者提取主成分)再进行聚类分析。

(4) 变量的标准化　如果用于分析的变量的变异程度相差非常大,则变异大的变量会严重影响距离计算结果(相当于权重大大增加),在这种情况下,需要先对变量进行某种标准化,然后才能进行聚类分析。

(5) 异常值　异常值对聚类的结果影响较大,应尽力避免。

(6) 分类数　系统聚类法可以细分到的每类只有一例,但这样做一般没有实际意义,从实用角度出发,类别数在 2~8 类比较合适。

(7) 专业意义　统计学结论不是最终结论,使用不同的聚类分析方法可能结果也会不同,单纯从统计学角度是难以判断哪个结果是正确的,一定要结合专业知识进行分析。

二、实例分析

例 15-2　某研究者为研究人脑老化的严重程度,测定了 60 名不同年龄正常男性 10 项有关指标,分别为年龄、记图片、记数字(数字广度记忆)、记图序(图形顺序记忆)、默算位数、默算时间、穿孔数(规定时间内穿孔数)、步距、夹角(双下肢夹角)、步速。结果如表 15-7 所示,试对这些指标作变量聚类分析。

解　本例要求对 10 个变量进行聚类,具体聚类数不明确,需根据分析结果而定,数据均为连续型测量结果。

● 数据录入

以表 15-7 中行列名称作为 SPSS 的变量名,数据文件见"聚类1.sav"。

表 15-7　60 名不同年龄正常男性 10 项指标测定结果

年龄	记图片	记数字	记图序	默算位数	默算时间	穿孔数	步距	夹角	步速
16	17	9	14	5.14	4.00	9	54.00	35.32	3.92
18	12	8	14	3.57	5.00	11	46.00	30.66	3.30
19	11	8	2	11.67	3.00	12	53.00	37.01	3.08
20	18	9	5	7.04	5.00	9	47.00	30.10	3.90
21	15	9	6	6.57	5.00	10	57.00	37.14	2.72
22	19	8	14	3.29	5.00	11	46.00	30.66	3.24
24	16	9	5	3.50	2.00	10	43.00	27.64	4.41
25	19	9	6	3.57	1.00	9	42.00	26.54	4.49
26	17	9	14	3.86	3.00	9	52.00	29.24	3.54
27	15	8	1	6	4	9	42.00	32.30	4.38

续表

年龄	记图片	记数字	记图序	默算位数	默算时间	穿孔数	步距	夹角	步速
28	18	7	14	3.98	5.00	9	51.00	33.94	3.03
29	20	10	14	1.93	5.00	8	43.00	30.79	4.51
30	14	10	14	2.93	5.00	7	45.00	32.67	4.45
31	19	8	10	3.73	5.00	10	33.00	19.91	5.71
32	14	10	14	3.57	2.00	12	44.00	31.92	4.12
33	15	9	14	3.36	5.00	6	42.00	28.61	5.39
34	15	7	14	3.94	5.00	10	43.00	30.26	4.31
35	17	9	14	2.64	2.00	11	27.00	27.79	4.45
36	18	9	12	3.23	5.00	10	38.00	25.83	4.68
37	19	8	7	3.00	5.00	9	38.00	25.38	3.73
38	16	8	7	4.38	4.00	11	35.00	23.34	4.99
39	20	8	14	1.43	5.00	11	46.00	30.30	3.41
40	17	8	7	2.05	2.00	12	37.00	24.56	4.49
41	17	9	11	3.70	5.00	11	35.00	23.76	4.33
42	16	9	8	3.33	5.00	9	12.00	32.11	2.63
43	20	8	3	2.50	2.00	10	39.00	25.90	3.77
44	14	9	14	2.57	4.00	10	43.00	27.03	3.71
45	18	8	2	2.67	5.00	8	39.00	27.51	3.94
46	20	8	10	2.82	5.00	10	40.00	27.06	3.54
47	18	9	14	1.93	5.00	9	43.00	27.95	5.01
48	20	8	3	5.00	5.00	12	37.00	24.70	3.73
49	18	8	5	1.87	5.00	10	34.00	22.54	4.77
50	13	8	4	3.20	5.00	11	45.00	33.47	2.78
51	16	7	14	3.58	5.00	2	40.00	26.27	4.38
52	17	8	14	2.86	5.00	7	34.00	23.93	5.10
53	10	8	14	3.43	3.00	4	41.00	26.01	4.04
54	11	8	8	6.18	5.00	2	37.00	25.45	3.80
55	11	8	14	2.15	4.00	0	42.00	29.68	2.61
56	8	7	9	22.10	1.00	5	45.00	29.80	6.67
57	12	10	7	4.50	5.00	8	24.00	15.95	7.29
58	10	6	9	9.50	2.00	4	43.00	28.96	3.50
59	11	10	12	8.69	0.00	12	44.00	31.15	2.89
60	12	7	8	8.78	2.00	8	18.00	12.92	7.43
61	10	5	2	6.35	5.00	0	15.00	8.96	11.14
62	12	8	7	17.00	5.00	8	32.00	21.83	4.71
63	14	9	4	9.40	2.00	12	42.00	28.96	4.01
64	12	9	5	3.00	5.00	12	30.00	22.18	5.41
66	7	7	3	8.49	5.00	1	29.00	20.62	5.67
67	15	8	6	3.43	5.00	6	37.00	24.65	5.50
68	14	5	6	8.00	0.00	8	40.00	28.06	4.34
69	6	7	2	8.34	2.00	2	29.00	17.02	4.69

续表

年龄	记图片	记数字	记图序	默算位数	默算时间	穿孔数	步距	夹角	步速
70	13	9	11	9.40	4.00	1	38.00	25.83	3.70
71	15	9	14	4.50	5.00	6	41.00	28.01	5.06
72	10	7	2	3.33	5.00	7	38.00	24.80	3.88
73	0	7	6	5.77	1.00	0	31.00	21.27	5.73
74	20	8	8	4.11	5.00	7	39.00	27.69	5.60
75	12	8	14	8.14	3.00	4	28.00	19.23	6.26
76	6	7	3	6.75	3.00	5	24.00	16.63	7.56
78	9	7	4	8.20	2.00	4	13.00	9.44	8.91
79	13	5	1	9.50	0.00	6	38.00	25.53	3.24

● 统计分析

▲ 在 SPSS 数据编辑器中,点击菜单分析/分类/系统聚类…,打开"系统聚类分析"对话框,如图 15-5 所示。

▲ 在图 15-5 所示的"系统聚类分析"对话框中,将左侧框中的全部变量拖曳到右侧的"变量"框中,作聚类的变量。将"分群"组合框中的默认选项"个案"改为"变量",以设定对变量进行聚类分析。

▲ 在图 15-5 所示的"系统聚类分析"对话框中,点击 绘制… 按钮,打开"系统聚类分析:图"对话框,如图 15-6 所示;点击选中"树状图"选项,点击 继续 按钮。

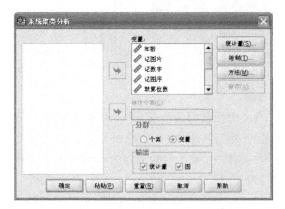

图 15-5 "系统聚类分析"对话框

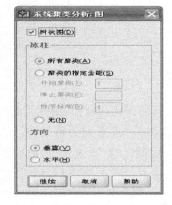

图 15-6 "系统聚类分析:图"对话框

▲ 在图 15-5 所示的"系统聚类分析"对话框中,点击 确定 按钮。

● 统计推断

表 15-8 所示是聚类分析的详细步骤,第一步就将第 6 个变量(默算时间)与第 10 个变量(步速)合并为一类,出现这一结果似乎与专业知识有所出入,但二者均与反应速度有关,反应速度与年龄有关;第二步将第 3 个变量(记数字)与第 7 个变量(穿孔数)合并为一类;第三步将第 5 个变量(默算位数)归入第 6 个变量的那一类,依此类推,直到全部合为一类。

图 15-7 所示是垂直冰柱图,用于显示各变量依次在不同类别数时的分类归属情况。由此可见,变量"夹角"、"步距"、"步速"排列在一起;"默算时间"、"默算位数"、"记图序"、"穿孔"、"记数字"、"记图片"排列在一起,其中,根据专业知识,变量"穿孔"为指定时间的穿孔数量,与行为有关;年龄排在最后。

表 15-8 聚类表

阶	群集组合		系数	首次出现阶群集		下一阶
	群集 1	群集 2		群集 1	群集 2	
1	6	10	342.280	0	0	3
2	3	7	591.000	0	0	4
3	5	6	1094.045	0	1	5
4	3	4	1488.500	2	0	5
5	3	5	1994.318	4	3	6
6	2	3	5439.200	0	5	8
7	8	9	10214.202	0	0	8
8	2	8	42983.229	6	7	9
9	1	2	102905.909	0	8	0

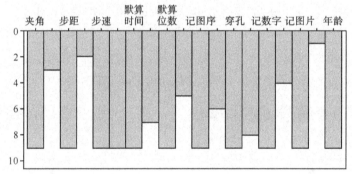

图 15-7 冰柱图

图 15-8 所示为树状图,由图可见第 6、10、5、3、7、4 个变量归为一类,第 2 个变量似应作为第二类,第 8、9 个变量归为第三类,第 1 个变量另作一类。但是,结合冰柱图和专业知识最终应将"默算时间"、"默算速度"、"记数字"、"记图序"、"记图片"等 5 个变量作为一类,以反映智

```
* H I E R A R C H I C A L  C L U S T E R  A N A L Y S I S *
      Dendrogram using Average Linkage (Between Groups)
                  Rescaled Distance Cluster Combine
  C A S E      0     5    10    15    20    25
  Label  Num  +-----+-----+-----+-----+-----+

  默算时间  6  -+
  步速     10  -+
  默算位数  5  -+-+
  记数字    3  -+ |
  穿孔      7  -+ +---------------+
  记图序    4  -+ |               +----------------------+
  记图片    2  ---+               |                      |
  步距      8  -----+             |                      |
  夹角      9  -----+             |                      |
  年龄      1  ----------------------------------------+
```

图 15-8 树状图

能状况;将"步距"、"夹角"、"步速"、"穿孔"等4个变量作为一类,以反映其体能或行为状况;将年龄另作一类指标。当然,这种最终分类可能存在着不同看法,在此仅当做一种"分类原则"意见而已。

数据"描述统计"结果如表15-9所示,由此可见,聚类分析的实质是对变量的均数进行分类而已,据此在统计分析结论的基础上,结合专业知识确定最终分类有其必要性。

表 15-9 描述统计量

	N	极小值	极大值	均值	标准差
年龄	60	16	79	47.63	18.008
记图片	60	0	20	14.35	4.202
记数字	60	5	10	8.08	1.154
记图序	60	1	14	8.62	4.592
默算位数	60	1.43	22.10	5.3242	3.66614
默算时间	60	0	5	3.78	1.595
穿孔	60	0	12	7.77	3.485
步距	60	12	57	38.05	9.383
夹角	60	8.96	37.14	26.2462	5.88947
步速	60	2.61	11.14	4.5930	1.54207
有效的 N(列表状态)	60				

三、对话框介绍

1. "系统聚类分析"对话框(见图 15-5)

(1) "变量"框:用于选入聚类分析的变量。

(2) "分群"组合框:用于选择是进行样品(个案)聚类还是变量聚类,默认为样品聚类。

(3) "输出"组合框:用于选择输出的结果,可选的有统计量和统计图,默认两者都输出。

2. "系统聚类分析:图"对话框(见图 15-6)

点击 绘制… 按钮打开该对话框。

(1) "树状图"选项:输出分类结果树状图,当分类的变量或记录较多时,树状图比冰柱图清楚。

(2) "冰柱"组合框:用于设置冰柱图输出,"方向"用于选择垂直或水平,默认为"垂直"。

3. "系统聚类分析:统计量"对话框(见图 15-9)

(1) "合并进程表"选项:输出每个阶段合并的样品或聚类、所合并的样品或聚类之间的距离及样品(或变量)与聚类相联结时所在的最后一个聚类级别。

(2) "相似性矩阵"选项:输出观察单位或变量之间的距离或相似性。

(3) "聚类成员"组合框:输出合并聚类的一个或多个阶段中,每个样品被分配所属的聚类。可用的有"无"样品、"单一方案"和"方案范围"三个选项。

4. "系统聚类分析:方法"对话框(见图 15-10)

(1) "聚类方法"下拉列表:用于选择聚类分析中不同类间距离的测量方法,提供有七种方法,分别为组间联接、组内联接、最近邻元素、最远邻元素、质心聚类法、中位数聚类法、Ward法等,默认为组间联接法,它又称为类平均法。

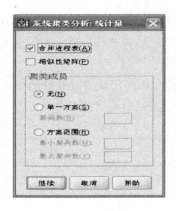

图 15-9 "系统聚类分析：统计量"对话框

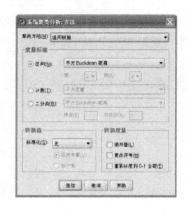

图 15-10 "系统聚类分析：方法"对话框

(2)"度量标准"组合框：用于选择所用的距离种类，各种数据类型可用的测距方法有以下几种。

①"区间"选项：即计量资料使用的一些距离测量法。

"Euclidean 距离"选项：殴几里德距离，以两变量差值平方和的平方根为距离。

"平方 Euclidean 距离"选项：殴氏平方距离，为默认选项，以两变量差值平方和为距离，这种测量方法更重视较大数值和距离。

"余弦"、"Pearson 相关性"为新增选项。

"Chebychev 距离"选项：切比雪夫距离，以两变量绝对差值的最大值为距离。

"块"选项：以两变量绝对差值之和为距离。

"Minkowski"选项：闵可夫斯基距离，以两变量绝对差值 p 次幂之和的 p 次根为距离，选中此项时，可以在"幂"框中更改分量值之差的次方 p 的大小。当 $p=2$ 时，即为殴几里德距离。

"设定距离"选项：自定义距离公式，选定此项时，需要分别在"幂"框和"根"框中定义分量值之差的次方。以两变量绝对差值 p 次幂之和的 r 次根为距离。

②"计数"选项：可用的选项有"卡方度量"和"phi 方度量"。

③"二分类"选项：可用的选项有"平方 Euclidean 距离"、"尺度差分"、"模式差别"、"方差"、"离散"、"形状"、"简单匹配"、"$\phi 4$ 点相关性"等。

④"转换值"组合框：在计算近似值之前为样品或值进行数据值标准化(对二分类数据不可用)。可用的标准化方法有"无"、"z 得分"(即标准正态变换)、"全距从 -1 至 1"、"全距从 0 至 1"、"1 的最大量"、"均值为 1"和"标准差为 1"等。

⑤"转换度量"组合框：在计算了距离测量之后，应用这些转换距离测量所生成的值，可用的选项有"绝对值"、"更改符号"和"重新标度到 0-1 全距"。

5."系统聚类：保存"对话框(见图 15-11)

只在进行记录(样品)间聚类时，才能使 保存… 按钮激活以打开该对话框。其中的选项与图 15-9 所示的"系统聚类分析：统计量"对话框中的"聚类成员"组合框一致，只是此时选择的分类不是输出到查看器中，而是以变量形式存入数据集。

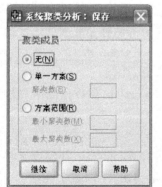

图 15-11 "系统聚类：保存"对话框

第十六章 统计表和统计图

统计表是将科学研究和日常工作资料经过整理和计算,将数据按照一定格式要求排列成的表格。统计图是用点的位置、线断的升降、直条的长短、面积的大小,乃至颜色差别等形式,直观地表示事物间数量关系的图形。统计表和统计图是统计描述的重要方法。统计表和统计图可以代替冗长的文字叙述,以达到表达清楚、对比鲜明的效果。

第一节 常用统计表

一、统计表的结构与编制要求

1. 统计表的结构

统计表由标题、标目、线条和数字构成,如表 16-1 所示。

2. 列表的原则

列表的原则是:重点突出,简单明了,即一张表一般表达一个中心内容,便于分析比较;主谓分明,层次清楚,符合逻辑,被说明部分(主语)、说明部分(谓语)一目了然。

表 16-1 统计表的结构

表号×-×	标题	
横标目名称	纵标目1	纵标目…
横标目1	数字	
横标目2		
横标目…		
合计		

3. 编制要求

(1) 标题 要能概括表的内容,写于表的上端中央,一般应注明时间与地点。

(2) 标目 标目是表格内的项目。横、纵向标目分别说明主语和谓语,文字简明,层次清楚。横标目列在表的左侧,一般用来表示表中被研究事物的主要标志;纵标目列在表的上端,一般用来说明横标目的各个统计指标的内容。

标目内容应按顺序从小到大排列,一般小的放在上面,不同时期的资料可按年份、月份先后排列,有助于说明其规律性。

(3) 线条 线条不宜过多,书籍、论文等的表格规定用 3 条线表示,谓之"三线表"。表的上、下两条边线可以用较粗的横线,一般省去表内的线条,但合计可用横线隔开。表的左、右两侧的边线应省去,表的左上角一般不用对角线。

(4) 数字 以阿拉伯数字表示。同列中数值位应对齐,小数的位数应一致且对齐;暂缺与缺失数据分别以"…"、"一"表示,为"0"者记作"0",不应有空项。为方便核实与分析,表中应有合计栏。

(5) 说明 一般不列入表内。有必要说明的,可用符号或序号标注,并于表下方加以说明。

二、统计表的种类

统计表通常按分组标志的多少分为简单表和组合表。

(1) 简单表由一组横标目和一组纵标目组成,如表 16-2 所示。

(2) 复合表是由 2 组及以上的横标目和纵标目相结合,或 1 组横标目和 2 组及以上纵标目(或横标目)结合起来,以表达它们之间关系的统计表,如表 16-3 所示。在 SPSS 中,复合表是具有非常灵活形式的多层表。

表 16-2　不同级别病情的病程(天)汇总表

级别	例数	中位数
2	20	240
3	15	40
4	16	50
合计	51	60

表 16-3　男女不同级别病情的病程(天)汇总表

	男		女		合计	
	例数	中位数	例数	中位数	例数	中位数
2	13	240	7	360	20	240
3	10	95	5	20	15	40
4	11	60	5	30	16	50
合计	34	105	17	60	51	60

第二节　用"OLAP 立方"生成计量资料汇总表

SPSS 对计数资料的统计可以"按行汇总"或"按列汇总"进行汇总统计,也可以使用"对个案内的值计数"进行计数统计,使用这三种方法都非常简单,不用介绍。SPSS 还提供了专业级的统计汇总程序,即"OLAP 立方体"和"个案汇总"。

"OLAP 立方体"是在线分析处理的缩写,它的含义是指用快速简单的方式提供对变量的动态描述和分析。生成的统计表称枢轴表,也称为多层表,在 SPSS 中,这种表可以按需要显示一个或多个分组变量的某个特定水平下的统计结果。当然这种优势在输出为纸质表时就不复存在,只是单行简单表。

例 16-1　某医院观察了一种疾病不同分期下的病程,记录的疾病分期有 2~4 级,病程为天数,原始数据见"计量统计表.sav"。请对不同级别分期的病程作一简单统计。

解
- 打开数据文件"计量统计表.sav"
- 生成枢轴表

▲在数据编辑器中,点击菜单分析/报告/OLAP 立方体…,打开图 16-1 所示的"OLAP 立方体"对话框。

▲在图 16-1 所示的"OLAP 立方体"对话框中,将左侧框中的变量"病程"拖曳到"摘要变

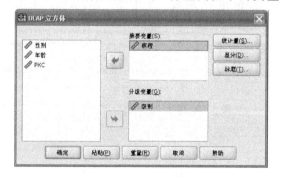

图 16-1　"OLAP 立方体"对话框

量"框中,将"级别"拖曳到"分组变量"框中。

▲ 在图 16-1 所示的"OLAP 立方体"对话框中,点击 统计量… 按钮,打开图 16-2 所示的"OLAP 立方:统计量"对话框;将右侧"单元格统计量"框中的默认项"均值"、"标准差"、"合计"、"总和的百分比"和"总个案数的百分比"等分别拖曳到左侧框中,以去掉此四项,仅保留"个案数";在左侧框中,将统计量"中位数"拖曳到右侧的"单元格统计量"框中;点击 继续 按钮。

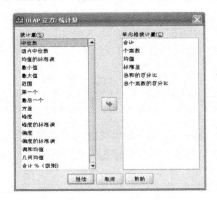 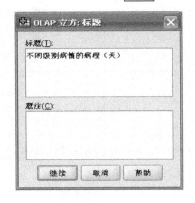

图 16-2 "OLAP 立方:统计量"对话框　　　　图 16-3 "OLAP 立方:标题"对话框

▲ 在图 16-1 所示的"OLAP 立方体"对话框中,点击 标题… 按钮,打开图 16-3 所示的"OLAP 立方:标题"对话框;在"标题"框内输入将要生成的表格的标题文字"不同级别病情的病程(天)";点击 继续 按钮。

▲ 在图 16-2 所示的"OLAP 立方:统计量"对话框中,点击 继续 按钮。在图 16-1 所示的"OLAP 立方体"对话框中,点击 确定 按钮。

● 统计表格

表 16-4 所示是 SPSS 查看器中输出的表格,表明 SPSS 处理的变量名称、已包含和已排除的记录情况。

表 16-5 所示也是 SPSS 查看器中输出的表格,该表列出的是各级别的"总计"情况,隐藏了在 Word 文档中无法看到的分级别的汇总结果。如果在 SPSS 查看器中鼠标双击该表格的任何区域,该表即进入"立方"状态,表左上"级别"后的"总计"变量成为一个下拉列表框。点击下拉箭头,显示出 2、3、4 和总计等四个选项,点击选取级别"2",表 16-5 中的数据变成了表 16-6。依此方法,可以显示出级别 3、4 的统计结果。

● 将立方表转换为二维表

表 16-4 案例处理摘要

	案例					
	已包含		已排除		总计	
	N	百分比	N	百分比	N	百分比
病程 * 级别	51	100.0%	0	0.0%	51	100.0%

表 16-5 不同级别病情的病程(天)

级别:总计

	N	中值
病程	51	60.00

表 16-6 不同级别病情的病程(天)

级别:2

	N	中值
病程	20	240.00

▲ 在 SPSS 查看器中表 16-7 上任意处,点击鼠标右键,显示"弹出式菜单",如图 16-4 所示;选取编辑内容/在单独窗口中,打开图 16-5 所示的"枢轴表不同级别病情的病程(天)"窗口。

表 16-7　不同级别病情的病程(天)变量＝病程

级别	N	中值
2	20	240.00
3	15	40.00
4	16	50.00
总计	51	60.00

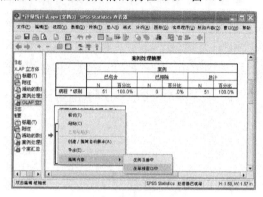

图 16-4　枢轴表设置的"弹出式菜单"

▲ 在"枢轴表不同级别病情的病程(天)"窗口中,点击菜单透视/透视托盘,打开图 16-6 所示的"透视托盘"对话框。

▲ 在图 16-6 所示的"透视托盘"对话框中,可以根据数据资料的要求调整布局。将变量"级别"拖曳到"行"的列中,将"行"列中的"变量"拖曳到"层"中原"级别"所在位置的空行中,操作结果是二者的位置进行了调换。

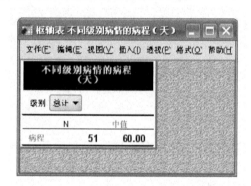

图 16-5　"枢轴表"窗口

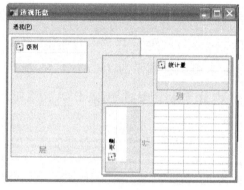

图 16-6　"透视托盘"对话框

▲ 点击右上角的 ⊠,退出透视托盘,显示如图 16-7 所示。

● 将表格设成"三线表"

▲ 在"枢轴表"窗口中,点击菜单格式/表格外观…,打开图 16-8 所示的"表格外观"对话框。

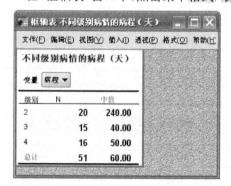

图 16-7　枢轴表的二维转换结果

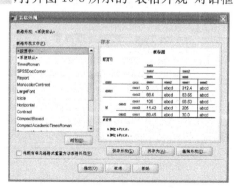

图 16-8　"表格外观"对话框

▲ 在图 16-8 所示的"表格外观"对话框中,在左侧"表格外观文件"列表中点击选中与"三线表"最近似的"Icicle"选项;点击 编辑外观… 按钮,打开如图 16-9 所示的"表格属性"对话框,点击"边框"选项卡。

▲ 在图 16-9 所示的"表格属性"对话框左侧"边框"中,点击"顶部内框",在下方的"格式"下拉列表中的"none"修改为位于第三的粗线条,作为表的顶线,这样设置是为了与底部的粗线条相匹配。点击"水平维数边界",将下方的"样式"下拉列表中的线条修改为"none"。

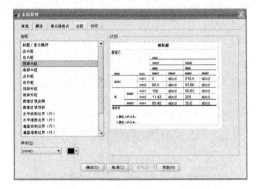

图 16-9 "表格属性"对话框

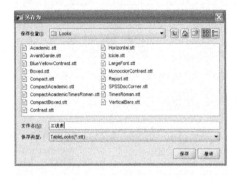

图 16-10 "另存为"对话框

▲ 点击 确定 按钮;点击 另存为… 按钮,打开图 16-10 所示的"另存为"对话框;在"另存为"对话框的"文件名"框中填入"三线表",点击 保存 按钮。生成的新格式文件列于图 16-8 所示的"表格外观"对话框左侧"表格外观文件"列表中。

▲ 在"表格外观"对话框中,点击 确定 按钮。

▲ 在图 16-5 中,点击菜单 文件/关闭,生成的表格样式如表 16-7 所示。

▲ 将表 16-7 中内容复制粘贴到"Word"文字处理程序中,因中位数的小数没有实际意义,将其删除,并删除"变量=病程",将数据对齐格式调整后即成为表 16-2 所示的样式。

● 设置 SPSS 输出的表格为"三线表"格式。

▲ 在 SPSS 数据编辑器中,点击菜单 编辑/选项…,打开"选项"对话框,点击"枢轴表"选项卡,如图 16-11 所示。

▲ 在图 16-11 左侧"表格外观"框中找到"三线表",鼠标点击将其选中,点击 确定 按钮。

在此之后,SPSS 输出的表格均为"三线表"格式,当然要完全满足书籍和论文中的要求还要更进一步修改。

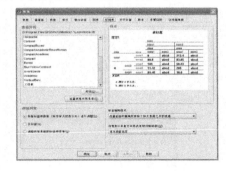

图 16-11 "选项"对话框的"枢轴表"选项卡

第三节 用"个案汇总"生成计量资料的汇总表

虽然"OLAP 立方"功能强大,但另一功能更强的汇总方法是"个案汇总"。

例 16-2 利用例 16-1 的数据生成不同性别各分级的病程统计情况。

● 打开数据文件"计量统计表.sav"

● 生成统计表

▲ 在数据编辑器中,点击菜单分析/报告/个案汇总…,打开图 16-12,所示的"摘要个案"对话框。

▲ 在图 16-12 所示的"摘要个案"对话框中,将左侧框中的变量"病程"拖曳到"变量"框中;将"性别"和"级别"分别拖曳到"分组变量"框中;点击"显示个案",以去掉该默认选项。

▲ 在图 16-12 所示的"摘要个案"对话框中,点击 统计量… 按钮,打开图 16-13 所示的"摘要报告:统计量"对话框;将左侧"统计量"框中的"中位数"拖曳到"单元格统计量"框中;点击 继续 按钮。

▲ 在图 16-12 所示的"摘要个案"对话框中,点击 选项… 按钮,打开图 16-14 所示的"OLAP 立方:选项"对话框;在"标题"下面的框内,输入标题文字"男女不同级别病情的病程(天)";点击 继续 按钮。

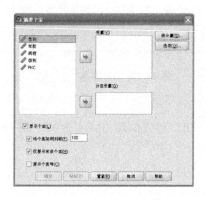

图 16-12 "摘要个案"对话框

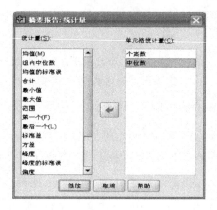

图 16-13 "摘要报告:统计量"对话框

▲ 在图 16-12 所示的"摘要个案"对话框中,点击 确定 按钮。

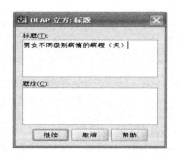

图 16-14 "OLAP 立方:选项"对话框

表 16-8 男女不同级别病情的病程(天)病程

性别	级别	N	中值
男	2	13	240.00
	3	10	95.00
	4	11	60.00
	总计	34	105.00
女	2	7	360.00
	3	5	20.00
	4	5	30.00
	总计	17	60.00
总计	2	20	240.00
	3	15	40.00
	4	16	50.00
	总计	51	60.00

● 统计结果

表 16-8 所示是 SPSS 的输出格式,要符合前文所提及的习惯要求,还应给予调整。

● 调整表格的主谓显示

▲ 在 SPSS 查看器的表 16-8 所示上任意地方,点击鼠标右键,在弹出式菜单中,点击编辑内容/在单独窗口中,打开"枢轴表"窗口(见图 16-5)。

▲ 在图 16-5 所示的"枢轴表"窗口中,点击菜单透视/透视托盘,打开"透视托盘"对话框(见图 16-6)。

▲ 在图 16-6 所示的"透视托盘"对话框的"列"框中,将"统计量"拖曳到下面的一行;将变量"性别"拖曳到"统计量"上方的行中;点击右上角的 ⊠ 退出,即完成主谓变换设置。

第四节 常用统计图

一、概述

统计图是通过点的位置、线段的升降、直条的长短、圆的面积大小来表现事物的数量关系。使用统计图可以代替冗长的文字叙述,提升统计报告的可读性。

医学领域中常用的统计图有条图、百分条图、圆图、线图、半对数图、直方图、散点图、箱式图和统计地图等。

绘制统计图的基本要求如下。

(1) 根据资料的性质和分析目的决定适当的图形。

(2) 标题应说明资料的内容、时间和地点,一般位于图的下方。

(3) 图的纵、横轴应注明标目及对应单位,尺度应等距或具有规律性,一般自左而右、自上而下、由小到大。

(4) 为使图形美观并便于比较,统计图的长宽比例一般为 7∶5,有时为了说明问题也可加以变动。

(5) 比较、说明不同事物时,可用不同颜色或线条表示,并常附图例说明,但不宜过多。

二、条图

条图用等宽长条的高度表示按性质分类资料中各类别的数值大小,用于表示它们之间的对比关系,一般有单式(见图 16-16)和复式(见图 16-19)之分。

1. 图形的基本要求

(1) 一般以横轴为基线,表示各个类别;纵轴表示其数值大小。

(2) 纵轴尺度必须从 0 开始,中间不宜折断。在同一图内尺度单位代表同一数量时,必须相等。

(3) 各直条宽度应相等,各直条之间的间隙也应相等,其宽度与直条的宽度相等或为直条宽度的 1/2。

(4) 直条的排列通常由高到低,以便比较。

(5) 复式条图绘制方法同上,所不同的是复式条图以组为单位,1 组包括 2 个以上直条,直条所表示的类别应用图例说明,同一组的直条间不留空隙。

2. 条图的生成方法

例 16-3 利用例 16-1 数据生成各级病例情况统计图和不同性别各分级的病例情况统计图。

● 打开数据文件"计量统计表.sav"

● 制作统计图

▲ 在数据编辑器中,点击菜单图形/图表构建程序…,打开图 16-15 所示的"图表构建程序"对话框。

▲ 在图 16-15 下部 8 个图例中,将上排左侧第一图例"简单条形图"拖曳到"图表预览使用实例数据"下的画布中。

▲ 在左上部"变量"框中,将变量"级别"拖曳到画布中标有"是否为 X 轴?"的框中,点击 确定 按钮。

▲ 生成简单条图,如图 16-16 所示。

● 制作复式条图

▲ 再次打开"图表构建程序"对话框,在图 16-15 下部 8 个图例中,将上排左侧第二图例"群集条形图"拖曳到"图表预览使用实例数据"下画布中。

▲ 在左上部"变量"框中,将变量"级别"拖曳到画布中标有"是否为 X 轴?"的框中。

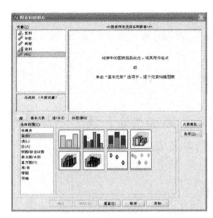

图 16-15 "图表构建程序"对话框

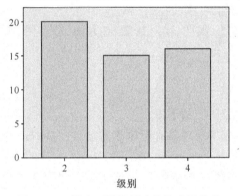

图 16-16 某病不同级别病情的病例情况

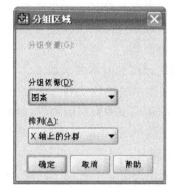

图 16-17 "分组区域"对话框

▲ 双击画布右上角的"X 轴上的分群:颜色设置"框,打开图 16-17 所示的"分组区域"对话框,在"分组依据"下面的下拉列表中选取"图案",在"排列"下拉列表中保留默认的"X 轴上的分群"选项;点击 确定 按钮。

▲ 将"性别"拖曳到"画布"右上角"X 轴上的分群:设置模式"框中,如图 16-18 所示,点击 确定 按钮。

▲ 复式条图如图 16-19 所示。

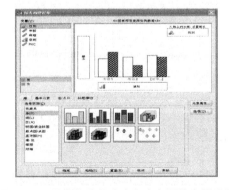

图 16-18 图表构建程序中复合条图的变量设置

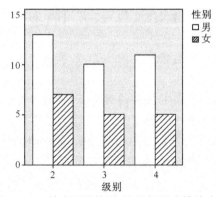

图 16-19 某病不同性别、不同级别病情的病例数

三、饼图

饼图适用于百分构成比资料，表示事物各组成部分所占的比重或构成。以圆形的总面积代表100%，把面积按比例分成若干部分，以面积（或角度）大小来表示各部分所占的比重。

例 16-4 某医师调查人群的吸烟分布情况，数据资料见"吸烟.sav"。请作不同吸烟量的人数图形分析。

- 权重转换

本例数据中有"人数"变量，说明该数据为频数格式，应对其进行权重转换。

▲ 在数据编辑器中，点击菜单 数据/加权个案…，打开"加权个案"对话框。

▲ 在"加权个案"对话框中，点击选中"加权个案"选项，将左侧框中的变量"人数"拖曳到"频率变量"框中，点击 确定 按钮。

- 制作饼图

▲ 在数据编辑器中，点击菜单 图形/图表构建程序…，打开图 16-15 所示的"图表构建程序"对话框。

▲ 在图 16-15 所示的"图表构建程序"对话框左侧下部的"选择范围"框中，点击选中"饼图/极坐标图"，右侧框中出现一个饼图图例，将饼图图例拖曳到"图表预览使用实例数据"下的画布中。

▲ 将"变量"框中"人数"拖曳到画布的"是否作为角变量？"直框中，直框中文字变成"人数合计"，将"吸烟"拖曳到"分区依据"框中，如图 16-20 所示。

▲ 在"画布"框中，双击"设置颜色"下标有"吸烟"的框，在打开的"分组区域"对话框中，在"分组依据"下拉列表中选择"图案"；点击 确定 按钮。

▲ 在"图表构建程序"框中，点击 确定 按钮。

▲ 生成的饼图如图 16-21 所示。

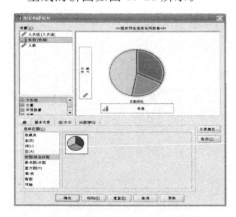

图 16-20　图表构建程序的饼图制作

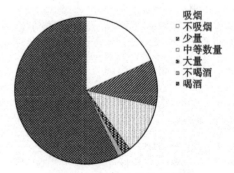

图 16-21　吸烟人数构成饼图

四、线图

线图是以不同的线段升降来表示连续性资料的变化。常见的纵横轴均为算术尺度，表示时间变化趋势的普通线图；若纵轴为对数尺度，横轴为算术尺度，则表示消长趋势的半对数图。

图形中横轴表示某一连续变量（如时间或年龄等），纵轴表示某种率或频数，其尺度应等距或具有规律性。线条不宜过多,通常要不多于5条,右上角附以图例;连续事物的图体不能折断,不能任意改为光滑曲线。

例 16-5 某地 1946—1979 年 7 个年份和 2025 年规划的出生率(‰)、死亡率(‰)和人口自然增长率(‰)见表 16-9,数据文件见"人口变动.sav"。请进行统计图形分析。

● 数据准备

在 SPSS 中,录入表 16-8 中的数据,见数据文件"人口变动.sav";确认"年份"变量的测量精度为"有序"。

表 16-9 某地人口自然变动及 2025 年规划

年份	出生率/(‰)	死亡率/(‰)	自然增长率/(‰)	年份	出生率/(‰)	死亡率/(‰)	自然增长率/(‰)
1946	40.2	28.7	11.5	1971	30.7	7.3	23.4
1950	37.0	18.0	19.0	1975	23.1	7.3	15.8
1957	34.0	10.8	23.2	1979	17.9	6.2	11.7
1965	38.1	9.6	28.5	2025	15.2	14.7	0.5

● 制作统计图

▲ 在数据编辑器中,点击菜单图形/图表构建程序…,打开图 16-15 所示的"图表构建程序"对话框。

▲ 在图 16-15 所示的"图表构建程序"对话框左侧下部的"选择范围"框中,点击选中"线",右侧框中出现二个线图图例,将第二个"多重线图"图例拖曳到"图表预览使用实例数据"下的画布中。

▲ 将"变量"框中"年份"拖曳到画布的"是否 X 轴?"框中,分别将"出生率"、"死亡率"和"自然增长率"拖曳到 Y 轴框中,如图 16-22 所示。

▲ 在图 16-22 中,双击"设置颜色"框,在打开的"分组区域"对话框中,在"分组依据"下拉列表中选择"图案";点击 确定 按钮。

▲ 在图 16-15 所示的"图表构建程序"对话框中,点击 确定 按钮。

▲ 生成统计图如图 16-23 所示。

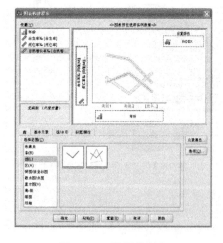

图 16-22 线图的制作

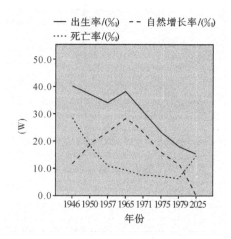

图 16-23 某地 1946—1979 年和 2025 年规划的人口变动情况

五、直方图

直方图用于表达连续性资料的频数分布。以不同直方形面积代表数量,各直方形面积与各组的数量成正比关系(见图3-8)。

制图要求如下。

(1) 一般纵轴表示被观察现象的频数(或频率),横轴表示连续变量,以各矩形(宽为组距)的面积表示各组段频数。

(2) 直方图的各直条间不留空隙;各直条间可用直线分隔,但也可不用直线分隔。

(3) 组距不等时,横轴仍表示连续变量,但纵轴是每个横轴单位的频数。

具体制作方法参见第三章第二节。

六、散点图

散点图以直角坐标系中各点的密集程度和趋势来表示两现象间的关系。根据点的散布情况,推测2种事物或现象有无相关,故常在相关分析之前使用。

制图要求如下。

(1) 一般横轴代表自变量或可进行精确测量、严格控制的变量,纵轴则代表与自变量有依存关系的因变量。

(2) 纵轴和横轴的尺度起点可根据需要设置。

图形如图11-15所示的"个体参考值范围以及均数可信区间"。具体制作方法见第十一章第一节"直线回归"。

七、箱式图

箱式图是以箱子上端为P_{75}、下端为P_{25}、中间以横线表示P_{50},最大值和最小值为"箱子"上下两个柄,用于计量资料的数据能直观地比较分析。

例16-6 某医师观察了正常人和各期矽肺病人的血清粘蛋白含量(mg/100mL),数据见表16-10,数据文件见"矽肺粘蛋白.sav",请作箱式图。

表16-10 正常人与矽肺患者的血清粘蛋白含量   单位:mg/100mL

正常人	矽肺0期	矽肺1期	矽肺2期	矽肺3期
64.26	62.01	65.45	74.97	77.11
42.84	67.33	60.63	88.06	82.58
52.48	70.40	69.73	93.47	83.53
48.19	78.91	74.97	95.10	89.01
80.22	85.68	80.44	100.67	97.58
69.61	85.68	80.44	101.14	103.81
48.19	91.15	95.20	113.52	107.10
58.90	94.82	96.39	118.98	178.42

● 制作图形

▲ 在数据编辑器中,点击菜单**图形/图表构建程序…**,打开图16-15所示的"图表构建程

▲ 在图 16-15 所示的"图表构建程序"对话框左侧下部的"选择范围"框中,点击选中"箱图",右侧框中出现三个箱图图例,将第一个"简单箱图"图例拖曳到"图表预览使用实例数据"下的画布中。

▲ 将"变量"框中"组别"拖曳到画布的"是否 X 轴?"框中,将"粘蛋白"拖曳到 Y 轴框中,如图 16-24 所示。

▲ 点击 确定 按钮。

▲ 箱式图如图 16-25 所示。由图中可见正常人的血清粘蛋白含量低于矽肺各期患者,其中三期矽肺病人的血清粘蛋白浓度出现一个异常值。

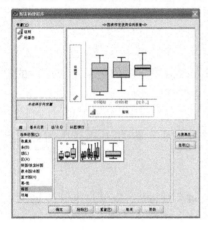

图 16-24　制作箱式图

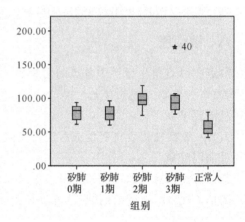

图 16-25　正常人和矽肺患者血清粘蛋白箱图

八、统计地图

统计地图是将与地域有关的数据用颜色、点、线条或图案等标在相应地域的地图上,以显示地域分布的差异。SPSS 早期版本不能制作出欧美以外地区的统计地图,SPSS 17.0 不提供统计地图的制作程序,应用其他方法绘制。

第十七章 实验设计

第一节 实验设计的特点及分类

一、实验设计的特点

(1) 研究者能人为设置处理因素。
(2) 受试对象接受何种处理因素或水平是经随机分配而定的,能使非处理因素对不同处理组的影响保持均衡,组间具有可比性,可以客观评价处理因素的作用。
(3) 实验设计能使多种实验因素包括在较少次数的实验中,能更有效地控制误差,达到高效的目的。

二、实验设计的分类

根据研究目的和对象的不同,实验设计可分为实验研究、临床试验、社区干预试验三种。

1. 实验研究

实验研究是在非处理因素被严格控制,主动加以实验因素进行干预的条件下,对实验效应进行观察而做出的试验。

2. 临床试验

临床试验是以病人为研究对象,因而不可能像动物一样任意采取严格的控制措施,研究者必须周密考虑,认真设计,采取措施控制误差和偏倚,以保证研究结果不受干扰。

3. 社区干预试验

社区干预试验是以社区人群为研究对象,接受某种处理或干预措施的基本单位是整个社区或某一人群的亚群,如一个学校的班级、某工厂的车间、某城市的街道、农村的乡镇、自然村等。其主要目的是通过干预某些危险因素或施加某些保护性措施,观察其对人群产生的预防、治疗效果。例如,观察平衡膳食干预措施对冠心病、肥胖等的预防作用。由于社区干预试验难以将受试者进行随机分配,因此又称为半试验性研究。

第二节 实验设计的基本要素

处理因素(自变量)、受试对象和实验效应(因变量)是实验设计的三个基本要素,它们贯穿于整个实验研究过程,从不同侧面影响着实验研究的结果。例如,用两种药物治疗糖尿病病人,观察比较两组病人血糖、尿糖的下降情况,这里所用的药物为处理因素,糖尿病病人为受试对象,血糖值、尿糖值为实验效应。

一、处理因素

1. 处理因素的种类

在实验过程中,影响实验结果的因素是多方面的,根据研究目的可分为处理因素和非处理因素两类。处理因素是指研究者通过统计研究设计有计划地安排实验,从而科学地考察其作用大小的因素,包括物理因素、化学因素和生物因素。例如,药物的种类、剂量、浓度、作用时间等都属于处理因素。非处理因素是指处理因素以外的其他所有能够影响实验效应评价指标,但研究者又不想通过实验考察其作用大小的因素,包括实验条件、环境因素、受试者本身的内在条件等,如病人的病情、病程等。

2. 处理因素的梯级

处理因素的梯级又称处理水平,某一处理因素在作用量和作用时间上,可分为多个梯级,不同水平有不同的效应。如在药物试验中,采用一种药物的多种剂量或不同的处理时间,可了解药物的有效剂量、安全范围,或产生疗效及不良反应的时间。

3. 选择处理因素的原则

(1) 抓住实验中的主要因素 实验效应是多种因素作用的结果,由于研究目的的不同,以及人力、物力和时间所限,研究者不可能通过一次或几次实验把已知的所有因素都进行处理与分析,只能抓主要的因素。例如,我们要改进某种细胞的培养方法,与其有关的因素很多,如温度、pH 值、培养液、培养时间等。其中每个因素又分若干水平(或等级),如温度从 34℃ 至 38℃,每 1℃ 为一个水平,则有 5 个水平;pH 值从 6.5 至 7.4,每 0.1 为一个水平,则有 10 个水平。例如,培养液有两个水平,培养时间有 3 个水平时,必须做 $5 \times 10 \times 2 \times 3 = 300$ 种条件的实验,若每种条件的实验重复 10 次的话,就需要做 3000 次实验,不可能在一次或几次实验中完成,可根据专业知识和研究目的在众多因素与水平中抓住主要的因素,且因素的水平数不宜过多。

(2) 分清处理因素和非处理因素 例如,研究综合治疗糖尿病的效果,处理因素为药物治疗加饮食疗法;合理调配作息时间和其他辅助治疗措施也能缓解症状,有助于康复,但不是本次研究的处理因素,而是非处理因素。研究者应采取各种措施,尽可能使非处理因素在所比较的各组中基本相同,以便充分显示处理因素的作用。

(3) 处理因素必须标准化 处理因素标准化就是保证处理因素在整个实验过程中始终如一,保持不变。例如,在进行药物疗效的试验观察及整个试验过程中,所使用药物的生产厂家、批号、药品标准等必须一致。所以,在实验设计时,必须制订处理因素标准化的具体措施和方法。

二、受试对象

受试对象是指被处理因素作用的对象。医学研究的受试对象有人、动物和细胞,一般在动物实验后再做人体观察,如新药疗效的观察一般是先做动物实验,初步观察其疗效和副作用,再进一步在患者身上做临床试验,以确定其疗效和副作用。有些实验则可直接在人体进行观察,如生理、生化正常值的测定等。

1. 受试对象的选择

选择受试对象时,首先应建立受试对象的纳入标准和排除标准,确保受试对象的一致性。选择合适的受试对象是一项实验成功的关键,选择受试对象应遵循以下基本原则。

(1) 动物 基础研究最常用的对象是动物。实验研究中,动物的选择比较灵活,但要紧紧围绕着实验目的来选择动物。不同种属的动物有着不同的特点、不同的敏感性和特异性,最好选用纯系动物,忌用来源不明的动物。选择依据主要是动物对处理因素的敏感性、反应稳定性,以及与人类疾病的相似性;还要考虑动物饲养和繁殖的难易、价格、生长周期等因素,尽可能选用大白鼠、小白鼠等小动物,应弄清动物的出生日期。如果实验需雌雄动物混在一起,则数量应各半。对新来的动物,需驯养1～2周后再进行实验,以减少动物个体之间的不均匀性。

(2) 人 临床研究的对象是人。人作为研究对象是不同于动物的,人有生理、心理和社会的特性。所以在进行研究时,除了要考虑研究过程的复杂性和测定结果的变异性外,还必须考虑作为研究对象的人的选择必须遵循医德,乃至人权、伦理和道德的要求。另外,还必须明确研究对象的纳入和排除标准。受试对象有健康人和病人,健康人可参加生理状况的研究、药物耐受性试验或药动学试验。病人是研究各种病理变化或治疗效果的对象,对疾病要有正确的诊断、分期及病情判断。

(3) 细胞 进行深入的生理或病理特点研究的材料是来源于人或动物的细胞。细胞有原代细胞和传代细胞。前者的反应与人或动物的反应特性相似,但来源于不同个体的细胞差异较大,并随着培养时间的变化其反应也不够稳定。后者的反应较稳定,但其反应与人或动物有一定区别。不同细胞株的特点各有不同,需根据研究目的加以选择。

2. 受试对象的控制

(1) 受试对象的一致性 在动物实验中,受试动物的一致性较易控制,如种系、年龄、性别、体重等。而在临床研究中,健康志愿者的条件难于控制一些,病人的条件则更难控制。因此,在实施临床研究方案时,对受试者的年龄、性别、病情、病程等条件应尽可能控制为一致,必要时可运用分层方法。

(2) 受试对象影响因素的控制 研究方案中,有关影响受试对象的因素,如季节、温度、湿度、生活环境、嗜好、试验辅助措施等,应尽可能控制,以避免这些因素对试验结果的影响。受试者的依从性是指受试者在试验过程中对处理因素的服从程度,这往往是影响研究能否正常进行的因素,所以,必须建立良好的医患关系,同时还要采取一些必要的监控措施,如定期用药、检查药物消耗情况、检查血浆药物浓度等。另外,当受试者不合作时,应有必要的补救措施,尽量减少病人退出试验的可能性。

三、实验效应

处理因素作用于受试对象后,出现实验效应,一般是通过某些观察指标,定量或定性地反映实验效应。研究者应当对欲研究的问题有较为全面的了解,在实验设计中千万不要遗漏了某些重要的观察指标,以免实验结果不可靠。

1. 选择观察指标的基本原则

(1) 客观性 指选择的指标是客观的、量化的,如仪器测定和检验所得到的数据比医生询问患者而获得的主观判断的指标更可靠。应避免一些笼统的、不确切的指标。有时,客观指标还具有判断的主观性问题,如X线胸片是客观的,但判断时存在主观性问题,所以,对于这种情况,必须制定明确的判断标准。

(2) 精确性 指标的精确性包括准确度和精密度,准确度是指所观察结果(测定值或其均数)的真实程度,即观测值与真值的接近程度,其差值属系统误差。精密度是指所观察结果的精度,即各次测定值的集中程度,表现为重复观测时,观测值与平均值的接近程度,其差值属随机误差。实验效应指标既要准确又要精密,而首先是要准确可靠。

(3) 灵敏性 指能正确反映效应变化的最小数量或最小水平。应尽量选择对处理因素反应具有高灵敏性的指标,即选择能够显著提高灵敏性的仪器来对观察指标进行测量。但也要考虑实验经费问题,灵敏度高的仪器,往往价格昂贵,应根据实验经费,选择既相对廉价,灵敏度又高的测量仪器。

(4) 可用性　指能准确反映效应的特点,与指标的敏感性和特异性有关。敏感性即真阳性率,表现在指标是否可检出发生变化的比率。特异性即真阴性率,表现在指标检出变化的专一性,特异性高的指标,易于揭示事物的本质特点而不易受其他因素干扰。例如,在诊断糖尿病时,测定血糖的特异性就比测定尿糖的特异性要高。

实验效应指标应当同时兼顾其灵敏性和特异性,尽量使灵敏性和特异性都高。

(5) 关联性　指选用的指标与研究目的有本质的联系,能确切反映处理因素的影响。如研究药物对高血压的治疗效果,选用的指标为治疗前后的舒张压测定值。

(6) 稳定性　指标的变异程度,它与仪器的稳定性有密切的关系,因此应选用性能良好的仪器,并注意使用和维修保养,要经常校准。在一个实验中,测量工作不要调换操作者和仪器,如果必须调换,则应有保证各种条件一致的具体措施。

2. 指标的观察

(1) 对实验效应的观察应避免偏倚　有关偏倚及其控制方法见本章第五节。

(2) 应注意处理与效应的关系　处理与效应之间往往存在一定关系,特别是药理或毒理实验研究中,处理与效应通常呈"S"型,低于某剂量的处理不引起机体反应;强处理时,机体反应出现一个峰值;再加强,则处理机体反应不再增加。在两个极值之间存在一个正比关系,如做毒理学实验时应选择一个合适的实验剂量。

第三节　实验设计的基本原则

在实验设计中,应当严格遵守对照、随机、重复和均衡四个基本原则。

一、对照原则

1. 设立对照的意义

有比较才有鉴别,比较的基础是对照。设立对照就是为了排除非处理因素的影响,从而得到"纯的"处理因素的效应。它的设立正确与否,关系到科研结论的正确性。

(1) 排除或控制自然变化和非处理因素对观察结果的影响　由于疾病有着自然发展的过程,许多疾病在不接受任何药物治疗或医学处理的情况下,通过病人的自身代偿、修复等都会得到缓解或减轻,甚至自愈。如感冒、气管炎、腰腿痛、早期高血压等,往往不经药物治疗也可自愈。有些具有季节性变化的疾病,如哮喘、老年慢性支气管炎等在 3~8 月份能得到自行缓解和减轻。这些情况下,只有通过设立对照才能确定其结局是实验效应还是自然发展的结果。

(2) 消除或减少实验误差　设立对照是为了控制实验条件,使实验组与对照组的非处理因素尽可能一致,从而使实验误差得到相应的消除或减小。

如果用 T 表示处理因素、S 表示非处理因素、$E_{实验}$ 表示由处理因素引起的实验效应、$E_{非处理因素}$ 表示非处理因素引起的效应,则

实验组:$T+S \rightarrow E_{实验}+E_{非处理因素}$

对照组:$0+S \rightarrow 0+E_{非处理因素}$

如果 S 相等,两式相减则有:$T \rightarrow E_{实验}$

上述表达式的意义表示由纯的处理因素所引起的纯的实验效应。

2. 对照的类型

对照有多种类型,可根据研究目的和内容加以选择,有下列几种。

(1) 空白对照　对照组不施加任何处理因素,即"空白"条件下进行观察的对照。例如,观察钩体疫苗预防钩端螺旋体病的效果,选择人口数量和构成、发病水平、地理环境、主要宿主鼠类和猪分布基本相似的两个疫区,一个作为试验区,在人群中接种疫苗;另一个作为对照区,不施加任何干预措施,处理因素完全空白。这种对照只有在处理因素很强、非处理因素很弱的情况下才能使用。空白对照虽简单易行,但容易引起实验组与对照组在心理上的差异,从而引起实验效应上的差异,故在临床试验中,一般不用空白对照。

(2) 安慰剂对照　对照组使用安慰剂以避免对照组病人产生与实验组病人不同的心理作用。所谓安慰剂是指与实验组处理因素(如药物)的外形、颜色、味觉相同,但不引起任何观察效应的某种物质。在临床试验中,只要条件允许,应尽可能使用安慰剂对照。

(3) 实验对照　是指在相同的实验条件下进行观察的对照方法,对照组不施加处理因素,但施加某种实验因素。例如,观察赖氨酸对儿童生长发育的影响,实验组儿童课间加食含赖氨酸的面包,对照组儿童课间加食不含赖氨酸的面包。处理因素是赖氨酸,面包则成了对生长发育产生影响的实验因素,将作为非处理因素的面包数量在两组中相同,才能分析和显示出赖氨酸对儿童生长发育的效应。

(4) 标准对照　是指用现有的标准值、正常值、公认的有效药物、常规方法等做对照。如在对某种新检测方法的研究中,以传统检测方法作为标准对照,以探讨新方法是否可以取代传统方法。在标准对照中,应注意标准组必须能代表当时期的水平,不可用降低标准组的方法使实验效应提高。

(5) 自身对照　是对照与实验在同一受试者身上进行,如患者治疗前后的某种生化指标的对比。由于实验措施是在不同时间实施的,可能会影响实验效应,这时应采用其他方法进行完善,如交叉试验等。

(6) 相互对照　这种对照不设立对照组,而是两个或几个试验组相互对照。例如,用莫雷西嗪治疗冠心病、高血压、心肌病和失调症引起的室性早搏时,设立冠心病组、高血压组、心肌病组和失调症组四个治疗组,相互比较它们之间的疗效。

(7) 配对对照　是把研究对象条件相同的两个配成一对,分别给以不同的处理因素,对比两者之间的不同效应。配对对照常用于动物实验,临床试验也可采用,但严格地说,很难找到相同或十分相似的对子。

(8) 历史对照　是以研究者本人过去的或他人的研究结果与本次研究结果做对照。除了非处理因素影响较小的少数疾病外,一般不宜使用这种对照,用时要特别注意资料的可比性。

二、随机原则

所谓随机,不是随意,是指每一个受试对象都有同等的机会被分配到任何一个组中去,分组的结果不受人为因素的干扰和影响。实验设计中必须贯彻随机化原则,因为在实验过程中许多非处理因素在设计时研究者并不完全知道,必须采用随机化的办法抵消这些干扰因素的影响。统计学的理论和方法是建立在随机原则基础之上的,在研究中不遵循这一原则,就失去了统计分析的意义。

实验设计中所指的总体不是泛指的无限总体,而是根据研究假设的要求规定的纳入标准,如动物的体重、年龄,又如病人的病情、经济条件、文化程度等所选择的受试对象(即本次实验的有限总体),再把这些受试对象随机分配到实验组和对照组中,以增强可比性,称为随机分配。随机化的方法就是如何进行随机分配。随机化的方法有多种,如抽签法、掷骰子法、摸球法、随机数字法等。在过去的统计书籍中是用随机数字表和随机排列表来实现随机化分配,本书以 SPSS 生成随机数字的方法来实现。

三、重复原则

所谓重复,是指在相同试验条件下进行试验全过程的重复,也就是实验要有足够的样本含量。重复是消除非处理因素影响的又一重要手段,如果实验例数太少,很可能会把某些偶然现象当做客观规律,因此,应当保证足够的样本含量(详见本章第五节)。

四、均衡原则

1. 均衡的意义

所谓均衡,就是要设法使各条件(即实验因素的各水平组合)下的受试对象受到非处理因素的干扰和影响的机会、数量基本相等。这样,由各组受试对象反映出来的实验效应才能较为客观地体现出处理因素取不同水平时所产生的效果。

2. 均衡对照的实施

对照的一个极其重要的前提是对照必须是均衡的。贯彻均衡的原则就是对照组除了缺少一个处理因素外,其他条件应与实验组均衡一致,这就是对照原则中表述的非处理因素相等($S_{实验} = S_{对照}$)原则。均衡性越好,就越能显示出试验组处理因素所产生的效应,从而可以减少非处理因素对实验结果的影响。在试验设计中,没有对照就无法比较鉴别,有了对照而没有遵循均衡原则也同样得不到正确的结论。

表 17-1 两组战士训练前后血清乳酸结果(mg/L)

组别	训练前	训练后
训练组	38.2±3.5	33.1±3.1* #
对照组	40.0±4.0	38.9±3.5

注:* 与训练前比 $P<0.01$;# 与对照组比 $P<0.01$

例如,有人在研究耐力训练与提高战士体质的关系时,设计了如下实验:以血清乳酸为主要观察指标,用连队的 20 名战士按训练方案进行耐力训练,以部队机关的同龄 20 名战士为对照,对照组进行日常活动,经 4 周训练后,测定两组战士运动时血清乳酸的变化,结果见表 17-1。

由于两组战士的工作性质不同,两组之间非处理因素存在不均衡的情况,所以得出的耐力训练提高了战士的耐力的结论不可靠。人类早就认识到训练与不训练不一样,应研究不同训练方案对提高战士体质之间的差别有无显著性意义,以探索最大限度地提高战士体质的最佳方案。另外在分组方面,连队战士和机关战士都应随机抽取,然后将各自的样本含量的一半随机分配到试验组和对照组。

第四节 常用的实验设计方法

一、完全随机实验设计

完全随机实验设计是将受试对象完全随机地分配到实验组和对照组中去的实验设计方法。该方法不考虑个体差异的影响,仅涉及一个处理因素,但可以有两个或多个水平,所以亦称单因素实验设计。该设计常用于将受试对象按随机化原则分配到处理组和对照组中,各组样本例数可以相等,也可以不等,但相等时效率高。完全随机设计的优点是设计和统计分析方法简单易行;缺点是只分析一个因素,没有考虑个体间的差异,因而要求各观察单位要有较好的同质性,否则,需扩大样本含量。

先将实验对象按某一特征(如体重)编号,利用SPSS的转换/计算变量为每一实验对象产生一个随机数字,再按随机数字的大小将实验对象随机分配到各组中去。

例17-1 将12只大白鼠随机分配到甲、乙两组,每组6只。

解 用SPSS软件生成随机数字实现随机分组。

● 设置变量

将受试者按体重从小到大编号,分别为1~12号,并在变量视图中设置一个名称为"编号"的变量。

● 生成随机数字

▲ 在SPSS数据编辑器中,点击菜单转换/计算变量…,打开图4-3所示的"计算变量"对话框。

▲ 在"目标变量"框中,输入一个存放随机数的变量名称。它可以是一个现有变量,或是一个要添加到数据集中的新变量。本例是输入一个新变量,名称为"随机数"。

▲ 在"函数组"框中,点击"随机函数",在"函数和特殊变量"框中,双击"Rv.Uniform"函数,这时在"数字表达式"框中显示为"RV.UNIFORM(?,?)"。在软键盘下面的框中出现该函数的说明文字:

RV.UNIFORM(min,max)。数值。返回具有指定最小值和最大值的均匀分布中的随机值……

▲ 在"数字表达式"框中,将函数"RV.UNIFORM(?,?)"括号中的第一个问号改为数字1,第二个问号改为数字999,以生成1~999之间的随机数。值得注意的是,随机数生成的区间应大于随机分配数的20倍以上,区间越大随机化程度越高。本例中随机分配数为12,即应不小于240的范围内生成随机数,本例可以填入300。

▲ 在图4-3中点击 确定 按钮。新生成的变量"随机数"显示在数据编辑器中。应该说明的是,如果重复上述操作,每次生成的结果都不会一样,所以最终的分组结果也会不同。

● 将"随机数"排序

在数据编辑器中,将新生成的变量"随机数"进行排序。

▲ 点击菜单数据/排序个案…,打开图3-2所示的"排序个案"对话框。

▲ 在图3-2所示的"排序个案"对话框左侧框中,将变量"随机数"拖曳到右上部的"排序依据"框中,"排列顺序"保持为"升序"。

● 将实验动物分组

按随机数的大小将实验动物分为两组,本次分组结果如下。

动物编号：	7	10	9	1	4	12	8	6	11	2	3	5
随机数字：	325	448	472	511	513	520	622	724	747	867	888	921
分组结果：	甲	甲	甲	甲	甲	甲	乙	乙	乙	乙	乙	乙

即编号为7、10、9、1、4、12号的6只大白鼠分配到甲组;编号为8、6、11、2、3、5号的6只大白鼠分配到乙组。

如果要分为3组,则将随机数分为三个部分,本例则为12/3,每组4只大鼠,编号为7、10、9、1号大白鼠分配到甲组;编号为4、12、8、6号大白鼠分配到乙组;编号为11、2、3、5号大白鼠分配到丙组。其余的以此类推。

二、配对实验设计

配对实验设计是将受试对象按某些特征或条件配成对子的实验设计方法。其配对方法有同源配对和非同源配对两种。同源配对是将同窝、同性别、同年龄、同体重的动物配成对子,每对中的一只随机进入实验组,另一只则进入对照组。非同源配对是将具有条件相近的实验对象配成对子,动物可按同种属、同性别、同年龄、同体重配成对子。人群试验中则可按年龄相近(成人 5 岁以内,儿童 1 岁以内,婴儿 1 月龄以内)、同性别、同疾病、同病情等配成对子。此外,某些医学实验研究中的自身对照也可看做是配对设计,如某指标治疗前后的比较;同一受试对象不同部位、不同器官的比较;同一标本不同检测方法的比较。

该类设计考虑了个体差异的影响,可分析处理因素和个体差异对实验效应的影响,所以又称两因素实验设计,比完全随机设计的检验效率高。

例 17-2 将已按条件配好的 10 对小白鼠随机分配到实验组和对照组。

解

● 编号

将各对小白鼠进行编号,并将每个对子内的两只小白鼠分别编为 A 和 B。

● 生成随机数字

为每对受试小白鼠生成一个随机数字,操作同例 17-1。

● 归组

随机数字尾数为单数者,同对小白鼠中的 A 进入实验组,B 进入对照组;随机数字尾数为双数者,同对小白鼠中的 A 进入对照组,B 进入实验组。分组结果如下。

对子编号:	1	2	3	4	5	6	7	8	9	10
随机数字:	149	875	890	225	385	190	569	212	94	536
A 鼠进入:	实	实	对	实	实	对	实	对	实	对
B 鼠进入:	对	对	实	对	对	实	实	实	对	实

三、随机区组实验设计

随机区组实验设计是将多方面条件相近的受试对象配成一组,称为一个区组。每个区组的受试对象数取决于对比组的数目,如果一个实验有五个对比组,则每一个区组就有五个受试对象,然后将每个区组的受试对象随机地分配到各对比组中。随机区组实验设计实际上是配对设计的扩大,故又称配伍设计。

例 17-3 将 12 头动物分成三个区组,进行四种处理的比较。

解

● 编号

将多方面条件相近的四头动物配成一个区组,按体重依次编号,1~4 号为第一区组,5~8 号为第二区组,9~12 号为第三区组。

● 生成随机数字

操作同例 17-1。

● 归组

将同一区组中的前三个随机数字依次以 4、3、2 除之,在 SPSS 中使用"MOD(随机数,除数)"函数计算余数,根据余数确定前三个动物的组别。如第一区组中第一个余数为 2,归入乙组;第二个余数为1,归入甲组;第三个余数为0,归入丁组;第四个动物则归入丙组。第三区组中出现两个余数为2,第一个(9号动物)归入乙组,第二个余数为2的归入丙组;其余的以此类推。分组结果如下。

编号:	1	2	3	4	5	6	7	8	9	10	11	12
区组:	1	1	1	1	2	2	2	2	3	3	3	3
随机数:	306	772	932	539	971	827	975	74	158	884	781	801
除数:	4	3	2	—	4	3	2	—	4	3	2	—
余数:	2	1	0	—	3	2	1	—	2	2	1	—
归组:	乙	甲	丁	丙	丙	乙	甲	丁	乙	丙	甲	丁

不难看出,配对实验设计和随机区组实验设计均有效地控制了实验对象之间的个体差异,可以减少样本含量,提高统计效率。但是,这类实验设计也存在一些缺点:① 由于受配对或配伍条件的限制,有时难以将受试对象配成对子或配伍组,从而损失部分受试对象的信息;② 即使区组内只有一个受试对象发生意外,也会使统计分析较麻烦;③ 自身配对时,两种处理施加于受试对象的顺序效应会混杂在实验效应中。

四、交叉设计

交叉设计是一种自身对照的实验设计方法,可减少受试对象数量,控制个体间差异。最简单的是 2×2 交叉设计,先将条件相近的受试对象配对,然后用随机分配的方法确定其中之一先进行 A 处理,后进行 B 处理;另一受试对象则先进行 B 处理,后进行 A 处理。在试验中,有一半受试对象第一阶段用 A 处理,第二阶段用 B 处理;有一半第一阶段用 B 处理,第二阶段用 A 处理,两种处理在两个阶段中交叉进行。由于 A、B 两种处理在全部试验过程中"交叉"进行,故称为交叉试验设计。该设计中 A、B 处理方式处于先后两个试验阶段的机会是均等的,因而平衡了试验顺序的影响,能把处理方法之间的差别与时间先后之间的差别分开来分析。在实施过程中第一阶段与第二阶段之间应有一个洗脱期。

随机数字的取法和归组类似于前面例子介绍的方法。

例 17-4 某研究者在针刺麻醉研究中,欲以 12 只大白鼠研究 A、B 两种参数的电针刺激引起痛域值上升(痛觉减弱)的情况,同时还要考虑个体差异和 A、B 顺序对痛域值的影响。为满足此要求,应用何种实验设计方法为宜?并作分组设计。

解 根据研究者的研究目的,该试验宜用交叉设计。

先将 12 只大白鼠按条件相近者配对并依次编号(1-1,1-2;2-1,2-2;3-1,3-2;4-1,4-2;5-1,5-2;6-1,6-2;或 1,2;3,4;5,6;……),再用 SPSS 转换/计算变量…生成随机数字,并规定随机数字为奇数时,对子中的单号观察单位先用 A 处理,后用 B 处理,双号观察单位先用 B 处理,后用 A 处理;随机数字为偶数时,对子中的单号观察单位先用 B 处理,后用 A 处理,双号观察单位先用 A 处理,后用 B 处理。其分组实验顺序如表 17-2 所示。

表 17-2 分组实验顺序

大白鼠号	1	2	3	4	5	6	7	8	9	10	11	12
随机数字	93		22		53		64		39		07	
电针顺序	AB	BA	BA	AB	AB	BA	BA	AB	AB	BA	AB	BA

交叉设计的适用条件及应注意的问题如下。

(1) 处理因素只有 2 水平(A、B),且两个非处理因素(试验阶段、受试对象)与处理因素间无交互作用。

(2) 试验要求两个阶段之间必须安排一定的间隔时间,以便消除前阶段治疗措施的残留效应,保证两阶段的起始条件一致。间隔时间的长短取决于药物从体内的排除时间。可参照药典或预试验中药物在血清中的衰减速度,决定其间隔时间。

(3) 两次观察的时间不能过长,处理效应不能持续过久。

(4) 适用于病情较稳定、病程可以分阶段、短期治疗可见疗效的疾病。

(5) 为消除患者的心理作用或防止研究者的暗示,一般应采用盲法。

交叉设计的优点是:具备自身配对的全部优点,如减少个体差异对处理因素的影响,节省样本含量等;能控制时间因素(试验阶段)对处理方式的影响,因而优于自身对照设计;各试验对象皆接受了试验因素和对照,符合医德要求。

五、拉丁方设计

拉丁方设计是按拉丁方阵的字母、行和列安排实验的三因素等水平的设计。该设计同时考虑三个因素对试验结果的影响。

利用拉丁方阵安排实验。拉丁方阵亦称 r 阶拉丁方或 $r \times r$ 拉丁方,是用 r 个拉丁字母排成 r 行 r 列的方阵,每个字母在每行每列中只出现一次,如 4×4 拉丁方:

A B C D
B C D A
C D A B
D A B C

1. 设计的基本要求

(1) 必须是三个因素的实验,且三个因素的水平数相等。若三因素的水平数略有不同,应以主要处理因素的水平数为主,其他两因素的水平数可进行适当调整。

(2) 三因素间是相互独立的,均无交互作用。

(3) 各行、列、字母所得实验数据的方差齐。

2. 设计步骤

(1) 根据主要处理因素的水平数,确定基本型拉丁方,并从专业角度使另两个次要因素的水平数与之相同。

(2) 先将基本型拉丁方随机化,然后按随机化了的拉丁方阵安排实验。可通过对拉丁方的任两列交换位置实现随机化。

(3) 规定行、列、字母所代表的因素与水平,通常用字母表示主要处理因素。

例 17-5 某研究者拟通过四种抗癌药物的动物实验研究其抑癌作用,用四种瘤株匀浆接种小白鼠,7 天后分别用四种抗癌药物,各采用四种不同剂量腹腔注射,每日一次,连续 10 天,停药 1 天,处死后解剖测瘤重。问应用何种实验设计可达此研究目的?

解 本研究有三个因素,即抗癌药物、剂量和瘤株,各因素皆有四个水平,其中抗癌药物是主要处理因素,而且从专业上已知三因素间无交互作用,可用拉丁方设计,其设计步骤如下。

(1) 因三因素皆有四个水平,选用 4×4 基本型拉丁方。

(2) 对 4×4 基本型拉丁方随机化，即

```
A B C D              C B A D              C B A D
B C D A  第1,3列交换   D C B A  第2,4行交换   B A D C
C D A B     ──→       A D C B    ──→       A D C B
D A B C              B A D C              D C B A
```

(3) 规定行、列、字母所代表的因素与水平。本例规定：字母 A、B、C、D 分别代表四种不同的抗癌药物；行为剂量，设 1、2、3、4 分别代表由小到大的四个不同剂量，列为瘤株种类，设Ⅰ、Ⅱ、Ⅲ、Ⅳ分别代表肉瘤 180（S180）、肝肉瘤（HS）、艾氏腹水瘤（EC）和网状细胞瘤（ARS）。其实验设计模型见表 17-3，然后按随机化后的拉丁方阵安排实验：如第一行第一列为接种 S180 匀浆的小白鼠注射剂量为 1 的 C 抗癌药物；第一行第二列为接种 HS 匀浆的小白鼠注射剂量为 1 的 B 抗癌药物；以此类推。

拉丁方设计的优点是：拉丁方的行与列皆为配伍组，可用较少的重复次数获得较多的信息；具有双向误差控制，使观察单位更加区组化和均衡化；进一步减少实验误差，比配伍组设计优越。

拉丁方设计的缺点是：要求三因素的水平数相等且无交互作用。虽然当三因素的水平数不等时，可以通过调整次要因素的水平数以满足设计的要求，但有时无法达到；况且因素间可能存在交互作用，故在实际工作中有一定的局限性。当因素的水平数（r）较少时，易受偶然因素的影响。

表 17-3 4×4 拉丁方设计的抗癌药物的实验模型

剂量	瘤株			
	Ⅰ	Ⅱ	Ⅲ	Ⅳ
1	C	B	A	D
2	B	A	D	C
3	A	D	C	B
4	D	C	B	A

六、析因实验设计

析因实验设计是一种将两个或多个因素的各水平交叉分组，进行实验的设计。它不仅可以检验各因素内部不同水平间有无差异，还可检验两个或多个因素间是否存在交互作用。若因素间存在交互作用，表示各因素不是独立的，一个因素的水平发生变化，会影响其他因素的实验效应；反之，若因素间不存在交互作用，表示各因素是独立的，任一因素的水平发生变化，不会影响其他因素的实验效应。

该设计是通过各因素不同水平间的交叉分组进行组合的。因此，总的实验组数等于各因素水平数的乘积。例如，两个因素各有 3 个水平时，实验组数为 $3^2=9$；4 个因素各有 2 个水平时，实验组数为 $2^4=16$。所以，应用析因实验设计时，分析的因素数和各因素的水平数不宜过多。一般因素数不超过 4，水平数不超过 3。

常见的设计模型有 2×2 析因实验设计、2×2×2 析因实验设计和 2×2×3×2 析因实验设计，其他的两因素析因实验设计还有 2×3 析因实验设计、3×3 析因实验设计、2×4 析因实验设计、3×4 析因实验设计等。

在此仅介绍 2×2 析因实验设计，2×2 析因设计属两因素析因实验设计，两因素析因实验设计用于研究 A、B 两个因素内部不同水平间有无差异，特别是研究 A、B 因素间是否存在交互作用（A×B）的情况。

表 17-4 2×2 析因设计模型

	B1	B2
A1	A1B1	A1B2
A2	A2B1	A2B2

2×2 析因设计是指有两个因素,每个因素各有两个水平,共有 4 个组合。设 A1 代表 A 因素 1 水平,A2 代表 A 因素 2 水平;设 B1 代表 B 因素 1 水平,B2 代表 B 因素 2 水平,交叉组合后的 2×2 析因设计模型如表 17-4 所示。

例 17-6 某医师欲研究 A、B 两药是否有治疗缺铁性贫血的作用,以及两药间是否存在交互作用。问应用何种试验设计可达到研究者的研究目的? 并作出设计分组。

解 该项研究的目的是既要分析 A、B 两药是否有治疗缺铁性贫血的作用,又要分析两药间有无交互作用,可用析因实验设计。根据研究目的,设 A、B 两药皆有"用"与"不用"两个水平,符合 2×2 析因实验设计。用 A1、A2 和 B1、B2 分别表示"用"与"不用"A 药和 B 药;按 2×2 析因设计有 4 个实验组,分别为 A1B1、A1B2、A2B1 和 A2B2。考虑到 A2B2 是空白对照组,应加"一般疗法",为保证各实验组的均衡性,其他组也应加"一般疗法",设计分组如下。

第一组(A1B1):A 药+B 药+一般疗法

第二组(A1B2):A 药+一般疗法

第三组(A2B1):B 药+一般疗法

第四组(A2B2):一般疗法

析因设计的优点是:一种高效率的实验设计方法,不仅能够分析各因素内部不同水平间有无差别,还具有分析各种组合的交互作用的功能。其缺点是:与正交试验设计相比,属全面试验。因此,研究的因素数和水平数不宜过多。

第五节 实验结果的误差与偏倚

实验研究的结果可能受到三方面因素的影响:一是真正由实验中采用的处理因素作用的影响,这是研究者所期望的实验结果;二是受到偏倚或偏性的干扰所致;三是受到各种误差的干扰所致。实验设计的前提就是要采取各种有效措施控制误差和偏倚,使处理因素(或措施)的效果能够真正地体现出来。

一、误差

误差是泛指实测值与真值之差,误差的分类有多种,粗略地可以分为非随机误差和随机误差两大类。

1. 随机误差

随机误差是一类不恒定的、随机的、变化的误差,如抽样误差就是其中的一种。在实验过程中,虽然在同一条件下对同一对象反复进行测量,在极力消除或控制明显的系统误差后,每次测量结果仍会出现一些随机性变化,这种随机误差称为测量随机误差。由于受到人们现有的对事物认识水平的限制,尚不能掌握或知晓它产生的原因,随机误差似乎纯属偶然,故也称为偶然误差。

随机误差虽然是不可避免的,但在大量重复进行的测量中,随机误差的出现或大或小、或正或负,有一定的规律性。随机误差的产生终究必有其根源,由于造成随机误差的影响因素太多,或者是各种因素的影响太微小、太复杂,以致无法掌握其具体规律,这仅是由于当前人类对客观世界认识的局限,没有完全掌握这些影响因素。随着科学的发展,人类社会的进步,有些随机误差可能被认识而加以控制。随机误差服从正态分布,可以用医学统计学的方法进行分析和推断。

2. 非随机误差

非随机误差可以分为系统误差和非系统误差。

系统误差是实验过程中产生的一些误差,它们的值是恒定不变的,或者是遵循着一定的规律变化。系统误差的出现一般是有规律的,产生的原因往往是可知的或可能掌握的,因而应尽可能设法预见到各种系统误差的具体来源,并极力消除其影响,对于未能消除的系统误差则应设法确定和估计其影响程度,以供分析资料时参考。

非系统误差是在实验过程中研究者由于偶然的失误造成的误差,如在阅读某次检验结果时发生的误差,偶尔抄写中的错误等,这种误差也称为过失误差。这类误差应当通过实验过程中的检查核对予以清除,否则将会影响到研究结果的准确性。

二、偏倚

偏倚是指在实验中由于某些非实验因素的干扰所形成的系统误差,歪曲了处理因素的真实效应。可见偏倚与误差有着密切的关系,实际上,它是一种系统误差,在实验设计和研究过程中,存在许多非实验因素,研究者事前并不知道,因而偏倚只能进行控制而不可避免。但是偏倚将会严重地影响实验的结果,因而必须加以严格地控制。在实验设计中,认真贯彻设计的基本原则是控制误差和偏倚的重要手段。

1. 偏倚产生的原因

偏倚产生的常见原因有如下几种。

(1) 仪器差异:仪器未进行校正。

(2) 方法差异:测量方法上的不同导致测得的数据存在较大差异。例如,用放射免疫分析、化学分析、或 ELISA 方法测定微量蛋白。

(3) 试剂差异:试剂的纯度、批号、生产厂家等方面的不同。

(4) 条件差异:实验条件上的不同,如室温、湿度、通风、照明等。

(5) 顺序差异:实验时不改变顺序,总是按照一个固定的顺序进行。

(6) 人为差异:实验人员在操作技术水平及掌握标准上的不同。

2. 偏倚的种类

按实验设计的三个阶段,偏倚分为选择性偏倚、测量性偏倚和混杂性偏倚。

1) 选择性偏倚

选择性偏倚是由于纳入观察对象的方法不正确而产生的偏倚,如选入实验组和对照组的实验对象的病情、年龄、性别差异悬殊,影响到两组最后的实验结果。纳入和排除标准规定得不明确或不正确都可能产生选择性偏倚。

防止选择性偏倚的措施如下。

(1) 正确拟定观察对象的纳入和排除标准。

(2) 采用分层分配(或抽样)的方法:首先根据研究目的,按照研究对象的某种特征选定可能影响研究结果的因素(非实验因素)进行分层,然后再将每层中抽取的观察对象按照规定的样本含量随机地分配到各实验组中去。常作为分层特征的有患者的病情(轻、中、重)、免疫状态(低下、正常、亢进)、年龄、性别、经济状况、文化程度、职业、嗜好等。

原则上,分层越多,越能更好地控制非实验因素的干扰,若要分层比较,则所需研究的病例数也就越大,因此研究者必须根据研究目的和其他条件适当取舍。只有对处理因素有影响的那些因素才需要列为分层的因素,因为分层太多反而会造成偏倚。

例如,研究某药对慢性肝炎的疗效,可以根据症状和肝功能、B超的检查结果明确诊断和确定病情轻重,以轻、中、重进行分层抽取,并按照各层的比例分配入各实验组。如规定轻型40%、中型40%、重型20%,这样可以增强各组的可比性;也可以对轻、中、重型分别进行比较,不过需要的样本含量会更大。

在社区进行的实验中,为了便于观察和管理,常采用分层整群抽样。例如,研究某药对冠心病的防治效果,可以选定几个条件相近,如地貌、经济条件、食谱等相近地区的人群作为研究群体,按照冠心病的患病率高低进行分层,每层按照一定的比例随机分配进入样本,以每一个社区作为一个实验组或对照组。

（3）正确设立对照:使每一个受试对象都有同等的机会被选入实验组和对照组。

（4）贯彻随机化原则:随机化原则是防止选择性偏倚的重要手段。

2）测量性偏倚

测量性偏倚是在实验过程中对研究对象进行观察或测量而造成的偏倚,由于研究者和实验对象的主客观原因,经常可能产生此类偏倚,因而在设计时必须考虑到实验过程中可能出现偏倚的某些因素并加以防范,在研究总结中也应进行分析和说明,便于读者正确估计科研结论的可靠性。

在实验研究中,特别是在社区实验研究中常见的因素有以下几种。

（1）沾染　对照组的实验对象接受实验组的处理措施,提高了对照组的有效率,其结果是造成了实验组和对照组间差异缩小的假象。

（2）干扰　实验组从实验外接受了对实验因素有效的药物或措施(非处理因素),提高了实验组的有效率,其结果是扩大了实验组与对照组之间的差异。

（3）依从和非依从　受试者对于干预措施及实验过程的执行程度,如接受临床及实验室检查、按时服用药物,以及认真填写表格、回答采访的问题等,称为依从性。受试者未按照研究者的规定方案执行称为非依从性。在实验中往往存在非依从的情况,如患者可能因为遗忘、药物的副作用或实验过程中病情恶化而退出实验。非依从性过大会影响实验结果,使处理因素的效应不能充分显示。

（4）失访　受试者在实验过程中,由于各种原因退出实验称为失访。在实验中,特别是对那些需要长期跟踪观察的实验中,部分受试者可能由于对处理措施不满意或因药物副作用太大不能忍受等原因而退出实验。失去这些患者的信息同样影响研究的结果,有可能导致过高地估计治疗效果。因此,必须控制失访率,一般来说,不应高于20%。

（5）检查和诊断结果不一致　在实验中,可能出现同一医师两次重复检查同一观察对象的结果不一致的情况,也有不同医师检查同一患者时出现不同的结果的情况。若这种重复检查和诊断的不一致率过高,将会影响到研究的结果。因此,研究者有必要对这些检查结果的一致性进行分析评价。

（6）观察记录的失误　在实验观察中,往往出现一些记录失误,如记录不完整、记录失真等。比如将常规记录收缩压/舒张压的记录倒置为 11/16 kPa,若不经纠正,输入计算机将会造成偏倚。设计时应明确规定记录的方式、时间及记录的人员,并规定经常定期检查记录的制度。

（7）心理因素的干扰　医务人员和病人若知道所接受的处理因素的实质内容(实验药物

或安慰剂），容易造成心理因素对研究结果的影响，某些症状如疼痛、咳嗽、反酸的加重或减轻等极易受患者主观因素的影响。精神状态的好坏也会影响到疾病的康复，如对照组和实验组的患者因某些措施处理不当，使之处于不同的精神状态则可能造成假象。

可以采用以下措施控制偏倚的产生。

① 盲法　是实验中防止各种偏倚的重要措施。研究课题的主持者采取措施，使参与研究的工作人员和研究对象（为人时）都不知道实验过程中谁接受实验措施或对照措施（安慰剂或标准物），称为双盲法；若仅患者不知道其处理措施的内容则称为单盲法。有时科研主持者为了更好地避免偏倚，实验前将药物送到药厂生产，要求外表一样、味觉无明显差别，并由厂方编号，如抗癌一号、二号，在总结时再公布各自的内容，称为三盲法。采用盲法可以有效地减少观察过程中的偏倚。

② 签订实验合同　进行实验前，应当让病人明确实验的作用，研究者与实验对象应签订合同。受试对象应确保自始至终参与实验，并同意在实验中按规定接受处理措施。

③ 检查实验对象的依从情况　研究者可以采取统计实际服用药片占应服药片之比，以了解依从性的情况；观察药物的副作用以估计依从性的高低等措施。例如，服用氢氯噻嗪治疗高血压，可能出现尿频的现象，服用抗胆碱药物可能出现口干现象，口服铁剂后大便变黑色等，检查这些现象是否发生作为判断受试者依从性的参考。还可以测定患者体内药物浓度的水平，对于某些半衰期较长的药物，可以通过患者的尿、血、唾液，或其他分泌物、排泄物中的药物浓度来考核依从性，并将测定结果及时反馈给患者，以提高依从性。询问病人虽然不够客观，但可找到一些线索。加强健康教育也可提高依从性。

④ 注意医德　在实验进程中，应尽可能向患者说明参与实验的利弊，药物可能发生的副作用，以及解决办法，争取绝大多数实验对象的合作，同时应当特别注意医德，在实验过程中应保证患者得到良好的护理及辅助治疗。

⑤ 定期检查研究记录　保证研究记录完整准确，一旦发现错误和遗漏应及时纠正和补充，以免在总结时造成不可弥补的损失。

⑥ 对每一种实验方法、诊断标准、重复判断的一致性应在实验前作出估计　最好的办法是对可能出现不一致的检查方法，如内腔镜的诊断、放射科医师阅读 X 光片的结果等，在正式实验前做一小型的预实验，以估计判断的一致性，若发现不一致率很高，则应设法改进，或对参与研究的人员进行培训，以统一标准，提高诊断水平。

3）混杂性偏倚

在总结阶段，由于某些非实验因素与实验因素同时并存的作用影响到观察的结果，造成混杂因素的偏倚，简称混杂性偏倚或混杂。例如，许多研究表明血清甘油三酯含量与冠心病危险性有关，即甘油三酯越高，患冠心病的危险性越大，有的医生依此筛选危险人群，若甘油三酯是冠心病的独立原因，降低甘油三酯将有助于预防冠心病。现在的研究表明冠心病还与其他因素有关，特别是血清中高含量的低密度脂蛋白胆固醇和低含量的高密度脂蛋白胆固醇，它们与冠心病的发生有密切的关系。经用统计方法平衡了这些因素的作用后，甘油三酯与冠心病之间的联系就不存在了。因此，认为甘油三酯作为冠心病的唯一病因是欠妥的，它是由于其他影响因素的混杂作用造成的。

选择偏倚与混杂偏倚之间存在一定的联系，前者是选择对象时产生，后者则是在分析结果时显示出来，若能在纳入观察对象时认真考虑纳入标准，采用分层抽样，贯彻随机化原则等措施，也能有效地控制混杂偏倚。在某些情况下，由于影响因素太多，为了节约样本含量、节省实验时间等,研究者可以保留少数可能影响实验结果的因素,留给统计分析方法中处理。

在研究过程中,各种偏倚往往是同时在起作用,表现为混杂因素的干扰,设计时应当采用多种措施进行综合处理。另一方面,即使是十分完善的实验设计,也很难保证研究结果丝毫不受偏倚的影响,因此,读者在作出科研结论,或阅读他人的文献时,应当持审慎态度而不能绝对化。

第六节 样本含量的计算

一、影响样本含量大小的因素

实验所需的样本含量取决于以下 4 个因素。

(1) 假设检验的第 I 类错误的概率 α(检验水准)。第 I 类错误是拒绝实际上成立的 H_0,犯第 I 类错误的概率 α 取值越小,实验所需的样本含量越大。

(2) 假设检验的第 II 类错误的概率 β(检验水准)。第 II 类错误是不拒绝实际上不成立的 H_0,犯第 II 类错误的概率 β 取值越小,实验所需的样本含量 n 越大。如果第 II 类错误的概率为 β,那么 $(1-\beta)$ 就是假设检验的检验效能(又称把握度),即处理组间实际上有差别,且假设检验结果能发现该差别的概率,通常检验效能取值为 0.80、0.90、0.95 或 0.99。检验效能越大,实验所需的样本含量越大。

(3) 处理组间的差别 δ。处理组间的差别(即均数之差)δ 越小,实验所需的样本含量 n 越大。

(4) 实验单位的标准差 σ。实验单位的标准差 σ 越大,实验所需的样本含量 n 越大。

二、确定样本含量时应当具备的条件

(1) 检验水准 确定该次实验中允许犯第 I 类错误的概率 α,同时还应明确是单侧或双侧检验。设定的 α 值越小,要求的样本含量越大,通常取 $\alpha=0.05$。

(2) 检验效能 在特定的检验水准 α(如 $\alpha=0.05$)条件下,样本含量与检验效能 $(1-\beta)$ 有关,β 值越小,检验效能越高,样本含量要求越大。检验效能通常定为 0.80,根据需要有时可以定为 0.90 或 0.75。但是,在科研设计时检验效能不宜低于 0.75,否则检验的结果很可能反映不出总体的真实差异,出现非真实的阴性结果。

(3) 所比较的总体参数间的差值 δ 和总体标准差 σ 比较两总体均数或总体率的差异时,应当知道总体间的差值 δ 的信息(两总体均数间的差值 $\delta=\mu_1-\mu_2$,两总体率间的差值 $\delta=\pi_1-\pi_2$)。差值 δ 越大,所需的样本含量越小,差值 δ 越小,所需的样本含量越大。总体标准差 σ 与样本含量成反比关系,标准差越大,要求的样本含量越小。

有时研究者很难得到总体参数的信息,可以用专业(或临床)上认为有意义的差值代替,如平均舒张压的差值 0.67 kPa(5 mmHg)等。也可以根据试验目的作出规定,如规定实验的新药有效率超过标准药物有效率的 30% 才有推广意义。此外,确定两均数比较的样本含量还需要估计总体标准差 σ 的信息。

还可以通过预试验,获得样本间的差值 δ 和样本标准差 s,将其作为总体参数间的差值 δ 和总体标准差 σ 的估计值进行样本含量的估计。

三、确定样本含量的用途

(1) 确保显著性差异被检出 当样本量不能达到一定数量要求时,即使存在差异也不容易检出。因此当最终检不出差异时,应当检查样本含量是否足够。

(2) 估计检验效能 对于现有的实验结果,已知样本含量为 N,可以根据总体的差值估计实验的检验效能是否够大。

在查阅文献和借鉴前人经验时,若其假设检验的结果为 $P>0.05$,则作出无统计学意义的"阴性"结论时,研究者则面临着犯第 II 类错误的可能性,应当考虑是否总体间的差异确实存在,有可能由于检验效能不足而未能把总体中确有的差异反映出来。

SPSS 没有提供计算检验效能的现成方法,只能利用公式的方法计算。当两样本均数进行比较时,如果两样本例数相等,可用式(17-1)计算其检验效能,即

$$u_\beta = \frac{\delta \sqrt{N}}{2\sigma} - u_\alpha \tag{17-1}$$

式中:N 为两样本的总例数;δ 为两总体均数间的差值($\delta=\mu_1-\mu_2$);σ 为总体标准差;u_α、u_β 分别为以 α 和 β 为概率的正态分布下的 u 值,此值在过去的统计书籍中是以查表法与概率值进行转换。在 SPSS 中是调用"IDF.NORMAL(prob,mean,stddev)"函数求得 u_α,它属于"逆 DF"函数,函数中的 mean 为正态分布的均数,在标准正态分布中等于 0,stddev 是正态分布的标准差,在标准正态分布中为 1,prob 是正态分布下的单侧概率值,即 α 值。几个特殊 α 值对应的 u 值见表 17-5。

表 17-5 标准正态分布的概率值与对应的 u 值

单侧概率	0.005	0.01	0.025	0.05	0.1	0.2	0.25
双侧概率	0.01	0.02	0.05	0.1	0.2	0.4	0.50
u 值	2.58	2.33	1.96	1.64	1.28	0.84	0.67

u_β 计算出来后,用 SPSS 中的"CDF.NORMAL(quant,mean,stddev)"函数将其转换为概率值。当 u 为正值时,转换后的概率值为正态分布的左侧部分,即 β;当 u 为负值时,转换后的概率值为正态分布的左侧部分,即检验效能。

(3) 估计总体均数的差值。

根据已知条件初步确定样本含量 N,并规定期望的检验效能为 0.90,估计总体参数的差值为 δ。例如,两样本均数比较时,有

$$\delta = \frac{2\sigma(u_\alpha - u_\beta)}{\sqrt{N}} \tag{17-2}$$

四、常用的估计样本含量及检验效能的方法

SPSS 也没有提供估算达到有统计学意义的最低样本含量的现成方法,均应用公式计算。

1. 样本均数与总体均数的比较

α 和 β 确定后,令 $\delta=\mu-\mu_0$,σ 为总体标准差,样本含量的计算公式为

$$N = \left[\frac{(u_\alpha+u_\beta)\sigma}{\delta}\right]^2 \tag{17-3}$$

式中:N 为实验所需的样本含量;α 有单侧、双侧之分;β 只取单侧;u_α、u_β 为相应概率的正态分布的 u 值。

例 17-7 据报道,脑血栓形成后血浆纤维蛋白浓度的均数为 4.3 g/L、标准差为 1 g/L。现试验某治疗措施,期望试验结果至少使血浆纤维蛋白浓度平均下降 1 g/L,问至少需要观察多少病例?

解 用公式(17-3)计算。

已知 $\sigma=1, \delta=1$。取 $\alpha=0.05, \beta=0.01$，在 SPSS 中调用"IDF.NORMAL(prob, mean, stddev)"函数或在表 4-3 查出，单侧界值 $u_{0.05}=1.64, u_{0.01}=2.33$。

$$N=\left[\frac{(1.64+2.33)\times 1}{1}\right]^2=15.76$$

因此，该治疗方案最少需要治疗 16 例病人。

2. 配对设计和交叉试验的样本含量估计

配对试验和交叉试验估计样本例数的公式为

$$N=\left[\frac{(u_\alpha+u_\beta)\sigma_d}{\delta}\right]^2 \tag{17-4}$$

式中：N 为实验所需的对子数目；σ_d 是每对观察对象差值的标准差；其他均与式(17-1)的相同。

例 17-8 某医师研究碳酸铝对白细胞减少症的治疗效果，希望治疗后比治疗前平均增加 $1\times 10^9/L$，已知标准差为 $1.2\times 10^9/L$，规定 $\alpha=0.05$（双侧检验），$\beta=0.10$，求样本含量。

解 用公式(17-4)计算。

已知 $\delta=1\times 10^9/L, \sigma_d=1.2\times 10^9/L$；在 SPSS 中调用"IDF.NORMAL(prob, mean, stddev)"函数或在表 4-3 查出，双侧界值 $u_{0.05}=u_{0.025\text{单侧}}=1.96$，单侧 $u_{0.10}=1.28$。

$$N=\left[\frac{(1.96+1.28)\times 1.2}{1}\right]^2=15$$

因此，最少需要 15 名患者参加试验。

3. 两样本均数比较

两样本均数比较的完全随机设计，有两组例数相等和两组例数不等两种情形。当两组例数相等时检验效能最高，设计时应尽量使两组例数相等，对于两组例数不等的情形，应使两组例数相近，例数较少的一组应满足上述单样本的例数或配对设计中对子数的要求。计算公式为

$$N=\left[\frac{2(u_\alpha+u_\beta)\sigma}{\delta}\right]^2 \tag{17-5}$$

式中：N 为两样本的总例数；其他均与式(17-1)的相同。

例 17-9 据报道，血吸虫病人血红蛋白平均含量为 90 g/L，标准差为 25 g/L，现欲观察呋喃丙胺治疗后能否使血红蛋白增加。规定治疗后血红蛋白至少增加 10 g/L 以上为有效，$\alpha=0.05$（双侧），$\beta=0.10$，问应治疗多少病人？

解 以式(17-5)求样本总例数。

已知：$\delta=10$ g/L，$\sigma=25$ g/L。

根据正态分布理论，并使用 SPSS 的计算变量方法为

$$u_{0.05\text{双侧}}=u_{0.025\text{单侧}}=\text{IDF.NORMAL}(0.025,0,1)=1.96$$

$$u_{0.10\text{单侧}}=\text{IDF.NORMAL}(0.1,0,1)=1.28$$

求得

$$N=\left[\frac{2(u_\alpha+u_\beta)\sigma}{\delta}\right]^2=\left[\frac{2(1.96+1.28)\times 25}{10}\right]^2=262.4$$

两组应治疗病人数最少共需 262 例（每组最少 131 例）病人。

例 17-10 某医师用某药降低心肌梗死患者的血压，采用双盲对照实验，试验组 15 例，血

压的均数为 14.4 kPa,标准差为 1.6 kPa;对照组 15 例,均数为 15.3 kPa,标准差为 1.6 kPa,两组 t 检验结果为: $t=1.54,0.1<P<0.2$,两组间没有显著性差异。根据专业知识认为两组均数相差若小于 0.67 kPa,应认为该差值无临床意义。问此结论是否可靠?

解 用式(17-1)求检验效能 u_β。

已知: $\delta=0.67, \sigma=1.6, N=30(15+15), \alpha=0.05$。

$$u_\alpha = \text{IDF.NORMAL}(0.025,0,1)=1.96$$

$$u_\beta = \frac{0.67\sqrt{30}}{2\times 1.6} - 1.96 = -0.8132$$

由于 u_β 为正数时,求出的是正态分布的左侧部分,其概率是 β; u_β 为负数时,求出的是正态分布的右侧部分,其概率是 $1-\beta$。本例为负值,为正态分布右侧部分,即为检验效能 $(1-\beta)$;可利用 SPSS 的函数 CDF.NORMAL(quant, mean, stddev)和计算变量方法求 $(1-\beta)$ 为

$$1-\beta = \text{CDF.NORMAL}(\text{quant},\text{mean},\text{stddev})$$
$$= \text{CDF.NORMAL}(-0.8132,0,1) = 0.2081$$

由此可见,检验效能太低(约为 0.21),结论不可靠,应增大样本含量再进行试验。

4. 样本率与总体率的比较

确定 α 和 β 后,以 π 代表历史对照的总体率,π_1 代表实验结果的总体率,$\pi_1 \neq \pi$,令 $\delta = \pi_1 - \pi$,σ 为实验结果的总体标准差,样本含量的计算公式为

$$N = \pi(1-\pi)\left[\frac{u_\alpha + u_\beta}{\delta}\right]^2 \tag{17-6}$$

式中:N 为所需的样本含量;α 有单、双侧之分;β 只取单侧;u_α 和 u_β 为相应的正态分布的 u 值。

例 17-11 某医师试验一种新疗法,已知常规治疗某病的有效率为 80%,预计新疗法有效率为 90%,规定 $\alpha=0.05$(单侧检验),$\beta=0.10$,问试验所需例数应为多少?

解 样本率与总体率的比较,应用式(17-6)求样本含量。

已知:$\pi=0.8, \pi_1=0.9, \delta=0.9-0.8=0.1$,单侧界值 $u_{0.05}=1.64$[IDF.NORMAL(0.05, 0,1)],单侧 $u_{0.10}=1.28$[IDF.NORMAL(0.10,0,1)]。

$$N = 0.8(1-0.8)\left[\frac{1.64+1.28}{0.1}\right]^2 = 136.4$$

故所需样本例数应不少于 136 例。

5. 两样本率的比较

两样本率比较的完全随机设计有两组例数相等和两组例数不等两种情形,当两组例数相等时检验效能最高,设计时应尽量使两组例数相等,对于两组例数不等的情形,应尽量使两组例数相近,计算检验效能时,可以例数较少的一组为依据,参照两组例数相等的情况计算样本量。现介绍两组例数相等时的样本含量估算方法,其公式为

$$N = \frac{(u_\alpha + u_\beta)^2 4\pi_C(1-\pi_C)}{(\pi_1 - \pi_2)^2} \tag{17-7}$$

式中:N 为两组总例数,每组的例数为 $\frac{N}{2}$;π_1 和 π_2 分别代表两组的总体率,π_C 表示两组的合并率;α 有单、双侧之分;β 只取单侧;u_α 和 u_β 为相应的正态分布的 u 值。

例 17-12 某医师试验一种新药治疗慢性肾炎的疗效,已知旧药治疗慢性肾炎的近控率为 30%,要求该新药的近控率达到 50% 才能推广应用,二者合并率为 40%,$\alpha=0.05$(单侧),

$\beta=0.10$,问每组需要多少病例?

解 两样本率的比较,应用式(17-7)计算两样本含量。

已知:$\pi_1=0.3$,$\pi_2=0.5$,$\pi_C=(0.3+0.5)/2=0.4$,

单侧界值$u_{0.05}=1.64$[IDF.NORMAL(0.025,0,1)],单侧$u_{0.01}=1.28$[IDF.NORMAL(0.01,0,1)]。

$$N=\frac{(1.64+1.28)^2\times 4\times 0.4(1-0.4)}{(0.5-0.3)^2}=205$$

故所需样本例数为205,两组各取103例参加试验。

6. 配对计数资料

由于SPSS没有提供配对计数资料样本例数的计算方法,只能沿用四格表χ^2检验的老方法。配对计数资料的整理格式和代码如表17-6所示。样本含量的估算见式17-8。

表17-6 A、B两种检验方法比较

A法	B法 +	B法 −	合计
+	a	b	a+b
−	c	d	c+d
合计	a+c	b+d	a+b+c+d

$$N=\left[\frac{u_\alpha\sqrt{2\pi_C}+u_\beta\sqrt{\frac{2\pi_1\pi_2}{\pi_C}}}{\pi_1-\pi_2}\right]^2 \quad (17\text{-}8)$$

式中:N为实验所需的对子数;$\pi_1=\frac{b}{a+b}$,$\pi_2=\frac{c}{a+c}$,$\pi_C=\frac{\pi_1+\pi_2}{2}$;$\alpha$有单、双侧之分;$\beta$只取单侧;$u_\alpha$和$u_\beta$为相应的正态分布的$u$值。

例17-13 某研究者准备培养一新菌种,已知其相似菌种接种于甲、乙两种培养基的结果为:甲培养基阳性、乙培养基阴性的$\pi_1=0.04$,甲培养基阴性、乙培养基阳性的$\pi_2=0.24$,$\alpha=0.05$(双侧检验),$\beta=0.10$,问需观察多少样本对子数?

解 配对计数资料样本对子数的计算应用式(17-8)。

已知:$\pi_1=0.04$,$\pi_2=0.24$,$\pi_C=\frac{0.04+0.24}{2}=0.14$。

双侧界值$u_{0.05}=1.96$[IDF.NORMAL(0.025,0,1)],单侧$u_{0.10}=1.28$[IDF.NORMAL(0.10,0,1)]。

$$N=\left[\frac{1.96\sqrt{2\times 0.14}+1.28\sqrt{\frac{2\times 0.24\times 0.04}{0.14}}}{0.24-0.04}\right]^2=57.09$$

该实验至少应培养57对培养基样品。

7. 多个样本均数比较

多个样本均数比较的设计类型有多种,各组例数相等的完全随机设计的多个样本均数比较的样本含量估算的计算公式为

$$N=\Psi^2\frac{\sum_{i=1}^{k}S_i^2/k}{\sum_{i=1}^{k}(\overline{X}_i-\overline{X})^2/(k-1)} \quad (17\text{-}9)$$

式中:N为各组样本所需例数;$\overline{X}_i$和S_i分别为第i组样本的均数和标准差的初估值;均数$\overline{X}=\sum_{i=1}^{k}\overline{X}_i/k$,$k$为组数。$\Psi$值由$\Psi$值表(见表17-7)查得。计算步骤如下。

先以 α 和 β，$v_1 = k-1$，$v_2 = \infty$ 查得 Ψ，代入式(17-9)，求得 $N_{(1)}$；

再以 $v_1 = k-1$，$v_2 = k(N_{(1)} - 1)$ 查得 Ψ 值，代入式(17-9)，求得 $N_{(2)}$；

依此进行，直至前后两次求得结果趋于稳定为止，此时即为所求的样本例数。

表 17-7 Ψ 值表 ($\alpha = 0.05$, $\beta = 0.10$)

V_2	V_1																
	1	2	3	4	5	6	7	8	9	10	15	20	30	40	60	120	∞
2	6.80	6.71	6.68	6.67	6.66	6.65	6.65	6.65	6.64	6.64	6.64	6.63	6.63	6.63	6.63	6.63	6.62
3	5.01	4.63	4.47	4.39	4.34	4.30	4.27	4.25	4.23	4.22	4.18	4.16	4.14	4.13	4.12	4.11	4.09
4	4.40	3.90	3.69	3.58	3.50	3.45	3.41	3.38	3.36	3.34	3.28	3.25	3.22	3.20	3.19	3.17	3.15
5	4.09	3.54	3.30	3.17	3.08	3.02	2.97	2.94	2.91	2.89	2.81	2.78	2.74	2.72	2.70	2.58	2.66
6	3.91	3.32	3.07	2.92	2.83	2.76	2.71	2.67	2.64	2.61	2.53	2.49	2.44	2.42	2.40	2.37	2.35
7	3.80	3.18	2.91	2.76	2.66	2.58	2.53	2.49	2.45	2.42	2.33	2.29	2.24	2.21	2.19	2.16	2.13
8	3.71	3.08	2.81	2.64	2.54	2.46	2.40	2.35	2.32	2.29	2.18	2.14	2.09	2.06	2.03	2.00	1.97
9	3.65	3.01	2.72	2.56	2.44	2.36	2.30	2.26	2.22	2.19	2.09	2.03	1.97	1.94	1.91	1.88	1.85
10	3.60	2.95	2.66	2.49	2.37	2.29	2.23	2.18	2.14	2.11	2.00	1.94	1.88	1.85	1.82	1.78	1.75
11	3.57	2.91	2.61	2.44	2.32	2.23	2.17	2.12	2.08	2.04	1.93	1.87	1.81	1.78	1.74	1.70	1.67
12	3.54	2.87	2.57	2.39	2.27	2.19	2.12	2.07	2.02	1.99	1.88	1.81	1.75	1.71	1.68	1.64	1.60
13	3.51	2.84	2.54	2.36	2.23	2.15	2.08	2.02	1.98	1.95	1.83	1.76	1.69	1.66	1.62	1.58	1.54
14	3.49	2.81	2.51	2.33	2.20	2.11	2.04	1.99	1.94	1.91	1.79	1.72	1.65	1.81	1.57	1.53	1.49
15	3.47	2.79	2.48	2.30	2.17	2.08	2.01	1.96	1.91	1.87	1.75	1.68	1.61	1.57	1.53	1.49	1.44
16	3.46	2.77	2.46	2.28	2.15	2.06	1.99	1.93	1.68	1.85	1.72	1.65	1.58	1.54	1.49	1.45	1.40
17	3.44	2.76	2.44	2.26	2.13	2.04	1.96	1.91	1.86	1.82	1.69	1.62	1.55	1.50	1.46	1.41	1.36
18	3.43	2.74	2.43	2.24	2.11	2.02	1.94	1.89	1.84	1.80	1.67	1.80	1.52	1.48	1.43	1.38	1.33
19	3.42	2.73	2.41	2.22	2.09	2.00	1.93	1.87	1.82	1.78	1.65	1.58	1.49	1.45	1.40	1.35	1.30
20	3.41	2.72	2.40	2.21	2.08	1.98	1.91	1.85	1.80	1.76	1.63	1.55	1.47	1.43	1.38	1.33	1.27
21	3.40	2.71	2.39	2.20	2.07	1.97	1.90	1.84	1.79	1.75	1.61	1.54	1.45	1.41	1.36	1.30	1.25
22	3.39	2.70	2.38	2.19	2.05	1.96	1.88	1.82	1.77	1.73	1.60	1.52	1.43	1.39	1.34	1.28	1.22
23	3.39	2.69	2.37	2.18	2.04	1.95	1.87	1.81	1.76	1.72	1.58	1.50	1.42	1.37	1.32	1.26	1.20
24	3.38	2.68	2.36	2.17	2.03	1.94	1.86	1.80	1.75	1.71	1.57	1.49	1.40	1.35	1.30	1.24	1.18
25	3.37	2.68	2.35	2.16	2.02	1.93	1.85	1.79	1.74	1.70	1.56	1.48	1.39	1.34	1.28	1.23	1.16
26	3.37	2.67	2.35	2.15	2.02	1.92	1.84	1.78	1.73	1.69	1.54	1.46	1.37	1.32	1.27	1.21	1.15
27	3.36	2.88	2.34	2.14	2.01	1.91	1.83	1.77	1.72	1.68	1.53	1.45	1.36	1.31	1.26	1.20	1.13
28	3.36	2.66	2.33	2.14	2.00	1.90	1.82	1.76	1.71	1.67	1.52	1.44	1.35	1.30	1.24	1.18	1.11
29	3.36	2.65	2.33	2.13	1.99	1.89	1.82	1.75	1.70	1.66	1.51	1.43	1.34	1.29	1.23	1.17	1.10
30	3.35	2.65	2.32	2.12	1.99	1.89	1.81	1.75	1.70	1.65	1.51	1.42	1.33	1.28	1.22	1.16	1.08
31	3.35	2.64	2.32	2.12	1.98	1.88	1.80	1.74	1.69	1.94	1.50	1.41	1.32	1.27	1.21	1.14	1.07
32	3.34	2.64	2.31	2.11	1.98	1.88	1.80	1.73	1.68	1.64	1.49	1.41	1.31	1.26	1.20	1.13	1.06
33	3.34	2.63	2.31	2.11	1.97	1.87	1.79	1.73	1.68	1.63	1.48	1.40	1.30	1.25	1.19	1.12	1.05
34	3.34	2.63	2.30	2.10	1.97	1.87	1.79	1.72	1.67	1.63	1.48	1.39	1.29	1.24	1.18	1.11	1.04
35	3.34	2.63	2.30	2.10	1.96	1.86	1.78	1.72	1.66	1.62	1.47	1.38	1.29	1.23	1.17	1.10	1.02
36	3.33	2.62	2.30	2.10	1.96	1.86	1.78	1.71	1.66	1.62	1.47	1.38	1.28	1.22	1.16	1.09	1.01

续表

V_2	\multicolumn{15}{c}{V_1}
	1	2	3	4	5	6	7	8	9	10	15	20	30	40	60	120	∞
37	3.33	2.62	2.29	2.09	1.95	1.85	1.77	1.71	1.65	1.61	1.46	1.37	1.27	1.22	1.15	1.08	1.00
38	3.33	2.62	2.29	2.09	1.95	1.85	1.77	1.70	1.65	1.61	1.45	1.37	1.27	1.21	1.15	1.08	0.99
39	3.33	2.62	2.29	2.09	1.95	1.84	1.76	1.70	1.65	1.60	1.45	1.36	1.26	1.20	1.14	1.07	0.99
40	3.32	2.61	2.28	2.08	1.94	1.84	1.76	1.70	1.64	1.60	1.44	1.36	1.25	1.20	1.13	1.06	0.98
41	3.32	2.61	2.28	2.08	1.94	1.84	1.76	1.69	1.64	1.59	1.44	1.35	1.25	1.19	1.13	1.05	0.97
42	3.32	2.61	2.28	2.08	1.94	1.83	1.75	1.69	1.63	1.59	1.44	1.35	1.24	1.18	1.12	1.05	0.96
42	3.32	2.61	2.28	2.07	1.93	1.83	1.75	1.69	1.63	1.59	1.43	1.34	1.24	1.18	1.11	1.04	0.95
43	3.32	2.60	2.27	2.07	1.93	1.83	1.75	1.68	1.63	1.58	1.43	1.34	1.23	1.17	1.11	1.03	0.94
44	3.31	2.60	2.27	2.07	1.93	1.83	1.74	1.68	1.62	1.58	1.42	1.33	1.23	1.17	1.10	1.03	0.94
45	3.31	2.60	2.27	2.07	1.93	1.82	1.74	1.68	1.62	1.58	1.42	1.33	1.22	1.16	1.10	1.02	0.93
46	3.31	2.60	2.27	2.06	1.92	1.82	1.74	1.67	1.62	1.57	1.42	1.33	1.22	1.16	1.09	1.02	0.92
47	3.31	2.60	2.26	2.06	1.92	1.82	1.74	1.67	1.62	1.57	1.41	1.32	1.22	1.15	1.09	1.01	0.92
48	3.31	2.59	2.26	2.06	1.92	1.82	1.73	1.67	1.61	1.57	1.41	1.32	1.21	1.15	1.08	1.00	0.91
49	3.31	2.59	2.26	2.06	1.92	1.82	1.73	1.67	1.61	1.56	1.41	1.31	1.21	1.15	1.08	1.00	0.90
50	3.31	2.59	2.26	2.06	1.92	1.81	1.73	1.66	1.61	1.56	1.41	1.31	1.21	1.15	1.08	1.00	0.90
60	3.30	3.58	2.25	2.04	1.90	1.79	1.71	1.64	1.59	1.54	1.38	1.29	1.18	1.11	1.04	0.95	0.85
80	3.28	2.55	2.23	2.02	1.88	1.77	1.69	1.62	1.56	1.51	1.35	1.25	1.14	1.07	0.99	0.90	0.77
120	3.27	2.55	2.21	2.00	1.86	1.75	1.66	1.59	1.54	1.49	1.32	1.22	1.09	1.02	0.94	0.83	0.68
240	3.26	2.53	2.19	1.98	1.84	1.73	1.64	1.57	1.51	1.46	1.29	1.18	1.05	0.97	0.88	0.76	0.56
∞	3.24	2.52	2.17	1.96	1.81	1.70	1.62	1.54	1.48	1.43	1.25	1.14	1.01	0.92	0.82	0.65	0.00

例 17-14 某医师研究三种药物的退热效果,经预试验得到药物退热时间(天)的 $\bar{X}\pm s$ 分别为 2.67 ± 3.67、11.67 ± 10.63、6.83 ± 6.27。给定 $\alpha=0.05$,$\beta=0.10$,问正式试验各组需观察多少病例?

解 多个样本均数比较的样本数用式(17-9)计算。

已知:$k=3$,$\alpha=0.05$,$\beta=0.10$,$\bar{X}_1=2.67$,$\bar{X}_2=11.67$,$\bar{X}_3=6.83$,$S_1=3.67$,$S_2=10.63$,$S_3=6.27$。

求得

$$\bar{X}=(2.67+11.67+6.83)/3=7.06$$

式中分子部分为

$$\sum_{i=1}^{3}S_i^2\Big/k=\frac{1}{3}(3.67^2+10.67^2+6.27^2)\approx 56$$

式中分母部分为

$$\sum_{i=3}^{3}(\bar{X}_i-\bar{X})^2\Big/(k-1)$$

$$=\frac{1}{2}[(2.67-7.06)^2+(11.67-7.06)^2+(6.83+7.06)^2]\approx 20$$

第一次求 N_1:以 $v_1=2$,$v_2=\infty$,查 Ψ 值表,$\Psi_{2,\infty}=2.52$,

$$N_1=2.52^2\times 56/20=17.8, \quad V_2=3\times(17.8-1)=50.4$$

第二次以第一次求得的 v_2 求 N_2：以 $v_1=2, v_2=50$，查 Ψ 值表，$\Psi_{2,50}=2.59$，再代入式(17-9)，得

$$N_2=2.59^2\times 56/20=18.8, \quad V_3=3\times(18.8-1)=53.4$$

查 Ψ 值表得 $\Psi_{2,54}\approx 2.59$，再代入式(17-9)，得

$$N_3=2.592\times(56/20)\approx 19$$

这时 $N_1=N_3$，所以，正式试验时每组至少需观察 19 例病人。

8. 多个样本率比较

多个样本率比较的设计类型有多种，各组例数相等的完全随机设计的多个样本率比较的样本含量估算公式为

$$N=\frac{2\lambda}{(2\sin^{-1}\sqrt{P_{\max}}-2\sin^{-1}\sqrt{P_{\min}})^2} \tag{17-10}$$

式中：N 为每个样本所需观察例数；$P_{\max}$ 和 $P_{\min}$ 分别为最大率和最小率，当仅知最大率和最小率差值 P_d 时，则取 $P_{\max}=0.5+0.5P_d$，$P_{\min}=0.5-0.5P_d$；λ 是以给定 α、β 和自由度 $v=k-1$ 时，由 λ 值表(见表17-8)查得，k 为组数。公式中平面角的单位是弧度。

表 17-8 λ 值表 ($\alpha=0.05$)

V	.9	.8	.7	.6	.5	.4	.3	.2	.1
1	0.43	1.24	2.06	2.91	3.84	4.90	6.17	7.85	10.51
2	0.62	1.73	2.78	3.83	4.96	6.21	7.70	9.63	12.65
3	0.78	2.10	3.30	4.50	5.76	7.15	8.79	10.90	14.17
4	0.91	2.40	3.74	5.05	6.42	7.92	9.68	11.94	15.41
5	1.03	2.67	4.12	5.53	6.99	8.59	10.45	12.83	16.47
6	1.13	2.91	4.46	5.96	7.50	9.19	11.14	13.62	17.42
7	1.23	3.13	4.77	6.35	7.97	9.73	11.77	14.35	18.28
8	1.32	3.33	5.06	6.71	8.40	10.24	12.35	15.02	19.08
9	1.40	3.53	5.33	7.05	8.81	10.71	12.89	15.65	19.83
10	1.49	3.71	5.59	7.37	9.19	11.15	13.40	16.24	20.53
11	1.56	3.88	5.83	7.68	9.56	11.57	13.89	16.80	21.20
12	1.64	4.05	6.06	7.97	9.90	11.98	14.35	17.34	21.83
13	1.71	4.20	6.29	8.25	10.23	12.36	14.80	17.85	22.44
14	1.77	4.36	6.50	8.52	10.55	12.73	15.22	18.34	23.02
15	1.84	4.50	6.71	8.78	10.86	13.09	15.63	18.81	23.58
16	1.90	4.65	6.91	9.03	11.16	13.43	16.03	19.27	24.13
17	1.97	4.78	7.10	9.27	11.45	13.77	16.41	19.71	24.65
18	2.03	4.92	7.29	9.50	11.73	14.09	16.78	20.14	25.16
19	2.08	5.05	7.47	9.73	12.00	14.41	17.14	20.56	25.65
20	2.14	5.18	7.65	9.96	12.26	14.71	17.50	20.96	26.13
23	2.20	5.30	7.83	10.17	12.52	15.01	17.84	21.36	26.60
22	2.25	5.42	8.00	10.38	12.77	15.30	18.17	21.74	27.06
23	2.30	5.54	8.16	10.59	13.02	15.59	18.50	22.12	27.50
24	2.36	5.66	8.33	10.79	13.26	15.87	18.82	22.49	27.94

续表

V	.9	.8	.7	.6	β .5	.4	.3	.2	.1
25	2.41	5.77	8.48	10.99	13.49	16.14	19.13	22.85	28.37
26	2.46	5.88	8.64	11.19	13.72	16.41	19.44	23.20	28.78
27	2.51	5.99	8.79	11.38	13.95	16.67	19.74	23.55	29.19
28	2.56	6.10	8.94	11.57	14.17	16.93	20.04	23.89	29.60
29	2.60	6.20	9.09	11.75	14.39	17.18	20.33	24.22	29.99
30	2.65	6.31	9.24	11.93	14.60	17.43	20.61	24.55	30.38
31	2.69	6.41	9.38	12.11	14.82	17.67	20.89	24.87	30.76
32	2.74	6.51	9.52	12.28	15.02	17.91	21.17	25.19	31.13
33	2.78	6.61	9.66	12.45	15.23	18.15	21.44	25.50	31.50
34	2.83	6.70	9.79	12.62	15.43	18.38	21.70	25.80	21.87
35	2.87	6.80	9.93	12.79	15.63	18.61	21.97	26.11	32.23
36	2.91	6.89	10.06	12.96	15.82	18.84	22.23	26.41	32.58
37	2.96	6.99	10.19	13.12	16.01	19.06	22.48	26.70	32.93
38	3.00	7.08	10.32	13.28	16.20	19.28	22.73	26.99	33.27
39	3.04	7.17	10.45	13.44	16.39	19.50	22.98	27.27	33.61
40	3.08	7.26	10.57	13.59	16.58	19.71	23.23	27.56	33.94
50	3.46	8.10	11.75	15.06	18.31	21.72	25.53	30.20	37.07
60	3.80	8.86	12.81	16.38	19.88	23.53	27.61	32.59	39.89
70	4.12	9.56	13.79	17.60	21.32	25.20	29.52	34.79	42.48
80	4.41	10.21	14.70	18.74	22.67	26.75	31.29	36.83	44.89
90	4.69	10.83	15.56	19.80	23.93	28.21	32.96	38.74	47.16
100	1.95	11.41	16.37	20.81	25.12	29.59	34.54	40.56	49.29
110	5.20	11.96	17.14	21.77	26.25	30.90	36.04	42.28	51.33
120	5.44	12.49	17.88	22.68	27.34	32.15	37.47	43.92	53.27

例 17-15 某研究者拟观察 A、B、C 三种治疗方法治疗某病的疗效,预试验结果为:A 法有效率为 54.8%,B 法有效率为 28.46%,C 法有效率为 14.9%,问正式试验各组需观察多少例患者?

解 多个样本率比较的样本量以式(17-10)求得。

已知:$P_{max}=0.548, P_{min}=0.149$。

以 $\alpha=0.05, \beta=0.10, v=3-1=2$,查 λ 值表得 $\lambda=12.65$。

求得

$$N=\frac{2\times 12.65}{(2\sin^{-1}\sqrt{0.548}-2\sin^{-1}\sqrt{0.149})^2}=33$$

故每组各需 33 例患者进入试验。

9. 估计总体均数

确定 α 后,令 δ 为期望估计误差的最小值,σ 为总体标准差,样本含量的计算公式为

$$N=\left[\frac{u_\alpha \sigma}{\delta}\right]^2 \tag{17-11}$$

式中：N 为所需的样本含量；α 有单、双侧之分；u_α 为相应的正态分布的 u 值。

例 17-16 某研究者拟用单纯抽样方法了解当地成年男子血红蛋白的平均水平，希望误差不超过 2 g/L，根据文献得知，血红蛋白的标准差约为 25 g/L。定 $\alpha=0.05$（双侧），问需调查多少患者？

解 估计总体均数时的样本量应用式(17-11)求得。

已知：$\sigma=25$ g/L，$\delta=2$ g/L，双侧 $u_\alpha=1.96$[IDF. NORMAL(0.025,0,1)]。

求得
$$N=\left[\frac{1.96\times 25}{2}\right]^2=600$$

故需调查 600 人。

10. 估计总体率

确定 α 后，令 δ 为期望估计误差的最小值，π 为总体率，样本含量的计算公式为

$$N=\frac{u_\alpha^2\pi(1-\pi)}{\delta^2} \qquad (17\text{-}12)$$

式中：N 为所需的样本含量；α 有单、双侧之分；u_α 为相应的正态分布的 u 值。

例 17-17 某医师欲研究当地高血压的患病率，希望误差不超过 2%，据以往调查结果，高血压的患病率为 8%，问需调查多少人？

解 估计总体率的样本量应用式(17-12)求得。

已知：$\delta=0.02$，$\pi=0.08$，取 $\alpha=0.05$（双侧），双侧界值 $u_{0.05}=1.96$[IDF. NORMAL(0.025,0,1)]。求得

$$N=\frac{1.96^2\times 0.08(1-0.08)}{0.02^2}=706.85$$

故需要调查 707 人。

11. 直线相关分析的样本含量

观察变量之间的直线相关关系，需用式(17-13)估算用于相关分析的样本含量。

$$N=4\left[(u_\alpha+u_\beta)\bigg/\ln\left(\frac{1+\rho}{1-\rho}\right)\right]^2+3 \qquad (17\text{-}13)$$

式中：N 为相关分析的样本例数；ρ 为估计的总体相关系数；α 有单、双侧之分；β 只取单侧；u_α 和 u_β 为相应的正态分布的 u 值。

例 17-18 某医师拟研究健康儿童发硒（X，1000 ppm）与血硒（Y，1000 ppm）的相关关系，根据参考文献报道，总体相关系数 $\rho=0.872$，问需要抽取多少名儿童作相关分析？

解 直线相关分析的样本含量应用式(17-13)求得。

已知：$\rho=0.872$，规定 $\alpha=0.05$（双侧检验），$\beta=0.10$，

双侧界值 $u_{0.05}=1.96$[IDF. NORMAL(0.025,0,1)]，单侧界值 $u_{0.10}=1.28$[IDF. NORMAL(0.025,0,1)]。求得

$$N=4\left[(1.96+1.28)\bigg/\ln\left(\frac{1+0.872}{1-0.872}\right)\right]^2+3=8.837\approx 9$$

故需要抽取 9 名儿童作相关分析。

第十八章 调 查 设 计

第一节 调查研究的特点

一、调查研究的特点

研究过程中没有人为地施加干预措施,而是客观地观察记录某些现象的现状及其相关特征。如研究某地居民的糖尿病患病率,只是客观地观察样本人群的实际情况,包括居民是否患病,以及年龄、体重等,而未施加任何干预措施。

在调查中,欲研究的现象及其相关特征,包括研究因素和非研究因素是客观存在的,不能采用随机分配的方法来平衡或消除非研究因素对研究结果的影响,这是调查研究区别于实验研究的重要特征。

混杂因素的控制常借助于标准化法、分层分析、多因素统计分析等方法。

调查研究多采用问卷调查,容易产生误差和偏倚,应特别注意设计技巧和质量控制。

二、调查设计的主要用途

调查设计又称为横断面研究、横断面调查或现况研究,用于了解某一特定时间横断面上特定人群中疾病或卫生事件的分布情况。

第二节 调查设计的基本原则与内容

一、明确调查目的

明确调查目的是调查研究各个环节中最核心的问题。确定调查目的时,应注意是要了解总体参数,还是研究相关联系。研究指标要精选,尽量用客观、灵敏、精确的定量指标。

二、确定调查对象和观察单位

根据调查目的确定调查对象,即要确定调查总体及其同质的范围。在确定的总体范围内,组成调查对象的每个个体即是观察单位。观察单位可为一个人、一个家庭或一个群体。

三、确定并选择调查方法

根据调查对象涉及的范围不同,调查方法可以分为以下几种。

(1) 普查。对总体中所有的观察单位进行调查,一般用于了解总体在某一特定"时点"上的情况,如年中人口数、时点患病率。在医学领域的适用范围是:① 发病率较高的疾病;② 具有灵敏度和特异度较高的检查或诊断方法;③ 普查方法便于操作、易于接受;④ 具有实施条件。普查一般尽可能在短时间内完成,且不适用于病程较短的急性病。普查的成本较高,除非十分必要,一般不宜采用。

(2) 抽样调查。一种非全面调查,它是医学研究中最常用的方法。抽样调查是从总体中随机抽取一定数量的、具有代表性的观察单位组成样本,然后根据样本信息来推断总体特征。抽样调查中,必须采取随机抽样的方法获得样本,使样本对总体具有较好的代表性。抽样调查只观察总体中的一部分观察单位,可节省人力、物力和时间,并可获得较为深入细致和准确的资料,在实际工作中应用最多。如药物的疗效观察等许多医学问题只能作抽样调查,且抽样调查还可作为普查、较大型的抽样调查的质量控制措施。常用的抽样方法见本章第三节。

(3) 典型调查。亦称案例调查。它是在对事物进行了全面了解的基础上,有目的地选择典型的人和单位进行调查,如对某个疾病的特例的调查、对某个卫生先进或后进单位的调研。典型常常是同类事物特征的集中表现,有利于对事物特征进行深入的研究。由于典型调查没有贯彻随机抽样的原则,不宜进行统计推断,只能在一定条件下,结合专业知识,对总体特征作经验推论。

(4) 生态学研究。生态学研究用于调查某些因素与疾病或健康状态之间的关系,是一种快速、经济调查的研究方法。通常不涉及某个具体的研究对象(如人或动物),仅利用现有的资料,如人口学的和各种产品的数据资料、疾病发生和死亡的资料、卫生资源利用情况的资料,以及监测规划和疾病登记的资料等进行研究。

生态学研究只是粗线条的描述性研究。生态学上某疾病与某因素分布的一致性,可能是指该疾病与某因素间真正有联系,但也可能毫无联系。当生态学上的联系与事实并不相符时,称为"生态学谬误"或"生态偏倚"。生态学研究的局限性主要有下列几种情况。

① 缺乏暴露与疾病联合分布的资料。这是由于研究者只知道每个研究人群内的暴露数和非暴露数、患病数和非患病数,而不知道在暴露者中有多少发生了疾病或非暴露者中有多少发生了疾病。也就是说,生态学研究的不是特定个体的暴露与疾病之间的直接联系。

② 缺乏控制可能的混杂因素的能力。1964—1965 年在 28 个国家里的一项研究表明,平均每人每天摄入猪肉量与乳腺癌死亡率之间有很强的正相关,提示猪肉摄入与乳腺癌死亡之间可能有联系。然而,增加猪肉消耗可能只是与增加乳腺癌危险有关的其他一些因素的一个标记。如增加了脂肪摄入、减少了蔬菜摄入、猪肉摄入多的人有较高的社会经济地位等。生态学研究难以将潜在的混杂因素的影响分离开,因此相关的存在并不一定表明真实联系的存在。反过来,生态学相关性研究未能发现相关时,也并不一定表明缺乏真实的联系。

③ 相关资料中的暴露水平只是近似值或平均水平,而不是个体实验的值。因此,有时相关并不能精确地解释暴露的改变量与所致疾病发病率或死亡率的改变量的关系。有时还可能在疾病与暴露之间隐藏了更复杂的联系。

根据事件(疾病)发生与调查开始的先后不同,调查方法可以分为以下两种。

(1) 回顾性调查 又称为病例对照研究,是一种回顾性的、由结果探索病因的研究方法,是在疾病发生之后去追溯假定的病因因素,即"由果溯因"的调查研究方法。通常是以已经确诊的某特定疾病的病例为研究对象,以不患有该病但具有可比性的个体作为对照,通过询问、实验室检查或复查病史,搜集既往各种可能的危险因素的暴露史,测量并比较病例组与对照组中各因素的暴露比例,经统计学检验,若两组差别有意义,则可认为因素与疾病之间存在着统计学上的关联。在评估了各种偏倚对研究结果的影响之后,再借助病因推断技术,推断出某个或某些暴露因素是该疾病的危险因素,从而探索和检验疾病病因假说。

(2) 前瞻性调查 又称队列研究,它是就某一可疑致病因素是否与某病的发生有联系所进行的追踪调查,是一种"由因导果"的调查研究方法。通常是将特定范围的未患某病的人群划分为暴露于某因素的暴露组和非暴露于该因素的对照组,追踪观察一定时间,记录各组发生该病(或该病死亡)的例数,并对两组的该病发病率和死亡率作比较,以研究该因素是否与该病的发生或死亡有关。前瞻性调查多用于分析病因,考察特定因素的致病作用和社会保健措施的效果。

四、确定样本含量

详见第十七章"试验设计"的有关内容。

五、确定观察指标

从统计学的角度,可将调查目的分为两种:一是描述总体特征,如调查某地居民糖尿病患病率;二是探索变量间的关系,如糖尿病与体重指数之间是否存在相关关系。这些调查需要通过具体指标来体现,因此,要结合调查的实际问题,将调查目的转化为具体的调查指标。

调查指标的设立应注意灵敏性、特异性和客观性,应紧扣研究目的,做到少而精。如果在调查中纳入与研究目的无关的内容,既浪费人力、物力和时间,也可能影响到资料的准确性和可靠性。

六、确定资料的搜集方式

(1) 直接观察法:直接观察、检查、测量。
(2) 采访法:调查者直接或间接与被调查者交谈,又分为访谈、信访和开调查会三种。

七、调查表和问卷的设计

根据调查目的拟定预期分析指标与项目,按逻辑顺序列成表格。

1. 调查表和问卷的一般结构

(1) 说明部分　主要说明调查目的,以取得调查者的理解与合作,可包括研究目的与重要性、回答问题的必要性、对所调查内容进行保密的承诺等。

(2) 填写说明　详细说明填写表格的要求。这是保证所有调查人员和调查对象均能对调查项目、填写方法正确理解、统一认识而编写的。它可使调查人员掌握统一的提问和填写标准,提示调查对象如何理解与回答问题。填写说明可以放在调查表或问卷的尾部,也可以放在相应问题的后面。

(3) 核查项目　指与调查目的无关,不向调查对象询问的质量控制项目,如调查员姓名、调查日期、复核结果、未调查原因等。

(4) 调查项目　在以人为调查对象的调查研究中,包括一般资料(如姓名、住址、单位、电话等)、人口学项目(如年龄、性别、民族、婚姻状况、文化程度、职业等)、研究项目三部分。其中研究项目是调查的核心内容,它是根据研究目的和调查指标所确定的必须进行调查的项目。人口学项目和研究项目中均包含了统计分析的指标。

2. 问题的形式

问题的基本形式有提问和陈述两种。提问是直接提出问题并由调查对象回答。陈述是由调查者陈述某一观点,调查对象表达对这一陈述的态度。根据问题答案的形式,问题可分为开放式和封闭式问题两种。

开放式问题:对问题答案不加任何限制,由调查对象对问题自由回答。适用于很多答案不能一一列出,或调查的设计者事先不清楚答案,或需进行预调查的情况。这种问题的优点是有利于调动调查对象的主观能动性,获得较丰富的信息。其缺点是容易离题、拒答、耗时、不易整理与分析,难以相互比较等,因此,除非不得已,应尽量避免使用这类问题形式。

封闭式问题:根据问题可能的答案,提出两个或多个固定答案供调查对象选择。常用"是"和"否"或多项选择的形式回答。这类问题的优点是答案标准化,易于回答,节省调查时间,拒答率低,记录汇总方便,可以进行定量分析,是应尽量选用的问题形式。其缺点是容易随便作答而失去准确性。这类问题形式要求设计者把所有备选答案全部列出,防止出现调查对象找不到适合自己答案的情况,有时可以用"其他"选项加以补救。此外,有时还存在一个问题有多项选择的情况,这时就需要在设计时充分加以考虑。

3. 问题设计的一般原则

(1) 尽量避免医学专业术语:一般采用对调查对象"就低不就高"的原则。
(2) 避免概念不清:对于语义较为模糊的词语,如经常、偶尔、普遍、大概等应明确定义。
(3) 避免双重问题:是指在一个问题中包含了两个问题,如"您抽烟喝酒吗?"属双重问题。
(4) 避免诱导或强制:是指有意或无意地引导回答者向某一方向回答问题,否定形式的提问容易引起误解,有诱导之嫌。此外回答者往往存在向着"社会期望"的方向问题,尤其在面对面调查的情况下更是如此。应制订统一的指导语或询问语,要求调查者严格依此提问,不得随意改动。
(5) 问题应适合全部调查对象并符合逻辑。
(6) 敏感问题的处理:敏感问题包括对国家政策、社会规范、伦理道德的态度,经济收入、生活行为及个人隐私等。涉及敏感问题可以采用对象转移法、假定法等方式进行调查。
(7) 调查项目的安排应符合逻辑,有一定的顺序,要求一般性问题在前,特殊问题在后;易于回答的问题在前,难的问题在后;敏感的问题一般应放在最后,也可以穿插在情理之间。

八、制订调查的组织计划

调查研究是一项社会性强的工作,严密科学的组织计划是保证调查顺利实施的基础。组织计划包括组织领导、宣传发动、人员培训、时间进度、分工与联系、调查表和统计表格的准备、调查质量的考核与纠偏、资料的汇总与分析、经费预算等。调查设计中必须对上述工作作出计划安排,并认真执行。在实施现场调查时,还要注意原始资料的完整性和准确性,发现存在问题时,对计划方案及时作出补充或修订。

九、资料的整理与分析

资料的整理与分析过程是去粗取精,去伪存真,揭示事物的本质与规律的过程,主要包括资料核查、计算机录入、设计分组、拟定整理表和分析表、归纳汇总、资料的统计分析等。

第三节 常用的抽样方法

抽样调查是从总体中抽取一定数量的观察单位组成样本,用样本的信息推断总体的特征。

一、单纯随机抽样

单纯随机抽样又称简单随机抽样,是将调查总体的全部观察单位编号,再用抽签法或随机数字法随机抽取部分观察单位组成样本的方法，如对病例的抽样调查、在社区随机抽取部分人群的调查等。

单纯随机抽样的优点是操作简单，缺点是总体较大时，在 SPSS 中录入数据文件的工作量很大。

二、系统抽样

系统抽样又称机械抽样、等距抽样，是先将总体的观察单位按某一顺序号分成若干个部分，再从第一部分随机抽取某特定编号的观察单位，依次用相等间距，从每一部分各抽取一个观察单位组成样本。

系统抽样的优点是易于理解、简便易行，缺点是总体有周期或增减趋势时，易产生偏性。

三、整群抽样

整群抽样是将总体分成若干群，再随机抽取几个群组成样本，对群内的全部个体进行调查。

整群抽样的优点是便于组织、节省经费，缺点是抽样误差大于单纯随机抽样产生的误差。

四、分层抽样

分层抽样是先按影响观察指标较大的某种特征，将总体分为若干个类别，再从每一层内随机抽取一定数量的观察单位，合起来组成样本。在分层时，应当使样本中各层的比例接近总体的比例，这样可增强样本的代表性。

分层抽样的优点是样本代表性好，抽样误差减少。

以上四种基本抽样方法都属单阶段抽样，实际应用中常根据实际情况将整个抽样过程分为若干阶段来进行，常将两种或两种以上的抽样方法结合使用，称为多阶段抽样。

各种抽样方法的抽样误差一般是：整群抽样的误差≥单纯随机抽样的误差≥系统抽样的误差≥分层抽样的误差。

第四节 调查的质量控制

调查的目的是了解总体的真实情况，但调查结果常常出现误差。全面调查中虽不存在抽样误差，但却可能存在非抽样误差，如系统误差、过失误差等。在抽样调查中有抽样误差和非抽样误差。抽样误差虽不可避免，但有一定规律，易于控制，且可估计其大小，统计推断就是对抽样误差规律性的应用。非抽样误差比较复杂，它是在整个调查过程中由于各种人为因素或偶然因素造成的，产生于设计、调查、资料的整理与分析的各个环节之中。现将各阶段的非抽样误差及其控制方法分述如下。

一、设计阶段

（1）调查范围引起的误差　如调查在某地某病种的患病率，应调查该地区的常住人口，因此对"常住人口"这一调查范围必须明确定义。对于一个相对封闭的地区，"常住人口"则是该地区的注册户口的人口数。但对于一个人口流动性较大的地区，如果对户口不在该地而长期居留该地的人不调查，户口在该地而长期外出的人又无法调查，往往会产生较大的误差。对此,设计时就应该明确规定常住人口的定义,如规定在该地长期居住超过多少年的人口,包括户口不在该地的人口,而户口虽在该地,但长期外出超过多少年者则排除在外。

（2）调查指标的客观性、合理性引起的误差　如在肿瘤的调查中,由于受到肿瘤诊断因素的影响,采用死亡率比发病率要准确,因此应正确选择调查指标。

（3）调查项目定义不明确引起的误差　如在吸烟对健康危害的调查中,应明确规定吸烟（包括吸烟数量）、偶尔吸烟、被动吸烟、不吸烟等的界定标准,如果不明确规定,就会使调查资料失去分析的价值。

（4）调查问题设置引起的误差　如在个人卫生习惯的调查中,涉及的内容有洗脸、洗澡、勤剪指甲、勤换衣服、按时睡觉、饮食习惯、定时大小便等7个问题,由于未抓住重点,且问题重复,使得头绪太多,过于繁杂。若对问题进行精选,选择一个有代表性的问题:饭前便后洗手,这样问题大大减少,便于调查和分析。

（5）调查方式不合理引起的误差　某些调查对象,或者某些调查的问题对调查方式是有选择的,不合理的调查方式会使回答者难以作答或者拒绝作答。如对小年龄组儿童的问卷调查时,由于理解力较局限,不宜采用自填式;对于敏感问题（如性生活史、精神创伤史等）不宜采用电话采访式调查。

二、资料搜集、整理与分析阶段

（1）调查人员的选择和培训　调查人员的工作态度、专业知识、业务技能和实际工作经验都对调查的质量有着重要影响,应选择素质较高的调查人员。有的调查项目甚至还对调查人员有性别要求,如妇科病的调查应尽量用女性调查员。调查人员选好后,应对调查人员进行培训,以统一认识,掌握技巧。

（2）做好宣传教育,争取调查对象的配合,是提高应答率的有效措施。

（3）严格进行资料的清理和检查,及时发现和更正错误,以确保资料的准确性和完整性。

（4）评价调查治疗的效度和信度　效度是指调查工具对所调查对象测量的有效程度或准确度（真实性）,即调查结果能否反映调查对象的真实情况。信度则是调查工具对所调查对象测量的可靠程度（可靠性）,即一致性。调查中应尽量做到信度与效度的统一,确保调查质量稳定可靠。

参 考 文 献

[1] 倪宗瓚.卫生统计学[M].4版.北京:人民卫生出版社,2001.
[2] 张文彤.SPSS11统计分析教程[M].北京:希望出版社,2002.
[3] 董时富.生物统计学[M].北京:科学出版社,2002.
[4] 胡良平.现代统计学与SAS应用[M].北京:军事医学科学出版社,2002.
[5] 方积乾.卫生统计学[M].5版.北京:人民卫生出版社,2003.
[6] 余松林.医学统计学[M].1版.北京:人民卫生出版社,2002.